高校体育专业系列教材

健身瑜伽教程

主　编：黄艳治

副主编：翁俊泳　陈成香　梅继伟

厦门大学出版社　国家一级出版社
XIAMEN UNIVERSITY PRESS　全国百佳图书出版单位

图书在版编目（CIP）数据

健身瑜伽教程 / 黄艳治主编. -- 厦门 ：厦门大学
出版社，2025. 1. --（高校体育专业系列教材）.
ISBN 978-7-5615-9598-5

Ⅰ. R161.1

中国国家版本馆 CIP 数据核字第 2024D7J939 号

责任编辑　张　洁
美术编辑　蔡炜荣
技术编辑　朱　楷

出版发行　**厦门大孚出版社**
社　　　址　厦门市软件园二期望海路 39 号
邮政编码　361008
总　　　机　0592-2181111　0592-2181406(传真)
营销中心　0592-2184458　0592-2181365
网　　　址　http://www.xmupress.com
邮　　　箱　xmup@xmupress.com
印　　　刷　厦门市明亮彩印有限公司

开本　787 mm×1 092 mm　1/16
印张　21
字数　433 千字
版次　2025 年 1 月第 1 版
印次　2025 年 1 月第 1 次印刷
定价　45.00 元

厦门大学出版社
微信二维码

厦门大学出版社
微博二维码

本书如有印装质量问题请直接寄承印厂调换

前　言

习近平总书记在党的二十大报告中提出"促进群众体育和竞技体育全面发展，加快建设体育强国"的要求，在传统项目中争先进位，在新兴项目上全覆盖，让全民健身成为一种生活习惯。习近平总书记在全国教育大会上指出，教育改革发展要把立德树人作为根本任务，培养德智体美劳全面发展的人。

"健身瑜伽教程"这门课程旨在培养瑜伽爱好者和体育专业学生成为一名合格的瑜伽老师，主要培养他们对瑜伽教学活动设计与实施的能力，这种能力是瑜伽教练员岗位能力结构中的核心部分。参与瑜伽训练的学员有各种各样的目的，有的是为了放松减压、塑造体型、治愈疼痛，有的是为了内心的和谐、平衡及幸福感，也有的是在意识上为瑜伽所吸引，不管是何种目的，瑜伽老师所要做的就是选择适合瑜伽练习者学习的内容，进而创造出安全且有益身心的瑜伽课堂，让瑜伽练习者在课堂中能够探索和体验身体、精神和心灵的焕然一新。《健身瑜伽教程》是一本提供给瑜伽老师实用的方法的教材。编写此书，主要从以下几个方面来考虑。

第一，对接职业岗位需求，构建有利于学生发挥创造力的内容体系。本教材内容分为理论篇、实践篇和特色篇三个篇章，包括认识瑜伽、调息冥想、体位基础、体位标准、理疗瑜伽五个项目二十七个任务。理论篇主要对接瑜伽教练员的职业岗位需求，以"设计一堂完整瑜伽课堂"为主线，按照"调息冥想—体位基础—体位标准"的课堂教学顺序，帮助学生学会上一堂瑜伽课；实践篇体位基础选取热身套路拜日式、拜月式，体位教学选取职业资格标准"健身瑜伽体位标准一至九级体式"作为主要课程内容；特色篇主要以"设计一堂私教课"为主线，通过"松一松，拉一拉，紧一紧，改一改"四步教学步骤，按照从头到脚全身体态问题进行评估与动作矫正，为学生更深入地学习提供指导与帮助。其中每个项目都包含学习目标、项目知识导图、课程思政等内容。本教材的编写逻辑有利于学生发挥创造力，即先让学生掌握每种瑜伽体式并充分理解体式与体式之间的转换逻辑，再按照"设定的主题或围绕一个主要目的"来展开，从而学会设计一堂瑜伽课。

第二，提供丰富多样的学习资源，有利于学生自主学练。本教材向学生提供很多优秀瑜伽老师的课堂教学视频，以及"健身瑜伽体位标准一至九级""人体姿势评估方法与矫正动作"教学视频，为学生自主学练、拓展知识和考取职业资格证书等提供较为丰富的学习资源，有助于学生进行学习与迁移，也可供学生在职后瑜伽课堂设计中借鉴。学习资源的种类丰富，有微课、图片、文本等，主要链接方式有两个：一是通过智慧职教 MOOC 学院提供在线资源，课程网站上内容丰富，有课程教学内容、实践教学、拓展资源、课程教案、授课课件等；二是设置配套资源的二维码，扫码即可获取相关资源。

第三，实施"自主＋探究"双课堂教学组织，有利于学生实现知识内化，进行技能训练。在自主学习阶段，学生使用在线课堂学习专业知识，教师是"资讯提供—教学观摩—教学设计—教学实施—总结提升—任务小测"六个教学环节中的任务发布者、学习研讨的监督与引导者；在探究学习阶段，学生使用任务清单，在"自主探究—分组合作—成果展示"中实现职业能力与职业素养的深度培育。

第四，运用"多元化"的考核模式，有利于提升学生学习效果。以"线上＋线下"考核模式构建课程学习质量评价体系。课堂实施过程中教师不仅通过单元测验、讨论和视频考核关注学生的过程性评价，还要从同行、企业、毕业生等多元主体的角度，结合线上和线下比赛对学生的学习成果进行评价，将两种评价相结合，提升教学效果。

黄艳治作为本书的主编，负责编制大纲，进行整体策划、组织和编写工作，同时负责图片拍摄和视频录制工作；副主编翁俊泳主要负责部分内容的编写和视频录制工作；副主编陈成香主要负责部分内容的编写、图片拍摄和整理工作；副主编梅继伟主要负责部分内容的编写工作；参编人员吴锦鸿主要负责部分内容的编写和视频录制工作；参编人员邓芳琴和陈庆顺主要负责图片整理和视频剪辑工作；吕莉菲、程佳灵、黄郑媛、沈炎茹等参与视频录制工作。

愿本书能在你成为瑜伽老师的道路上给予启发和引导！

编　者

2025 年 1 月

目　录

特 色 篇

理论篇

项目一　认识瑜伽

学习目标

●知识目标：了解瑜伽的定义、起源与历史进程；知道瑜伽如何分类；明白瑜伽练习对人体的重要性；能说出练习瑜伽的十大注意事项；掌握健身瑜伽竞赛规则；了解上课环境需要考虑的因素；了解课堂礼仪的注意事项；了解瑜伽教学中常用的技巧和工具。

●能力目标：能将所学的瑜伽理论知识运用于教学实践中。

●素质目标：培养学生热爱瑜伽运动，并养成终身锻炼的习惯；培养学生良好的课堂礼仪；提升学生合作与沟通表达能力。

项目知识导图

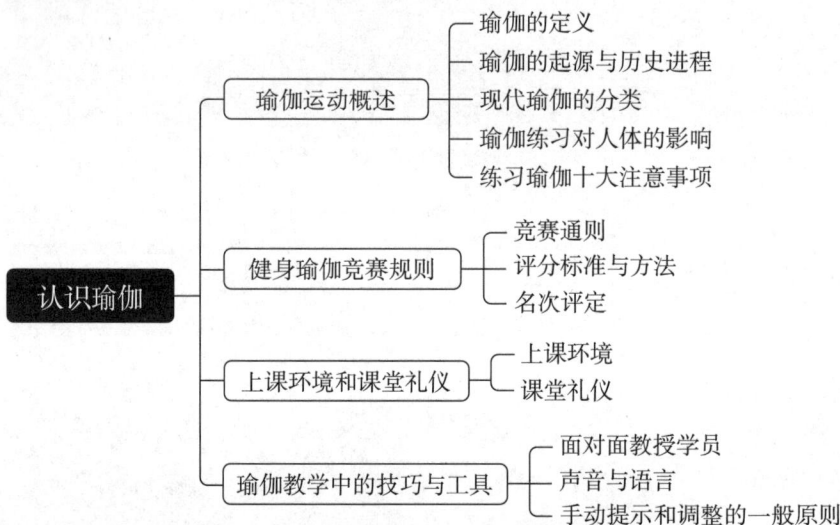

```
                                   ┌─ 瑜伽的定义
                                   ├─ 瑜伽的起源与历史进程
                    瑜伽运动概述 ──┼─ 现代瑜伽的分类
                                   ├─ 瑜伽练习对人体的影响
                                   └─ 练习瑜伽十大注意事项

                                   ┌─ 竞赛通则
              健身瑜伽竞赛规则 ──┼─ 评分标准与方法
认识瑜伽                           └─ 名次评定

                                   ┌─ 上课环境
              上课环境和课堂礼仪 ──┴─ 课堂礼仪

                                   ┌─ 面对面教授学员
              瑜伽教学中的技巧与工具 ┼─ 声音与语言
                                   └─ 手动提示和调整的一般原则
```

课程思政

项目	具体内容	思政教育点
认识瑜伽	瑜伽起源发展	进行瑜伽文化熏陶，引起学生兴趣，调动学习积极性
	健身瑜伽竞赛规则	树立正确的价值观，培养爱国情怀与民族自豪感
	课堂礼仪	培养学生的纪律性和规则意识，提升学生的个人素养
	学会观察和领会	小组合作，互帮互助，提升沟通表达能力
	手动提示和调整	学会尊重他人、保护自己

任务一 立德树人 修身养性 ——瑜伽运动概述

一、瑜伽的定义

"瑜伽"这个词来源于梵语词根"yuj"与"gham",两个词根加起来是"用轭连起"的意思。轭是驾于牛马颈上的一种工具,用以连接车辕。以轭作喻,则可引申出如下含义:接连、连系、结合、归一、化一、同一,另有和谐、统一的意义。

被古今瑜伽学人奉为瑜伽根本典籍之一的印度《瑜伽经》,将瑜伽准确地定义为:"瑜伽是控制意识的转变。"这主要侧重于瑜伽修习中意识层面的活动,这与当今瑜伽行业侧重形体、俨然等同于美体塑身操的现状是不相契合的。事实上,从与原始瑜伽产生的缘起与目标来看,瑜伽的确不是单纯的形体健身运动,而是具备了修身养性、入定、觉悟,乃至达到个体意识(小我)与宇宙本体(大我)相契合的目标高度。实现这些目标的起点与过程,都立足于对"意识转变"的控制,而形体动作,只不过是在完成这些过程中起到辅助与促进作用而已。

现如今,瑜伽作为一种健身运动,把姿势、呼吸和意念紧密结合起来,通过调身(摆正姿势)、调息(调整呼吸)、调心(冥想入静),运用意识对肌体进行自我调节,以达到身心健康的目的。

二、瑜伽的起源与历史进程

瑜伽发展历经数千年演变,形成了完整的哲学与实践体系。其源头可追溯至公元前3000年的原始密教瑜伽,当时的瑜伽以苦行冥想为主。公元前15世纪,《吠陀经》首次文字记载瑜伽概念,以韦达时期的宗教哲学为奠基。前经典时期(公元前8—前5世纪),通过《奥义书》构建瑜伽的理论框架。经典时期(公元前5世纪—公元2世纪),以《薄伽梵歌》实现修行与哲学的统一,帕坦伽利的《瑜伽经》创立哲学二元论,奠定后世瑜伽理论基础。后经典时期(公元2世纪—19世纪),衍生发展出强调现世修行的哈他瑜伽,融合体位法、七轮等身体修炼技术。19世纪,

现代瑜伽之父室利·罗摩克里希那（Sri Ramakrishna）推动瑜伽转向以身体练习为主。当代瑜伽已演变为完整的身心锻炼体系，衍生出热瑜伽、艾扬格等多元流派。帕坦伽利学院作为权威认证机构，与张蕙兰等瑜伽大师共同推动瑜伽在世界范围的科学化传播，使瑜伽成为兼具传统智慧与现代健康价值的健身运动。

三、现代瑜伽的分类

微课：瑜伽的分类

现代瑜伽在哈他瑜伽基础上发展出多种流派，侧重体式、呼吸方面的练习。

（一）阿斯汤加瑜伽

阿斯汤加瑜伽由固定序列的体式串联，强调力量、柔韧与呼吸同步，强度高。适合喜欢规律和挑战的练习者。

（二）流瑜伽

流瑜伽的体式衔接流畅，需配合呼吸节奏，灵活多变，兼具力量与柔美。适合追求动态与创意的人。

（三）艾扬格瑜伽

艾扬格瑜伽强调精准正位，需使用辅具（瑜伽砖、带子）帮助调整体式，具有疗愈功能。适合初学者、身体受限者或需要康复的人。

（四）阴瑜伽

阴瑜伽需长时间保持被动体式（3—5分钟），拉伸深层筋膜，放松身心。适合压力大、需恢复平衡或冥想爱好者。

（五）热瑜伽

热瑜伽要在高温（38—40℃）的环境下完成26个固定体式，促进排汗，提高柔韧度适合耐热性强、想排毒减脂者。

（六）昆达里尼瑜伽

昆达里尼瑜伽结合了动态体式、呼吸法、唱诵和冥想，激活脊柱底端的"昆达里尼能量"。

适合追求灵性觉醒或能量提升者。

（七）力量瑜伽

力量瑜伽以阿斯汤加瑜伽为基础，但序列不固定，侧重肌肉力量与核心训练。适合健身爱好者或塑形需求者。

（八）空中瑜伽

练习空中瑜伽需借助悬挂吊床完成体式，利用反重力加深拉伸，其趣味性较强。适合喜欢新鲜感，想缓解脊柱压力的人。

（九）恢复瑜伽

练习恢复瑜伽需使用大量辅具支撑身体，长时间保持放松体式，有修复身心的功效。适合慢性疲劳、失眠或术后恢复者。

（十）孕妇瑜伽

孕妇瑜伽是针对孕期者设计的，侧重骨盆稳定、呼吸放松，可以为分娩做准备。适合孕中期、后期的孕妇。

四、瑜伽练习对人体的影响

（一）对肌肉、骨骼系统的影响

微课：瑜伽练习
对人体的影响

大多数瑜伽练习，特别是在体式练习时要求很好地控制肌肉和关节的活动。做体式练习时有两个最重要的因素：一是要控制性地使用某些肌肉群，从而产生某种活动；二是保持最终姿势，尽少量地使肌肉活动。因此，肌肉运动的技巧、力量和耐力都会在瑜伽练习过程中得到提高。除此之外，持续、渐进地增大各关节的运动幅度也会提高柔韧性。

（二）对内部器官的影响

身体许多重要器官都位于胸腔和腹腔内，在练习瑜伽过程中，胸部和腹部受到控制，有些控制能增加器官的内部压力，有些练习则会降低器官的内部压力，这种压力的变化不仅控制内部器官，而且影响它们的功能。因此可以通过练习瑜伽来控制重要消化器官——以影响血液循环来增强器官系统的消化功能。除此之外，还可以通过呼吸控制法来增强心脏的负荷能力，缓解高血压和心脏过度疲劳等各种症状。

（三）对呼吸系统的影响

1. 保持肺部健康

肺健康有赖于肺部组织的弹性及构成肺的气穴的活动。如果肺部组织弹性状态良好，没有闲置气穴，肺健康就可以保证。瑜伽锻炼能够保持肺部组织的弹性，使每个气穴都积极参与呼吸活动。因为有相当一部分的瑜伽体位法要求至少在肺压力相当高的条件下深吸气，保持住呼吸数秒，这样高压就会迫使空气进入肺部，打开气穴参与呼吸活动。例如狮子式和花环式，都能调动气穴参与正常的呼吸活动，此外，蝗虫式还能保持肺部组织的弹性。

2. 强健呼吸道肌肉

呼吸的主要器官是肺。正常的呼吸活动不仅取决于肺的健康，还取决于呼吸道肌肉的强壮、健康。瑜伽的各种呼吸法都能练就强健的呼吸道肌肉，例如，运用乌加依调息法通过鼻子进行呼吸的时候，气息可以变得温暖，从而可以使肺部也变得温暖，双肺可以温暖血液，血液又温暖身体。

3. 保持呼吸系统获得足够的氧气

营养的第五大元素是氧气，和其他四大营养元素一样，氧气也是通过循环系统输送到各组织的。保持肺从大气中吸入新鲜空气的通道畅通，这样，肺的呼吸功能在供氧方面才能完全展现。瑜伽可以保持循环系统的正常运行，一旦血液摄入足量氧气，组织氧气供给就会毫不费力。

（四）对消化系统的影响

消化的主要器官有胃、肠、胰腺、肝脏等，这些器官位于腹腔，受到下部盆骨及四周强健肌肉的支撑。正常情况下，这些器官会受到自动轻微的按摩，这是保证其健康的重要条件。通过瑜伽练习强健腹部肌肉，不但能保持对消化器官自动有效的按摩，还能对腹部肌肉进行特殊、强有力的内部按摩，促进消化吸收。

由此可见，只有腹部肌肉足够结实有弹性才能最有效地进行这种自动按摩。如果腹部肌肉无力，就不能有效按摩消化器官，消化就会出现问题。有消化不良症状的人，腹部肌肉要么僵硬，要么虚弱无力。因此，要想保持正常消化功能就要让腹部肌肉强壮有弹性。

五、练习瑜伽的十大注意事项

微课：练习瑜伽的
注意事项

（1）空腹练习。饭后 1—2 小时，大量饮水后半小时。

（2）光脚练习。穿宽松有弹性的衣服，并除下身上的饰品，穿过膝的裤子。

（3）练习前先解小手，清空膀胱。

（4）年纪较大或脊柱有严重损伤的人，先听取医生的建议再决定是否练习。

（5）练习瑜伽过程中没有特殊要求时都是使用鼻腔呼吸。

（6）练习瑜伽过程中集中注意力，用心体会身体的感觉，意识的充分参与可以让所有的练习产生最大化的效果。

（7）练习体式时伸展到感觉舒适的位置即可，不要超过自己的极限。

（8）练习过程中肌肉抽筋、疼痛应立即停止并做适当的放松和按摩。

（9）练习结束后 45 分钟或 1 小时才可以沐浴，练习结束后半小时才能进食。

（10）每个练习必须做得缓慢和分明。

六、瑜伽体式和呼吸的原则

（1）不要屏息。不当的屏息会造成淤气和头晕。

（2）呼吸的期间要大于动作的期间。呼吸开始于动作之前，落于动作之后。

（3）当动作顺地心引力时，呼气；反之，吸气。（上吸下呼）

（4）扩展胸腔时，吸气；反之，呼气。

（5）躯干在扭转前吸气，扭转时呼气。

（6）需要增强力量时吸气，使身体放松和轻盈时呼气。

（7）不知道该吸还是该呼时，就采用与动作相同的频率和强度来呼吸（采用自然的呼吸）。

微课：瑜伽体式和呼吸的原则

七、常见瑜伽手印

手印是契合法的一种，代表心灵的姿态。大拇指代表自我，食指代表智慧，中指代表耐力，无名指代表完成，小指代表结合。当不同的手指连接会形成不同的手印，手印练习可以让心灵更加平和和稳定。手印可与瑜伽基本坐姿任意结合。

微课：常见瑜伽手印

（一）智慧手印

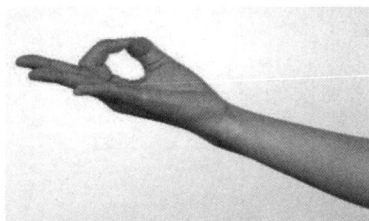

【动作要领】双手掌心向上，拇指与食指指尖相连接，其余手指自然伸直。

【意 义】让自己融入智慧当中，掌心朝下代表智慧笼罩着自己。

（二）吉祥手印

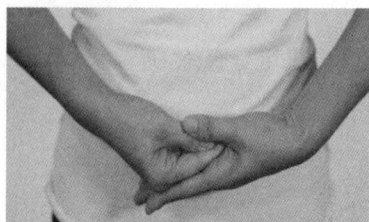

【动作要领】双手掌上下重叠，拇指在其上方上下重叠（男右拇指在上，女左拇指在上），放于肚脐区域。

【意义】带给人稳定祥和的感觉。

（三）生命手印

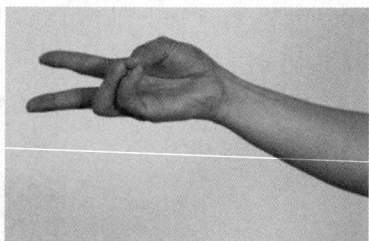

【动作要领】双手掌心向上，拇指、无名指、小指指间相连接，其余手指自然伸直。

【意义】有助于增强活力、自信，让思维更清晰，眼光更敏锐。

（四）大地手印

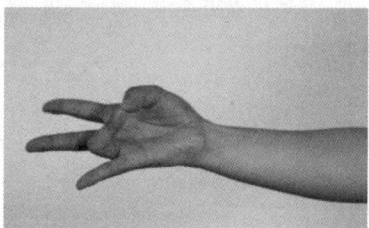

【动作要领】双手掌心向上，拇指和无名指指间相连接，其余手指自然伸直。

【意义】为身体提供稳固的支持，有利于稳定身体的固体组织。

（五）能量手印

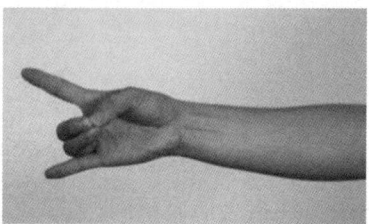

【动作要领】双手掌心向上，拇指、中指、无名指指间相连接，其余手指自然伸直。

【意义】感受能量的凝聚以及内心的和谐。

（六）流提手印

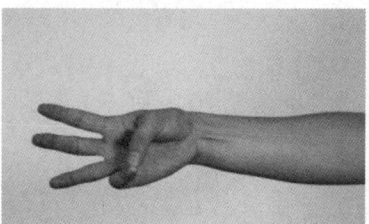

【动作要领】双手掌心向上，拇指和小指指间相连接，其余手指自然伸直。

【意义】有助于改善血液循环，增强味觉。

任务二 遵守规则 公平公正 ——健身瑜伽竞赛规则

一、竞赛基本规则

（一）竞赛办法

（1）预赛、复赛、决赛。

（2）预赛采用淘汰制，进行规定体式和自选体式比赛；复赛采用评分制，进行规定体式和自选体式比赛；决赛采用评分制，进行自编套路比赛。

（3）比赛采用 10 分制：体式质量分值 5 分；展示水平分值 3 分；难度分值 2 分。

（4）体式难度包括 A 级难度（第七级体式）、B 级难度（第八级体式）和 C 级难度（第九级体式）。

（5）A 组裁判员负责体式质量的评分；B 组裁判员负责展示水平的评分；C 组裁判员负责难度分值的评分。

（6）预赛中前 16 名的运动员进入复赛，复赛中前 8 名的运动员进入决赛。预赛、复赛成绩不带入决赛。

（7）集体项目只进行自编套路比赛。

（二）竞赛分组

比赛分为社会组和院校组，其中社会组按技术水平分为专业组（专门学习健身瑜伽及从事健身瑜伽教学、训练的人群）、大众组（普通健身瑜伽习练者）。

（三）竞赛项目

（1）单人项目（男单、女单）。

（2）双人项目（混双、女双）。

（3）集体项目（5—9 人）。

（四）比赛时间（自编套路）

（1）单人：120秒±5秒。

（2）双人：180秒±5秒。

（3）集体：180秒±5秒。

（五）比赛音乐

比赛必须在音乐伴奏下进行，音乐根据套路的编排自行选择。音乐中不得有唱诵，不得有歌词，不得含有具宗教色彩的内容。

（六）比赛服装

1. 运动员服装

（1）贴身瑜伽服，简洁得体，美观大方，能充分展现肢体轮廓和体式细节（男运动员不可赤裸上身）。

（2）不得有宗教、迷信、广告性质的符号。

（3）佩戴组委会提供的比赛号码牌（直径12厘米）。

（4）运动员身上不得出现纹身。

2. 裁判员服装

（1）男裁判员服装为深色西装外套（左胸佩戴等级裁判员胸徽），浅色衬衫，徽章配套领带，深色正装长裤，黑色袜子，黑色正装皮鞋。

（2）女裁判员服装为深色西装外套（左胸佩戴等级裁判员胸徽），浅色女装衬衫，徽章配套领带，深色裙子或深色正装长裤，黑色正装皮鞋。

（3）特殊情况下可以穿着统一款式的休闲装，例如左胸印有专用标志的短袖衬衫或T恤衫。

（七）比赛顺序

在竞赛委员会和裁判长的监督下，由编排记录组抽签决定比赛顺序。

（八）运动员检录

运动员须在赛前30分钟到达指定地点报到，参加第一次检录，并接受服装和辅具检查；赛前20分钟进行第二次检录；赛前10分钟进行第三次检录。三次检录均未到，视为弃权。

（九）示分

（1）根据运动员的比赛结果，公开示分。

（2）A、B、C组裁判员所示分数到小数点后两位数。

（十）运动员得分

1. 应得分

（1）5分减去体式质量的扣分，即为体式质量应得分。

（2）按照三档七级的标准给予评分，即为体式展示的应得分。

（3）A、B、C级难度体式分值之和，即为难度体式应得分。

（4）应得分数计算到小数点后两位数，小数点后的第三位数不作四舍五入处理。

2. 最后得分

体式质量应得分、展示水平应得分、难度体式应得分之和减去副裁判长的其他错误扣分，即为运动员的套路最后得分。

（十一）比赛礼仪

（1）比赛开始前和结束后运动员须行合十礼。

（2）介绍和替换裁判员时须行合十礼。

（3）运动员不得唱诵上场、退场。

二、评分标准与方法

（一）单人、双人项目

1. 预赛

（1）预赛包括规定体式和自选体式比赛两个环节。

（2）规定体式在《健身瑜伽体位标准》第三、第四级中抽签决定，5个类别（前屈、后展、扭转、平衡、倒置）中各选取1个体式，共5个体式。

（3）自选体式在《健身瑜伽体位标准》第三至第九级体式中自行选取（前屈、后展类的体式各1个，共2个体式）。

2. 复赛

（1）复赛包括规定体式和自选体式比赛两个环节。

（2）规定体式在《健身瑜伽体位标准》第五、第六级中抽签决定，5个类别（前屈、后展、扭转、平衡、倒置）中各选取1个体式，共5个体式。

（3）自选体式在《健身瑜伽体位标准》第三至第九级体式中自行选取（平衡、倒置类的体式各1个，共2个体式）。

（4）自选体式比赛中每完成1个七级体式（A级难度体式）得0.6分，每完成1个八级体式（B级难度体式）得0.8分，每完成1个九级体式（C级难度体式）得1.0分。双人项目完成不同的难度体式，取平均分。

3. 决赛

（1）决赛内容

决赛只进行自编套路的比赛。

（2）自编套路评分依据

①自编套路比赛中，每完成1个A级难度体式得0.1分，每完成1个B级难度体式得0.3分，每完成1个C级难度体式得0.5分。体式难度分值不超过2分。

②自编套路中的体式必须在《健身瑜伽体位标准》中选取，并包含5个类别（前屈、后展、扭转、平衡、倒置），每个类别不少于2个体式。

③音乐与体式契合。

④双人项目自编套路的开始和结束须有固定造型。

⑤运动员配合默契，肢体连接顺畅，情感交流自然。

（二）集体项目（5—9人）

1. 体式选取

自编套路中的体式必须在《健身瑜伽体位标准》中选取，并包含5个类别（前屈、后展、扭转、平衡、倒置），每个类别不少于2个体式。难度体式须3人以上（含3人）共同完成。

2. 团队配合

团队配合默契，运动员肢体连接顺畅，情感交流自然。

3. 音乐

音乐与体式契合。

4. 规定体式

运动员在自编套路比赛中需同时完成以下5个规定体式：

（1）前屈类：站立前屈伸展式。

（2）后展类：骆驼式。

（3）倒置类：犁式。

（4）平衡类：战士三式。

（5）扭转类：侧角扭转式。

5. 队形要求

每个套路的开始和结束须有固定队形，且至少有 3 次队形变换。

（三）体式质量的评分

（1）规定体式和自选体式流程不规范扣 0.10、0.15 或 0.20 分。

（2）与体式无关的肢体位移、失衡、晃动扣 0.10、0.15 或 0.20 分。

（3）髋屈曲幅度不够扣 0.10、0.15 或 0.20 分。

（4）背部平展度不够扣 0.10、0.15 或 0.20 分。

（5）膝关节过伸或弯曲扣 0.10、0.15 或 0.20 分。

（6）脊柱过度弯曲、脊柱非伸展扣 0.10、0.15 或 0.20 分。

（7）头部过度后仰扣 0.10、0.15 或 0.20 分。

（8）偏离中正位（骨盆非中正、脊柱弯曲等）扣 0.10、0.15 或 0.20 分。

（9）支撑点位移扣 0.10、0.15 或 0.20 分。

（10）扭转不到位或过度扭转扣 0.10、0.15 或 0.20 分。

（11）两肩不在同一平面扣 0.10、0.15 或 0.20 分。

（12）不按裁判组口令，提前结束体式或超时结束规定体式和自选体式，扣 0.10、0.15 或 0.20 分。

（13）自编套路体式保持未达 3 秒，扣 0.10、0.15 或 0.20 分。

（14）第一次未完成，第二次完成体式，扣 0.30 分。

（15）非口令要求体式、未完成体式扣 0.5 分。

（16）每个体式质量扣分不超过 0.5 分，体式质量总扣分不超过 5 分。

（四）展示水平的评分

展示水平的评分按照档次给予相应的分值（见表 1-1）。

表 1-1 展示水平的评分标准

档次	分数段	评分标准
好	2.91—3.00	体式展示富有表现力、感染力；节奏分明；体式连贯流畅，姿势优雅舒展；自编套路中体式与音乐契合；运动员配合默契，动作一致，情感交流自然
	2.71—2.90	
	2.51—2.70	
一般	2.31—2.50	体式展示有表现力、感染力；节奏较分明；体式较流畅，姿势舒展；自编套路中体式与音乐较契合；运动员配合较默契，有情感交流
	2.11—2.30	
	1.91—2.10	
不好	1.61—1.90	体式展示缺乏表现力、感染力；节奏混乱；体式脱节，出现明显的喘息、憋气；自编套路中体式与音乐不契合；运动员配合不默契，无情感交流

（五）体式难度的评分

体式难度的评分由 C 组裁判员完成。如 2 名以上（含 2 名）裁判员认定运动员完成了该难度体式，则运动员得到该难度体式相对应的分数。

集体项目 3 人以上（含 3 人）未共同完成难度体式，不得分。

（六）其他错误的扣分

（1）运动员比赛中暴露纹身，扣 0.50 分。

（2）运动员比赛服装出现严重失误，扣 0.50 分。

（3）运动员比赛开始前和结束后不行合十礼，扣 0.50 分。

（4）运动员用时超过或不足规定的比赛时间，每 3 秒扣 0.10 分。

（5）运动员唱诵上场、退场，扣 0.50 分。

（6）自编套路的音乐中出现唱诵、歌词、具宗教色彩的内容，扣 0.50 分。

（7）自编套路中不符合 5 个类别体式的数量要求，每少 1 个，扣 0.50 分。

（8）双人、集体项目自编套路开始和结束时缺少固定造型 / 队形，扣 0.50 分。

（9）集体项目自编套路中，每缺少 1 个队形变换，扣 0.50 分。

（10）集体项目规定体式未同时完成或缺少规定体式，每出现一次，扣 0.50 分。

（11）运动员比赛中，每出现一次站立托举动作，扣 0.50 分。

三、名次评定

（一）单人、双人和集体项目名次评定

按比赛成绩的高低排列名次，得分最高者为该项目第一名，次高者为第二名，依此类推。

（二）团体名次评定

根据竞赛规程中关于团体名次确定的办法进行评定。

（三）得分相等的处理

1. 单项得分相等

单项得分相等时，按下列顺序排列名次：

①体式质量得分高者列前。

②展示水平得分高者列前。

③体式质量得分中的最高分高者列前。

④展示水平得分中的最高分高者列前。

⑤如再相等，则并列。

2. 团体总分相等

团体总分相等时，以全队获得单项第一名多者列前；如仍相等，则以获得第二名多者列前，依此类推；如获得单项名次均相等，则并列。

（四）录取名次与奖励办法

1. 录取名次

各组、各项比赛录取前 8 名，不足 8 名减 1 录取。

2. 比赛特别奖

①集体项目设 1 个"最佳组织奖"。

②双人项目设 1 个"最佳配合奖"。

③单人项目设 2 个奖，分别是"最佳体位奖""最佳形象奖"。

3. 比赛颁奖

获比赛前 8 名和特别奖的运动员颁发证书；获比赛前 3 名的运动员颁发证书、奖牌。

任务三　营造空间　学会接纳
——上课环境与瑜伽礼仪

一、上课环境

1. 专用空间

创建一个专门用于瑜伽练习的场所，可以为练习瑜伽营造一个理想环境。

2. 地板

练习瑜伽的地板应由光滑的木材制成，最好是硬木或木质层压板。理想情况下，它应该具有一定的弹性，这样就能给学员提供一个稳定而又不失灵活的站立基础。

3. 墙壁

选择没有任何阻碍物（如艺术品、通风口、窗户、开关和灯）或带有内置挂孔的墙作为瑜伽墙。

4. 空气

选择温暖、空气流通良好的练习场所。

5. 灯光

使用天窗和距地面较高的水平窗户可实现自然光线照射，使用调光开关和蜡烛可以增添温情的感觉。

6. 音乐

定制与课堂风格相协调的曲目。

7. 香气

提供一个充满新鲜天然空气，不含人造气味的房间。

8. 辅具

（1）瑜伽垫：选择环保材质和可循环利用性、坚固性、柔软性、稳定性、耐用性、黏性较好且重量合适的瑜伽垫。

（2）瑜伽毯：是一种多功能瑜伽道具，可以折叠成不同的高度用于支撑，也可以根据位置的不同卷起来，还可以用于摊平覆盖或以其他一些富有创造性的方式使用。质地坚固的羊毛毯折叠或卷起来最为平整。

（3）瑜伽砖：是一种多功能瑜伽道具，它可以为坐姿体式提供类似于瑜伽枕的支撑功能。站立体式中拿着瑜伽砖可以让双手更容易向下扎根，并且有助于激活和支持一系列体能活动。木质积木稳定性好但沉重，泡沫积木虽然轻但易损坏。

（4）瑜伽枕：能为不同体式提供最均匀、稳定的支撑，大多数支撑动作要靠瑜伽枕的适当堆叠来完成。

（5）弹力带：性能多样，它能够在不同体式中维持并稳定体式，也可以在不影响体式姿态的前提下做拉伸延展。

（6）瑜伽椅：是很多学员必备的道具，可以让全班都坐在瑜伽椅上上课。

（7）瑜伽沙袋：给四肢增加了体式中的重量牵引，例如仰卧束角式。它们还能在多种体式中为脚后跟提供升降支撑或者地面支撑，例如战士一式，这对脚踝扭伤的学员特别有帮助。

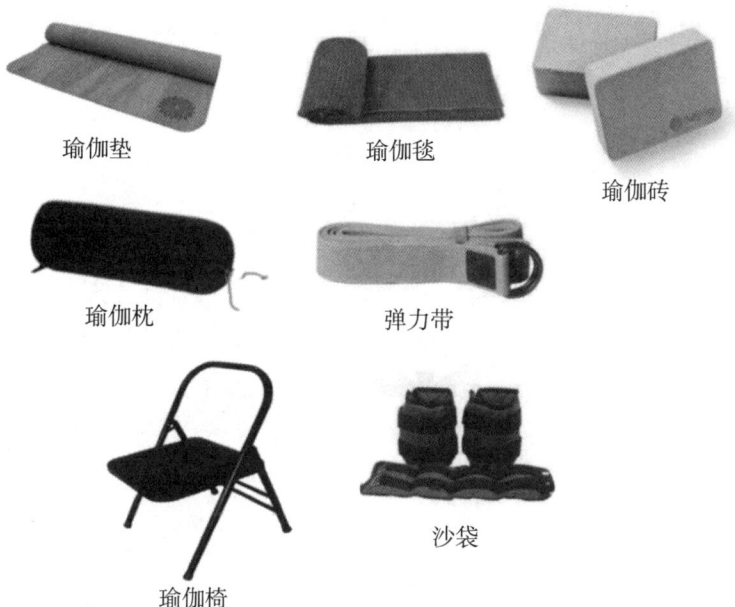

瑜伽垫	瑜伽毯	瑜伽砖
瑜伽枕	弹力带	
瑜伽椅	沙袋	

二、瑜伽礼仪

1. 个人卫生

在练习瑜伽之前，最好先洗澡。如果没有条件洗澡，至少也应该在进教室之前确保身体干净和卫生，因为体味过大会导致其他人无法舒适地呼吸。

2. 香气

上课时不要在皮肤或者衣服上涂抹香味制品。

3. 衣着

练瑜伽一定要穿舒适的衣服且穿的衣服最好能使老师看得见其身体的轮廓。

4. 赤足

在进入瑜伽教室前脱掉鞋子，以保持瑜伽馆的洁净。

5. 上课

提前 5 分钟进入教室，提前摆好瑜伽垫和辅具。

任务四 教学蓝图 灵活多变 ——瑜伽教学要素

一、面对面教授学员

未来作为一名瑜伽教练，无论你为一堂课准备得多么充分，都必须具备即兴发挥的能力，以确保你的教学能够贴合当前参与课程的学员们的需求。这要求你在课前尽可能全面地评估学员，同时在课堂上也要持续进行这种评估。以下是一些评估方法。

（一）询问新学员

（1）你曾经练过瑜伽吗？如果练过的话，是哪一种瑜伽流派或风格？练了多长时间？多久练一次？

（2）你的身体有什么损伤或其他需要老师注意的问题吗？你的脚踝、膝盖、髋部、背部、肩膀、颈部和手腕的状态如何？

（3）如果一名学员称自己受过伤或有问题，可以进一步提出更具体的问题：你的膝盖怎么了？你做过手术吗？什么时候？现在感觉怎么样？基于学员对这些问题的回答，对学员进行一些初期的指导，帮助他们改进自己的练习。不仅要运用你已有的知识，而且还要学习你所不了解的关于受伤和其他身体问题的知识，并提醒学员照顾好自己。

（4）你怀孕了吗？最近是不是刚生过孩子？向你觉得有可能怀孕或者是刚生过孩子的女学员提出这类问题。

（5）你的工作或日常生活怎么样？这个问题可以让我们深入了解学员慢性压力、疼痛、紧张和虚弱的情况，以及影响身体、呼吸和精神的生活方式。

（6）日常生活中你都做哪些锻炼？如果学员经常跑步、骑车、冲浪、攀岩或从事其他剧烈的体育活动，这个问题可以给你提供更多关于髋部、腿部、肩膀、背部、手腕或其他部位的长期紧绷或疼痛的信息。假如学员告诉你他从来都不锻炼身体，那么这对你来说也是需要去了解的重要信息。

（二）学会观察和领会

自我介绍不能保证你得到关于学员自身情况的准确或完整信息，因为许多人并不情愿与陌生人分享个人信息。准确地观察学员体式的能力始于学会更全面地观察身体，训练自己的眼睛，使自己能在不同的课程中观察到学员的身体状况。下面将介绍三种培养这一技能的方法：同伴站立观察、体式实验室观察、实践教学观察。

1. 同伴站立观察

> **观察方法**：同伴合作，一个扮演"观察者"，一个扮演"当事人"。观察者使用带有三个人体解剖学位置（前、后、侧）插图的工作表来记录观察结果。当事人向前走几步，然后停下来，接着以正常的姿势站立，并保持几分钟。当观察者观察和记录时，要求当事人不要去有意识地改变或纠正自己的姿势，并要求当事人的衣着要能让其姿势很容易被从头到脚观察到。观察者用五分钟的时间和当事人分享所观察到的结果，不要做出判断，然后互换角色。

（1）第一步，观察者站在当事人后面，开始进行以下观察。

①足部：足跟是否外翻（向外倾斜）或内翻（向内倾斜）；足弓是否塌陷（扁平足）或过高（高弓足）。

②踝关节：观跟腱是否垂直、是否向外倾斜或向内倾斜；踝关节位置有无肿胀、是否对称。

③小腿：两侧肌肉是否均衡，有无旋转、萎缩；跟腱至腓肠肌的线条是否平顺，有无局部紧张、肥大。

④膝盖：腘窝是硬的还是软的？是弯曲的、伸展的还是过度伸展的？腘窝皱褶两侧是不是对称？

⑤大腿：肌肉张力有无明显左右差异或旋转；臀腿交界线是否对称。

⑥骨盆：髂后上棘高度是否水平；臀沟线是否对称。

⑦脊柱：脊柱有无侧弯（如"S"型或"C"型）；腰背部两侧的皮肤皱褶是否对称。

⑧肩胛骨：肩胛骨是否平贴胸壁，有无翼状肩胛（内侧缘翘起）；下角是否等高，内侧缘间距是否一致。

⑨肩膀：有无高低肩，有无圆肩，是否自然放松或过度收紧。

⑩头部：耳垂是否与肩峰对齐，有无前伸或侧倾；颈部两侧斜方肌、胸锁乳突肌是否对称，有无紧张或萎缩。

（2）第二步，观察者站在当事人侧面，并开始进行以下观察。

①头部位置：耳垂是否与肩峰（肩部最高点）对齐。

②颈椎曲度：颈部自然前凸是否正常；颈椎曲度是否过直（军事颈）或过度前凸（鹅颈）。

③肩部：肩峰位置是否在躯干中线；肩胛骨是否紧贴胸廓。

④胸椎：胸椎位置是否过度后凸（驼背）或平背（胸椎曲度消失）。

⑤腰椎：腰椎位置是否过度前凸（骨盆前倾）或曲度变直（骨盆后倾）。

⑥骨盆：髂前上棘与耻骨联合的垂直对齐。

⑦髋关节：是否处于中立位（无过度前移或后缩）。

⑧膝关节：是否超伸（过度后伸）或微屈。

⑨踝关节：胫骨与足部是否大约成90度；踝关节有无过度背屈或跖屈。

⑩足部：足弓形态是正常或扁平足，还是高弓足。

（3）第三步，观察者站在当事人前面，开始进行以下观察。

①足部与足弓：足踝的内外踝是否对称，有无外翻（足外八）或内翻（足内八）；足弓形态是否塌陷（扁平足）或过高（高弓足）；足底压力分布是否均匀，有无重心过度偏向内侧或外侧。

②下肢与膝关节：膝盖是否正对第二、三脚趾，有无膝内扣（X型腿）或外翻（O型腿）；两侧髌骨是否对称，有无旋转或偏移；双腿整体是否垂直，有无过度外旋或内旋。

③骨盆与髋部：髂前上棘两侧是否水平对齐；双腿是否对称站立，单侧髋是否外旋或内旋；腹股沟是否放松，有无明显紧张或隆起。

④胸廓与躯干：胸骨中线是否与骨盆中线对齐；是否有肋骨向前突出；整体躯干是否向一侧偏移。

⑤肩部与锁骨：两侧肩峰是否水平，有无高低肩；锁骨是否呈自然水平弧线，有无旋转或倾斜；肩关节是否自然下沉，是否内扣或过度后展。

⑥头部与颈部：头部位置是否保持中立位（耳垂与肩峰垂直对齐），有无前倾、后仰或侧倾；双眼、双耳是否水平对齐；颈部是否明显紧张（如斜颈），是否对称（如一侧肌肉隆起）。

2. 体式实验室观察

观察方法：分别观察3—4个示范学员，学员通常是一起练习瑜伽的同伴。用大约1分钟的时间去观察学员，绕着他们走上一圈。你的主要观察点应该是瑜伽体式中的潜在风险，当你询问身体在体式练习中发生了什么的时候，也要询问示范学员具体部位的感受如何。

体式实验室观察是学习、研究以及与学员产生联系最有效的方法之一。这项练习的准备工作包括：提前阅读与目标体式有关的材料，了解目标体式的基本解剖功能、顺位原则和精微能量并反复练习目标体式。具体步骤如下（以三角伸展式为例）：

（1）呼吸：他是如何呼吸的？他看起来舒适吗？

（2）双脚和脚踝：它们是否对齐？前脚是否向外旋90度？双脚是否看起来正在牢牢抓住地板？身体的重心放在了内侧的脚还是外侧的脚上？还是说重心是平衡的？脚趾是轻轻地着地还是紧抓地板？足弓发生了什么样的变化？

（3）膝盖：前腿膝盖是否与足中心对齐？膝盖是否过度弯曲或拉伸？膝盖骨是否被股四头肌主动抬起？后腿膝盖有没有弯曲或伸展过度？

（4）骨盆：骨盆是前旋时向前倾斜，后旋时向后倾斜，还是接近中立位？

（5）脊柱：当脊柱从骨盆处伸展时，它在腰椎区域的什么位置？

（6）胸腔：前肋下部是向外还是向内？后肋是圆的吗？上肋突出吗？

（7）胸部和锁骨：胸部有没有变得开阔？锁骨是否朝着外向展开？

（8）肩膀、手臂、手掌和手指：肩胛骨是下拉向后肋，还是上拉向双耳？下肩是前倾还是后倾？双臂有没有与地板垂直？肘部是伸直、弯曲还是过度伸展的？手掌是否完全张开？手指是否完全伸展？

接下来是针对观察结果进行口头提示和手动调整。在教学过程中，这可以以循环方式进行，每个参与者轮流给出他认为最重要的提示，直到整个团队可以集体引导示范学生进入或结束体式。在对该练习进行任务报告时，先让示范人员讲述他的经历，然后再和另一个学员用同样的体式重复这个练习。

3. 实践教学观察

实践教学观察是瑜伽老师在体式练习中观察和指导学员的一个重要部分。在训练过程中，瑜伽老师会教授越来越多的体式，然后涉及不同体式的更复杂的序列编排，最后是模拟一个完整的课程。

观察方法：模拟一节真实的课堂，一个参与者扮演老师的角色，另一个扮演学员的角色。老师用所知道的提示引导学员进入一个体式。

当你从只能教授一个学员一个体式，进步到可以教授一个小组所有成员好几个体式时，要留心观察你的练习、提示和示范都发生了怎样的变化。注意不要只关注某一位学员的体式动作，这样你将无法随时注意其他学员的情况，无法与他们保持应有的联系。

当你进步到可以成为助教，或者能够独自进行瑜伽教学的时候，你的观察技巧也要随之加强。比如，当你初次见到一位新学员时，就可以立刻应用这些技巧，并留心观察该学员的自然体态。

二、声音和语言

首先，你的声音应该足够清晰，以使每个人都能听到，但不能太大，以免影响学员对自身呼吸声的关注。如果你的声音很柔和，或者你发现自己教的班级规模很大，可以考虑使用扩音器。

其次，探索调整你的声音，以配合情绪或体式强度。你的声音应该随着课程进度而变化，在学员进行热身运动的时候，开始的声音应该是温和的。当学员进行体式练习时，你的声音应逐渐地增强。当整个课堂的学员进入挺尸式的时候，练习的强度会减弱，进而你的声音也应逐渐变得温和。在调理性课堂中，试着将音调保持在均衡的状态，以放松的语气鼓励学员放下烦恼。语句和语句之间的停顿时间要尽可能长，从而使学员能够足够放松。

再者，注意你说话的语气。试着录下并回听自己的一堂课，从而对自己的语调有清楚的认识。你的技术性指导最好以平和的语调讲出，就好像是你正在和一位好友漫不经心地聊天。同时，把你的热情倾注到教学中去，借助你的声音气流去展现。这种热情能把更多的爱和善意带入课堂，而不是展现严厉的权威。

最后，用简单易懂的语句清楚地描述你想表达的内容。使用直接、简单的语句通常比你从解剖学、生理学、瑜伽哲学和心理学习得的深奥术语更有效。例如，你想让学员双脚并拢站在瑜伽垫前部，那么用"请将你们的双脚并拢，站于瑜伽垫前部"这样的语句就足够满足需要了。

三、位置和示范

瑜伽老师在进行体式示范时，特别是在教室中的位置选择，对于那些更多以视觉为导向的学员是十分重要的，下面是两种示范的基本方式。

（一）流动型示范

一边讲解，一边做示范，给学员现场演示你所要求的动作，同时要求学员边听边做。理想状态下，应采用镜面示范，即与全班学员面对面，示范动作就好像在照镜子一样。这种示范对于流动型课堂来说是十分重要的，适用于所有流派风格的哈他瑜伽，能让所有学员在不中断自己练习的同时去观摩所要求的体式动作。

（二）集聚型示范

在这一示范方式中，你要召集学员围在你的周围来观摩体式动作。这有助于你给学员讲解体式动作的细节性问题。这种示范更多运用于瑜伽工作坊。

四、手动提示和调整的一般原则

运用手动提示的目的是帮助学员打好一个更为坚实的基础，以强化他们的练习效果，确保他们的身体处于安全、舒适的姿势中，进而鼓励更深层次的放松，同时将呼吸作为主要的引导手段。在进行手动提示和调整时，应遵循以下基本原则：

1. 优先安全性

始终以学员当前身体的能力水平为基准，避免强行推动超出关节活动范围的姿势。调整时重点保护脊柱、膝盖、肩颈等敏感区域，确保关节顺位（如膝盖不超过脚踝、肩胛骨下沉）。

警惕学员的疼痛反馈，注意区分"拉伸感"与"刺痛感"。

2. 尊重个体差异

根据学员体型、柔韧性、伤病史灵活调整手法（如对孕期学员避免腹部按压）。关注学员的心理舒适度，初次接受调整的学员可能对肢体接触敏感，可通过轻声询问"这个力度可以吗？"来建立信任。

3. 明确调整意图

明确调整的三个目标：一是功能性目标，通过轻触引导肌肉发力方向，如手掌轻推骶骨提醒尾骨下沉；二是空间性目标，用双手创造身体延展的感知，如扶住肋骨两侧辅助胸腔打开；三是能量性目标，稳定关键部位以释放紧张，如按住足弓帮助重心扎根。

4. 与呼吸协同进行

在学员呼气时进行深度调整，如扭转体式中随呼气加深旋转。通过手法呼应呼吸节奏，如吸气时轻抬胸腔，呼气时引导脊柱延伸。

5. 手法精准与节制

使用手掌、臂等大面积接触点而非指尖，以保持温暖稳定的触感。单次调整不超过3秒，避免过度依赖外力而削弱学员本体力量。完成调整后缓慢撤力，观察学员能否自主维持新顺位。

思政园地

在进行瑜伽合十礼时，需将双手合十置于胸前，掌根贴住胸口，其余四指并拢向前，身体微微前倾，师生互道"Namaste！"，其含义为"我向您问好"。这是瑜伽练习者非常重要的一种礼节，表达了最真挚的问候与诚意。

　　练习者需至少提前5分钟以上到达教室，将鞋子整齐摆放在教室门口的鞋柜中，进入教室后将瑜伽垫与辅具摆放整齐，手机统一放置在更衣柜并调整为静音模式，垫子上不得摆放任何物品。迟到者先暂缓进入教室，经老师许可后方可轻声慢入。在练习过程中遵守课堂秩序，不得随意走动、讨论，不得踩踏他人瑜伽垫，不得发出不必要的噪音，以免影响他人练习。练习过程中保持专注，不做与课堂无关的事。课程未结束时不得提前离开教室，辅具使用完毕整齐摆放收纳，课后清扫教室保持整洁，随身物品记得带走。

　　通过对学生进行瑜伽礼仪教育，培养学生的纪律性和规则意识，以及提升学生的个人素养。

项目二　调息冥想

学习目标

●知识目标：了解呼吸练习前的准备练习；能准确熟练地说出常用的几种呼吸控制法的练习方法、注意事项和功效；了解引导冥想的技巧；能熟练描述语音冥想的教学步骤。

●能力目标：学会运用呼吸与冥想让身心得到放松；能将所学的腹式呼吸和语音冥想运用于教学实践中。

●素质目标：培养身体、精神、心灵的整体意识以及精益求精的学习态度。

项目知识导图

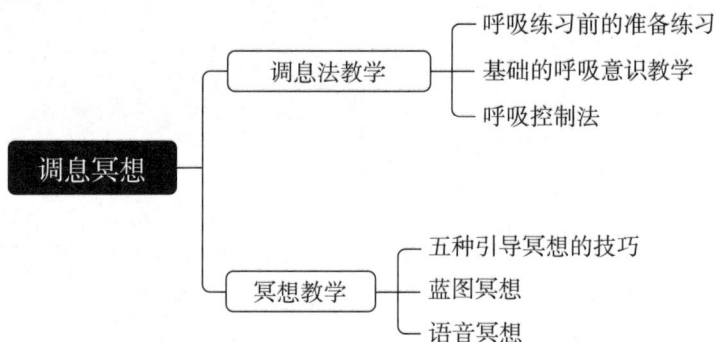

```
                                      ┌─ 呼吸练习前的准备练习
                    ┌─ 调息法教学 ─────┼─ 基础的呼吸意识教学
                    │                 └─ 呼吸控制法
    调息冥想 ───────┤
                    │                 ┌─ 五种引导冥想的技巧
                    └─ 冥想教学 ───────┼─ 蓝图冥想
                                      └─ 语音冥想
```

课程思政

项目	具体内容	思政教育点
调息冥想	调息法教学	培养身体、精神、心灵的整体意识
	冥想教学	培养学生更加注重细节的能力，理清头脑中杂乱的意识，从而提高专注能力

任务五 吸入体验 呼出诗意 ——调息法教学

常见的瑜伽呼吸控制法有：腹式呼吸法、火的扩张、圣光调息法、成功式呼吸法、太阳式呼吸法、清理经络呼吸法、完全式呼吸法等。注意所有的调息法都需要在有经验的老师指导下练习，错误的练习可能导致身体产生不适症状。

实施步骤

步骤一 资讯提供

一、呼吸法练习前的准备练习

呼吸法练习前的准备练习，主要包括狮子式、梵天契合法和简式舌锁契合法。

（一）狮子式

【动作要领】跪坐姿，双脚脚背交叉叠在一起，双膝分开到最大，双手分开与肩同宽，落于体前地板上，五指分开。吸气，抬头看向天花板方向，呼气的同时把嘴巴张到最大，把舌头伸出来（伸得越长越好），并用喉咙发出"啊""吼呀"的声音。

微课：狮子式

【注意事项】跪坐不适或者不方便的话，也可以坐在椅子上练习。

【功效】促进颈部的血液循环，缓解肌肉的紧张，让颈部更加放松，帮助颈部正位；具有美容效果，排毒功效特别好。

（二）梵天契合法

【动作要领】冥想坐姿坐好，双手自然落在膝上，轻轻闭上双眼。脊柱直立伸展，头部摆正。头部缓慢地依次向左、右、上、下四个方向转动。动作尽量缓慢而连贯，一轮至少要用一分钟，中间不要有停顿。

微课：梵天契合法

【注意事项】掌握内在凝视点，抬头时看鼻尖，低头时看眉心，左右转头

时，眼睛顺着肩膀往远看。

【功效】这是一个适合在任何场合练习的呼吸清洁法。在练习过程中，呼吸会变得缓慢深长，使人变得更平静专注，从而为呼吸控制法做准备。内在凝视点对视觉神经和头脑都大有益处。

（三）简式舌锁契合法

【动作要领】冥想坐姿坐好，嘴巴微微闭上，舌头尽力向后翻卷，使舌的腹面接触上腭，试着把舌尖往后探。在这个位置上，可以选择做一些呼吸方面的练习，时间尽可能长一些。

【注意事项】初学者可能很快就觉得不舒服，此时应放松舌头几秒钟，然后再重新把舌头卷起。

【功效】能使身心得到安宁，并更容易地进行内省。此外，当舌头后卷时，有助于刺激各种腺体和神经中枢。

微课：简式舌锁契合法

二、基础的呼吸意识教学

自然呼吸在很大程度上受个人的身体、情感、精神及心灵状况的影响。当呼吸受到抑郁、焦虑、呼吸肌肉紧张或无力、注意力分散、嗜睡和情绪不稳的影响时，通常是较浅的、低效的。

> 教学提示：平躺，闭上眼睛，调整自然呼吸来引导呼吸意识的最初觉醒。在这一练习当中，用"我们什么都不要做，只是观察它是什么"来引导学员的意识，借助呼吸循环的每一个阶段，启动对呼吸的感知。

吸气时询问学员：在身体的哪个部位你能够首先感到吸气运动？当空气流入时，呼吸的感觉是如何变化的？气息的速度是快还是慢？气息进入体内的时候它的声音又是怎样的呢？你的吸气是否彻底？吸气时，你的心脏、面部、太阳穴之间的感觉发生了什么变化？你的肩膀是否有变化？你能够感受到自己的意识中发生了什么波动？

气息充满身体时询问学员：到每次吸气的极限时，你的感受是怎样的？自然屏息的时间有多长？你在意识上感觉到了什么样的波动？

呼气时询问学员：在身体的哪个部位你能够首先感到呼气运动？气息的速度是快还是慢？当气体排出体外后，你能感受到体内发生了什么变化？

完全呼出空气时询问学员：当完全呼出空气后你的感受是什么样的？多久可以将气体完全排出？当空气排出后，你的意识怎么样？

三、呼吸控制法

（一）腹式呼吸法

它又叫横膈膜呼吸法，感觉腹部在动，胸部不动。通过这种方式对吸入气体进行控制，可让呼吸变得深长、有规律。一次吸气、呼气和屏气为一个调息周期。

微课：腹式呼吸法

【动作要领】深深地吸气，气体由鼻腔进入肺部，感觉腹部下沉，腹部微微隆起，缓缓地呼气，腹部用力向下凹陷，感觉腹部贴向脊柱。

【注意事项】保持腰背伸直，胸腔以上的位置不能动，不能屏息。

【功效】使身体充满活力。横膈膜的上下移动可以温和地按摩内脏器官，加快血液循环，增强身体的排毒功能，减轻烦躁和激动的情绪，让人心境平和。

（二）火的扩张

如果一个人丹田小腹处是凉的，表示下半身循环差，下肢静脉血回流不畅。通过火的扩张练习，能够帮助他将下丹田的生命真火、真阳点燃起来，让身体能量更好地转化到丹田。

微课：火的扩张

【动作要领】选择舒适的坐姿，两手落在膝上，吸气后完全呼气，然后屏息，上身直立，用力将整个腹部向外推，再用力收回整个腹部向内；重复推动3—5次之后，放松全身，缓慢呼吸，可以做4—6组。如果在练习过程中出现任何不适，请立即停止。

【注意事项】意念关注在小腹丹田位置，即肚脐下方四指处。初学者可用三个手指按住丹田处。适合在早上排便以后空腹练习。

【禁忌】高血压、心脏病、消化道溃疡、疝气、肠胃炎症患者禁止练习，在孕期、生理期禁止练习。

【功效】帮助体内的阳气慢慢提升；促进消化液的分泌，促进食物营养吸收；改善便秘、消化不良；调节胃酸，促进腹部脏器的健康。

（三）圣光调息法

圣光调息法是一种呼吸控制法，它能够在短时间内快速提升血液中氧气的含量。通过快速吸气和呼气的方法，即快速强烈地收缩和扩张小腹，同时打通两侧

微课：圣光调息法

鼻孔，从而达到平衡身体左脉和右脉的效果。

> **【动作要领】**选择舒适的坐姿，合上双眼，放松全身，先进行腹式呼吸，重点放在呼气上。吸气慢慢地自发地进行，呼气时腹部主动快速内收，气流从鼻腔喷出来。
>
> **【注意事项】**初学者每秒完成一次，20次为一组。
>
> **【禁忌】**心脏病、肺部疾病、高血压、低血压、有严重耳疾或眼疾患者禁止练习，在孕期、生理期禁止练习。
>
> **【功效】**强健腹部肌肉，消除腹部多余的脂肪；清除体内的毒素；畅通肺部、呼吸道、鼻窦的通道；强化整个呼吸系统的肌肉群，强化胸肌、横膈膜及腹肌。手脚冰凉、痛经、下身关节疼痛肿胀的人群，常做这个练习有升阳祛湿的效果。

微课：成功式
呼吸法

（四）成功式呼吸法

哈他瑜伽的基础呼吸方法是成功式呼吸法。在这种方法中，通过鼻子和会厌软骨外非常狭小的喉咙空隙（当吞咽时，你能够感受到这里）进行呼吸。这可以引起喉头的震动，发出一个温和的声音。

> **【动作要领】**采取舒适的坐姿，闭上双眼，将意识带到会厌软骨区域。用鼻腔缓缓地吸气，此时声门半开半闭，并压缩呼吸道，使气流通过时产生摩擦、震荡而发出如海浪般的声音，让气流注入胸腔；用右手大拇指按住右鼻孔，用左鼻腔呼气，同样带动声门发声。
>
> **【禁忌】**高血压、心脏病、胸部疾病患者不宜练习。
>
> **【注意事项】**初学者可只练习呼气时发出声音，由于此呼吸会使身体升温，所以大量练习后，应采用月亮式呼吸来降温。
>
> **【功效】**身体虚寒的人在练习初期会有很大的改善；促进血液循环，增强体质；去除体内由于湿气所引起的水肿；帮助延缓身体的衰老和退化。

微课：太阳式
呼吸法

（五）太阳式呼吸法

在瑜伽领域认为右鼻孔表示太阳能量的通道，即阳脉轮；左鼻孔表示月亮能量的通道，即阴脉轮。太阳能量是身体热能量或阳性能量的代表，月亮能量是身体静能量或阴性能量的代表。练瑜伽的人都是从拜日式开始的，即通过右鼻孔吸气，激活身体阳脉轮，给身体带来能量，维持一定的屏息，然后通过左鼻孔呼气。

太阳式呼吸和普通呼吸的区别主要是吸气和呼气的模式不一样。

【动作要领】金刚坐姿，伸直背部，脊柱和头部保持在一条直线上，保证呼吸过程气流通畅。右手弯曲食指和中指，拇指和无名指控制左右鼻腔。用右鼻腔吸气，左鼻腔呼气，重复练习15—20次。

【禁忌】患严重高血压、心脏病者，易高度紧张者不宜练习。

【注意事项】初学者在练习的时候可以保持吸气—屏息—呼气的时间比例在1∶1∶1，高级练习者控制在1∶4∶2。由于此呼吸会激发人的热量，长时间练习后应采用相反的呼吸来降温。

【功效】对低血压患者有好处；促进消化；活络全身的气血循环；去除体内的阴湿；降低焦虑，更好地管理压力。

（六）清理经络呼吸法

清理经络呼吸法又叫左右交替鼻孔呼吸法。它是瑜伽呼吸法中最具有镇静作用的方法，让人产生安详宁静的感觉。

【动作要领】选择舒适的坐姿，右手食指和中指弯曲，拇指和无名指控制左右鼻腔。左鼻腔吸气后右鼻腔呼气，右鼻腔吸气后左鼻腔呼气，此为完整的一轮，重复练习。每天练习10—15分钟。

【注意事项】初学者先不加入屏息。可慢慢加入会阴收束法练习，吸气时上提会阴穴，呼气时放松。

【功效】帮助疏通人体经络中的堵塞，尤其是通左经（左鼻孔）、右经（右鼻孔），使身体之气更畅通无阻。

（七）完全式呼吸法

完全式呼吸法是将腹式呼吸和胸式呼吸结合起来的一种呼吸方法。人的肺泡总面积可达100平方米，正常呼吸时合计大约有50—60平方米，而在深呼吸时肺泡会膨胀，此时表面积会达到100平方米。完全式呼吸法能够充分利用肺部的全部功能，充分调动肺部的活力，使身体得到最大限度氧气的供应。

微课：完全式
呼吸法

【动作要领】坐姿、仰卧、站立都可以。用鼻子呼吸，缓慢吸气，用腹式呼吸将气体吸到腹腔，感受腹部隆起，再用胸式呼吸，将吸气延续向上，将胸部吸满空气并扩大到最大限度。此时腹部向内收紧，双肩可以略微升起，吸气

时已经达到双肺的最大容量。呼气阶段，按相反的顺序进行，首先放松胸部，肋骨向内、向下，排出空气，收缩腹部肌肉呼尽所有气体，结束一个呼吸周期。如此循环下去，反复练习。

【注意事项】保持呼吸的顺畅、轻柔，每个阶段都不能间断，必须一气呵成。

【功效】可以将呼吸量扩大3倍。强健肺部组织，增强对感冒、支气管炎和其他呼吸道疾病的抵抗能力，增强胸腔和腹腔的活力。

步骤二　教学观摩

一、呈现完整设计方案

请扫码阅读教学设计方案。

"调息法"教学设计方案

二、观摩、讨论与反思

1. 呈现讨论话题

（1）调息法教学步骤主要包括哪几部分？

（2）调息法教学中常用到的呼吸法是什么？

（3）调息法教学中当会员呼吸混乱，无法静下心来时，如何用语言引导？

（4）调息法教学中，声音的大小和语言的表述应是怎样的？

2. 观摩课堂教学

请大家把"教学感悟"写在自己的课堂笔记本上，并及时记录观摩过程中自己的想法。

3. 分组讨论交流

组内交流

（各小组成员围绕讨论话题对教学活动进行讨论与评价，并记录本小组的共同观点。）

集体交流

（各小组派一名同学代表本组同学发言，其他小组交流评价意见，并记录每个话题的讨论结果。）

_____

_____

_____

4.教师评价总结

记录教师评价与总结的内容

_____

_____

_____

_____

步骤三　教学设计

准备在课上试教调息法的同学，请与本组同学合作修改调息法教学内容设计，形成新的设计方案，并进行教学准备。

请从以下方面进行思考与修改。

（1）在调息法教学中，如何引导学生找到呼吸的意识？

（2）针对不同水平的锻炼人群，教学时应选择哪种姿势来练习呼吸法？

（3）在调息法教学中，如何引导呼吸的节奏？

步骤四　教学实施

一、明确各组合作学习要求

1.现场教学的小组

（1）对照原教学设计详细记录教学过程，在不吻合处做上记号，待教学活动结束之后，讨论变动与调整的原因，以便在讨论时做出解释。

（2）讨论开始前要先派一名同学作为代表（一般是试教的那位同学），说明本组是如何合作设计教学内容的，活动准备过程中的小组合作体现在哪些方面等。

2.观摩活动的小组

（1）对照原教学设计详细记录教学过程，在不吻合处做上记号，以便在讨论反思环节进行提问与思考。

（2）对教学中精彩的地方和需要修改的地方做上不同的记号，以便在讨论反思环节能够清楚地表达自己的观点。

二、实施与观摩

执教者现场教学，其他同学观摩教学并做好笔记。

三、讨论与反思

记录自己的现场观摩感悟	记录执教者的总结与自评

记录小组评价的内容	记录教师评价与总结的内容

步骤五 总结提升

调息法是一项可以独立进行的练习，它可以随时随地进行。在调息法练习过程中，可以选择和调整呼吸的节奏和深度，从而缓解身体和心理的压力。该练习还可以促进身体和心灵的平衡和和谐，使整个身体和心理状态达到舒适和放松的状态。

任务小测与教学应用

一、思考题

（1）呼吸法练习前的准备练习有哪些？

（2）简述成功式呼吸法练习的方法、注意事项、功效。

（3）简述腹式呼吸法练习的方法、注意事项、功效。

二、教学题

（1）掌握腹式呼吸、成功式呼吸等呼吸方法的动作要领，并能辅助他人进行练习。

（2）请以小组为单位，一人充当教学者，其余人充当练习者，完成调息法的教学。

任务六 需要深潜 才能寻得 ——冥想教学

冥想是指长时间处于专注的状态。专注是指所有意识的集中，排除杂念。专注的对象可以是一个灵性的标识、图腾、神像、烛光、水晶球或者是某一个念头，甚至是一个动作。

实施步骤

步骤一 资讯提供

一、五种引导冥想的技巧

1. 呼吸

充分调动基础的呼吸意识。

2. 咒语

选择一个对你来说有用的咒语。如果是初学者，咒语尽可能简单化，如吸气、呼气、和平、爱等词。当你在吸气时，默念"吸气"（或其他你自选的词），把你的注意力完全放在这个词上，而不是呼吸上。呼气时，采用同样的方法。当你在冥想过程中大脑出现杂念时，不要去思考这些想法，专注在咒语上。

3. 数数

（1）吸气时默念"100"，呼气时默念"99"，以这种方式倒数，直到你呼气时数到"51"。

（2）吸气和呼气时默念同一个数字，从"50"开始倒数，直到呼气时数到"0"。

（3）长时间保持专注，让这个过程尽量慢下来。

（4）当头脑中产生其他的想法时，就把思绪拉回到呼吸和数数上。

4. 脉轮

（1）关注骨盆，每呼出一口气，默念梵音"lam"，想象这种静默之声的振动——激起能量的释放及汲取。重复这个咒语5次，将意识引入海底轮。

（2）将注意力放到骨盆中心，每呼出一口气，默念梵音"vam"，想象这种静默之声——

激发你的创造力。重复这个咒语 5 次，将意识引入生殖轮。

（3）将注意力集中到腹部，每呼出一口气，默念梵音"ram"，想象这种静默之声的振动——点燃你的意识。重复这个咒语 5 次，将意识引入脐轮。

（4）将注意力集中到胸腔，每呼出一口气，默念梵音"ham"，想象这种静默之声——打开你的心扉。重复这个咒语 5 次，将意识引入心轮。

（5）将注意力集中到喉咙，每呼出一口气，默念梵音"vam"，想象这种静默之声——仿佛与宇宙中所有其他声音和平共振。重复这个咒语 5 次，将意识引入喉轮。

（6）将注意力集中到眉心，每呼出一口气，默念梵音"kesham"，想象这种静默之声——打开你的眉心轮。重复这个咒语 5 次，将意识引入眉心轮。

（7）感受一种能量从你的骨盆轻松地升到头顶。

5. 念珠

（1）在你左手的中指上挂上一串念珠（108 个珠子），双手放在大腿上或膝盖上，进行几分钟的呼吸冥想。

（2）把你左手的拇指放在第一个珠子上，吸气时，用你的拇指转动珠子，呼气时，把你的拇指移动到下一个珠子上。

（3）以这种方式继续下去，直到绕完整串念珠，总共大约会绕 108 次。完全沉浸在这个过程，打开你的心怀并汲取能量，把它们更深地推入到你的意识中去。

二、蓝图冥想

蓝图冥想是瑜伽课堂中运用最广泛的一种冥想方式，主要依靠引导者主持和讲解一些意境优美和舒缓的画面，让练习者能够在这些画面中感到身心愉悦，因此冥想的蓝图一定是积极向上、有吸引力的，冥想蓝图时注意感官的运用。以下是一个教学案例。

闭上你的眼睛，想象此刻你面前有一条瀑布，你端坐在石头上，瀑布从山头飞泻下来，跌落在你脚下的深潭，潭水极深，瀑布和潭水碰撞的声音很大，它们激起的水花溅到你的脸上、身上和光着的脚上，瀑布的水很凉，你的脸上和脚上都透露出一股凉意。你感觉你的身体越来越轻，仿佛化作了一朵白云融进了蓝天，随着阵阵微风，在空中自由自在地飘动。在我们的脚下是一片微波荡漾的湖面，清澈的湖水在阳光的照射下波光粼粼。美丽的湖面上弥漫着一股清香的味道，一朵朵白荷花在微风中摇曳，荷叶上一颗颗水珠晶莹剔透，微风吹过，水珠从荷叶上滑落，融进了湖水之中。我们继续在空中自由地飘荡，温暖的阳光照射在我们云朵般的身体上，一种久违的祥和深入我们的心房。此刻远离了城市的喧嚣，放弃了繁杂的思绪，在蓝天寻找那份宁静与安祥。

三、语音冥想

瑜伽语音冥想又称曼特拉（Mantra）冥想。Mantra 指的是一切能够将人的心灵从种种世俗的思想、意念和精神负担中引离开去的特殊语言。它可以是单个音节，也可以是一串音节的组合，其中最重要、最基本的 Mantra 是 Aum，也是一切Mantra 的根基。它最早出现于《曼都卡·奥义书》，在此经文中，Aum 被认为可以让人从虚幻走向真实，从黑暗走向光明，从死亡走向不朽。

A——发"Ah"。发声时声音的振动在腹部区域，它代表梵天。双手成智慧手印放于双腿上。

U——发"Ooh"。它代表韦史努，发声时声音的振动在胸腔。

M——发"Mmm"。它代表湿婆神，发声时声音的振动在肩部。

将 A—U—M 串联起来形成完全式呼吸，具体步骤如下：

（1）调整呼吸，呼气的时候发出"Ah"的声音，发声的时候将气息吸至腹腔，用呼气去带动声音，呼气有多长你的声音就有多长。声音震动在肚脐周围。

（2）双手松开掌心朝下，虎口处放于胸腔的下方，双手手指相对。吸气时，将气息吸入胸腔，使胸腔充盈，向四周扩展上提。呼气时，用呼气去带动"Ooh"的声音。这个语音震动在胸腔周围。

（3）吸气，将你的气息吸到胸腔以上的部位，双肩向上提起，双手握拳放于腹部区域，吸气提起双肩，伸直手臂，随呼气发出"Mmm"声。

（4）将三个语音串联起来。深吸气，先将气息注入腹腔，再充盈胸腔，微提双肩。呼气时，先将腹腔自然回收发出"Ah"声，然后再回到胸腔时发出"Ooh"声，回落双肩时发出"Mmm"声。

步骤二　教学观摩

一、呈现完整设计方案

请扫码阅读教学设计方案。

"冥想"教学设计方案

二、观摩、讨论与反思

1. 呈现讨论话题

（1）如何将调息法与冥想法结合？

（2）如何根据练习者需求个性化选择专注对象？

（3）如何理解意识集中与排除杂念相平衡？

（4）冥想法教学中，声音的大小和语言的表述应是怎样的？

2. 观摩课堂教学

请大家把"教学感悟"写在自己的课堂笔记本上，并及时记录观摩过程中自己的想法。

3. 分组讨论交流

组内交流

（各小组成员围绕讨论话题对教学活动进行讨论与评价，并记录本小组的共同观点。）

_____

_____

_____

集体交流

（各小组派一名同学代表本组同学发言，其他小组交流评价意见，并记录每个话题的讨论结果。）

_____

_____

4. 教师评价总结

记录教师评价与总结的内容

_____

_____

_____

_____

_____

步骤三　教学设计

准备在课上试教冥想法的同学，请与本组同学合作修改冥想法教学内容设计，形成新的设计方案，并进行教学准备。

请从以下方面进行思考与修改。

（1）根据不同锻炼人群的需求，选择不同的冥想法。

（2）根据不同锻炼人群的需求，选择不同的专注对象。

（3）蓝图冥想所构造的蓝图是否给人一种意境优美和舒缓的画面？

步骤四　教学实施

一、明确各组合作学习要求

1. 现场教学的小组

（1）对照原教学设计详细记录教学过程，在不吻合处做上记号，待教学活动结束之后，讨论变动与调整的原因，以便在讨论时做出解释。

（2）讨论开始前要先派一名同学作为代表（一般是试教的那位同学），说明本组是如何合作设计教学内容的，活动准备过程中的小组合作体现在哪些方面等。

2. 观摩活动的小组

（1）对照原教学设计详细记录教学过程，在不吻合处做上记号，以便在讨论反思环节进行提问与思考。

（2）对教学中精彩的地方和需要修改的地方做上不同的记号，以便在讨论反思环节能够清楚地表达自己的观点。

二、实施与观摩

执教者现场教学，其他同学观摩教学并做好笔记。

三、讨论与反思

记录自己的现场观摩感悟

记录执教者的总结与自评

记录小组评价的内容

记录教师评价与总结的内容

步骤五　总结提升

一、练习冥想的注意事项

1. 有规律地练习

每天都要尝试冥想，一周练习几次，时间可控制在十分钟到三十分钟。最好在每天的同一时间冥想，这样坚持一段时间后，就会发现自己习惯或渴望冥想练习。

2. 正确的动机

不要以为冥想可以使我们获得超凡的能力，否则练习者将误入歧路。真正的冥想是使练习者感到内心平和，冥想的动机重在获得健康，保持心灵平静、意识清晰以及最终成长。

3. 选择合适的冥想地点

进行冥想练习时要选择安静或熟悉的环境。若居所不固定或常出差，可尝试在安静且清洁的地方练习。

4. 选择合适体位

可以选择瑜伽的任何坐姿进行冥想，最好是莲花坐、蝴蝶坐或简易坐，保持胸背挺直，双膝放松，调整呼吸，冥想过程中不要将身体倾斜，这样容易感到困倦，也尽量不要选择在床上冥想。

5. 选择合适的冥想方式

在练习开始阶段，你可能希望掌握所有的冥想方式，但这是不可能的，你应该在导师的指导下进行有选择的练习，或者从专心一处或一点凝视冥想开始。

6. 掌握冥想时间

冥想应循序渐进，从几分钟到十几分钟，再到几十分钟。如果练习时你感到不舒服，一定要及时停止，另外确保冥想时要有一丝清醒，保证在适当的时间让你从冥想状态下苏醒，一开始可以用声音（振铃或音乐）提示，在练习一段时间之后，你自己将有能力做到收放自如。

7. 练习冥想的思想准备

不要刚开始练习就对冥想有很高的期望值，要控制繁杂的心灵是相当困难的，每个练习者都需要经历一个过程，因此，在练习前可以先听听轻柔的音乐，也可以放松地沐浴，或者洗脸和洗手，让大脑放松一下。

8. 视冥想为一生的课程

在学习瑜伽的过程当中，你的每一次学习都会获得回报，但不可能一朝一夕就能达到冥想的最高境界。因此，如果在练习一段时间后，发现效果没有你期望的那样，也不要轻易放弃或认为冥想的练习没有效果，相反你应该了解瑜伽的哲学体系和文化背景，然后继续坚持，你的付出终将得到回报。

9. 将冥想与生活联结

在冥想过程中，常会有一些重要的感悟，你需要将这些感悟运用到你的日常生活中，这样你的冥想练习才会有更大的进步。

任务小测与教学应用

一、思考题

（1）请简述五种引导冥想的技巧。

（2）简述语音冥想的练习方法。

（3）简述练习冥想的注意事项。

二、教学题

（1）设计构画一幅冥想蓝图，并试着讲出来。

（2）请以小组为单位，一人充当教学者，其余人充当练习者，完成调息冥想的教学。

思政园地

我们每时每刻都在呼吸，然而许多人对自己的呼吸方式缺乏关注。通常情况下，大多数人的呼吸是受阻的、浅薄的、效率低下的。如果我们对自己的呼吸缺乏关注，那么对于自身心率、情绪以及行为模式的变化的觉察也会相应减弱。这些因素实际上能很大影响我们的生活质量。

呼吸是生命的基本活动，它不仅维持着我们的生理机能，也隐喻着我们在思想与精神上的"吐故纳新"。在瑜伽练习中，呼吸是连接身体与心灵的桥梁，它教会我们如何通过一呼一吸找到内在的平衡与力量。通过理解呼吸的智慧，教会学生平衡与专注，找到属于自己的节奏。

实践篇

项目三　体位基础

学习目标

●知识目标：知道热身的重要性；掌握山式的动作要领；辨别拜日式和拜月式的区别；能准确熟练地说出拜日式和拜月式成套动作的练习方法和练习顺序。

●能力目标：能自主学习关节热身体式并运用于教学实践中。能根据不同水平的锻炼人群合理选择拜日式热身动作并运用于教学实践中。

●素质目标：帮助学生塑造良好的体态；帮助学生养成运动前热身的良好习惯；培养学生爱岗敬业的职业素养。

项目知识导图

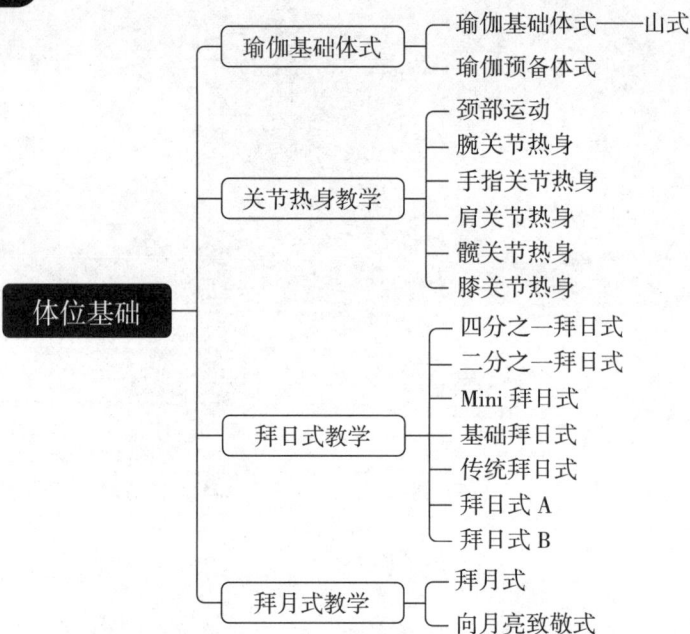

体位基础
- 瑜伽基础体式
  - 瑜伽基础体式——山式
  - 瑜伽预备体式
- 关节热身教学
  - 颈部运动
  - 腕关节热身
  - 手指关节热身
  - 肩关节热身
  - 髋关节热身
  - 膝关节热身
- 拜日式教学
  - 四分之一拜日式
  - 二分之一拜日式
  - Mini 拜日式
  - 基础拜日式
  - 传统拜日式
  - 拜日式 A
  - 拜日式 B
- 拜月式教学
  - 拜月式
  - 向月亮致敬式

课程思政

项目	具体内容	思政教育点
体位基础	基础体式及预备体式	培养良好的体态，修身养性
	关节热身教学	柔软筋骨、关节、肌肉，以免练习瑜伽体位时拉伤；舒缓情绪，使心情平和，利于瑜伽体位法的练习；控制单一关节运动，练习每一神经系统的协调反应能力
	拜日式教学	提升身体的柔韧性和力量，同时在心灵层面获得平静与和谐，从而更好地面对生活的挑战
	拜月式教学	打开心灵窗户，获得美的感受

任务七 打好根基 稳如泰山 ——瑜伽基础体式

山式是所有体式的基础，是最具有能量的体式，有效练习山式可以降低其他体式的危险性。山式可以以双脚为根基建立身体的平衡，从而引导正确的呼吸方式。

一、瑜伽基础体式——山式

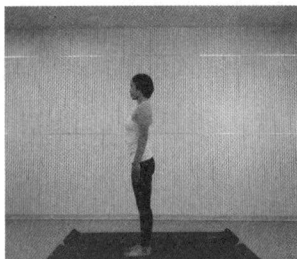

【动作要领】双脚大脚趾相互并拢站立，伸展每一根脚趾并充分压向地面，每只脚脚后跟的中心点到第二根脚趾连成一线，两条线相互平行；小腿肌肉外旋，大腿肌肉内旋，使膝盖维持中立并自然伸直；臀部肌肉自然内收，大腿后侧肌肉有微向上提升的感觉，尾骨自然内卷，腹部微内收，尾骨和耻骨前后对齐，骨盆维持中立状态；胸腔向两侧展开并微上提，同时肩部和肩胛骨区域向臀部的方向伸展；颈部自然伸展，下巴与地面平行，头顶正对上方；身体的重量均匀放置脚后跟中心点以及大脚趾和小脚趾的根部，身体的后侧形成九点一面。

【功效】将脊柱稳固在骨盆上，保持脊柱的弹性；预防腰部的疼痛和驼背，防止腿部和骨盆的畸形；加强身体的稳定性和伸展性，增强对身体的感知度和控制力；还可以让头脑更加放松，思维更敏捷和活跃，身体更轻盈。

二、瑜伽预备体式

（一）礼敬式

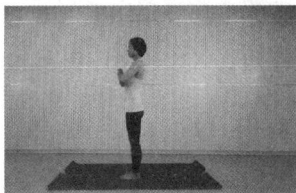

【动作要领】山式站姿，双手在胸前合掌，目视前方。

【注意事项】两前臂成一线平行于地面，双脚并拢，骨盆保持中正。

【功效】有助于保持专注，放松身心，为后续体式做准备。

（二）健身瑜伽致敬式

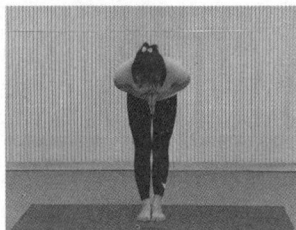

【动作要领】由礼敬式开始，身体前屈90度，目视前方。保持片刻后回到礼敬式。

【注意事项】这是瑜伽规定礼仪中的致敬式，前屈时保持两前臂成一线平行于地面且指尖向上；保持宁静、恭敬的神态。

（三）山式坐姿（手杖式）

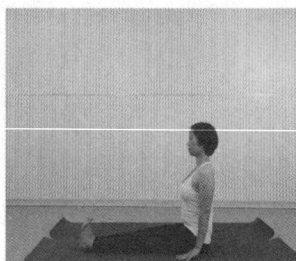

【动作要领】坐于地面上，双腿向前伸直并拢，脚尖向内回勾，大腿前侧的肌肉自然收紧，双膝自然伸直，根基在坐骨的两侧，背部伸直向上延展，腹部向内自然收缩，胸腔向两侧打开并微上提，双肩和肩胛骨区域向臀部发展，颈部自然伸直，下巴与地面平行，头顶正对上方，身体形成一直角。

【功效】帮助人们调整不良的体态，如驼背、含胸，这是所有坐立体式的基础。

（四）金刚坐

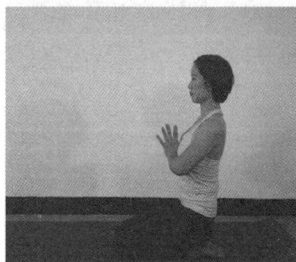

【动作要领】跪于地面，双膝腿部并拢，两大脚趾上下重叠或并拢，脚后跟自然分开，臀部落于两足跟之间，双手指尖相对放于胸前。

【注意事项】臀部落于两足跟之间，腰背自然挺直。

【功效】帮助治疗坐骨神经痛和骶骨感染，缓解胃溃疡和胃酸过多，伸展骨盆的肌肉。促进生殖器官的健康，防止疝气的发生，预防睾丸疼痛。

（五）仰卧式

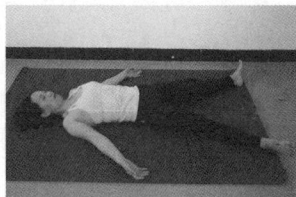

【动作要领】仰卧，身体平躺，双脚分开约30厘米，脚尖向外垂放，脚踝放松，臀部、背部放平，双手掌心朝上，手指微屈，腋下打开约一拳距离，面部朝上，后脑勺稳妥地贴于地面，闭上双眼，面部表情放松，让呼吸慢下来，并排除杂念。

【注意事项】两肩胛骨平贴地面，腰背尽量贴合地面，下颌微收。

【功效】放松身心，培养自我觉知能力。

（六）婴儿式

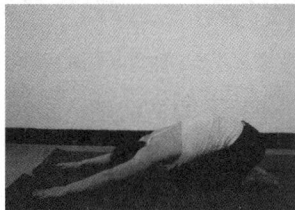

【动作要领】金刚坐，髋屈曲，腹部贴于大腿，额头触地，或将头转向另一侧并贴地，双手向前伸展，掌心向下，两眼微闭。

【注意事项】臀部落于脚跟，可作为后展体式的恢复放松姿势。

【功效】放松身心，舒缓腰背。

任务小测与教学应用

思考题

（1）简述山式的动作要领。

（2）瑜伽预备体式包括哪些体式？说出其中 2—3 种体式的动作要领。

任务八 活动关节 预防损伤
——关节热身教学

　　热身运动是瑜伽运动的重要组成部分，主要目的是打开关节的灵活度，提高肌肉温度，使身体和心理达到最佳状态，能让人快速进入运动状态，以获得最佳的运动效果，同时最大限度降低运动损伤风险。以下这套关节热身动作，遵循从上至下原则，帮助唤醒身体机能，以最佳的状态进入接下来的瑜伽体式练习。

实施步骤

步骤一　要领讲解

一、颈部运动

微课：颈部运动

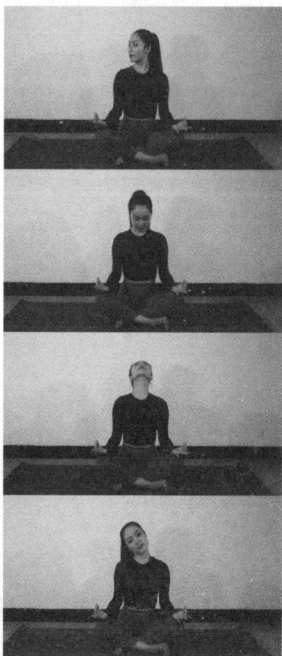

　　【动作要领】先用伸展带调整肩背位置，让肩背完全展开（纠正经常肩内扣的人），再做颈部运动。调整脊柱延伸感，呼气，向右扭转颈部，让自己感觉到舒适，吸气，头部回正，呼气换侧，来回做几组。呼气，让头颈自然低垂，让颈部后侧到肩部后方有温和的拉伸感。吸气，让面部仰起，鼻尖指向天空，颈前颈后皆有延伸感，肩头自然放松下沉，让面部还原回到正中，下颌平行于地面。呼气，让右侧耳朵向下沉，以左侧耳根到肩关节拉伸为主，感觉到舒适且没有过分地拉伸，吸气，头部慢慢回到正中，呼气换侧。

　　【注意事项】颈部运动过程中，要先把肩膀调整到原来的位置上，颈部在做"米"字运动时，以舒适为主。

二、腕关节热身

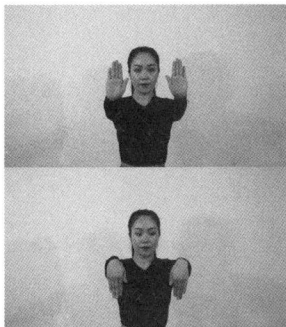

【动作要领】金刚坐或简易坐姿，两臂前伸，分开与肩宽，五指并拢，保持大小臂不动，吸气，手腕向上屈，掌根向前推，呼气，手腕向下伸。50次一组，做三组。

【注意事项】手臂保持不动，手腕向上屈时，掌根有意识地向前推。

微课：腕关节热身

三、手指关节热身

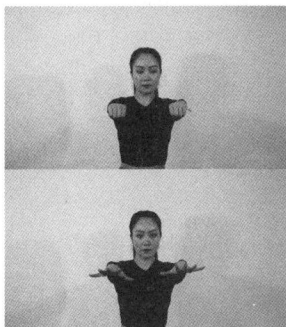

【动作要领】金刚坐或简易坐姿，两臂前伸，分开与肩宽，吸气，快速用力握拳，呼气，快速张开并伸直五指。50次一组，做三组。

【注意事项】握拳时，用力握紧，张开时，用力撑开。

微课：手指关节热身

四、肩关节热身

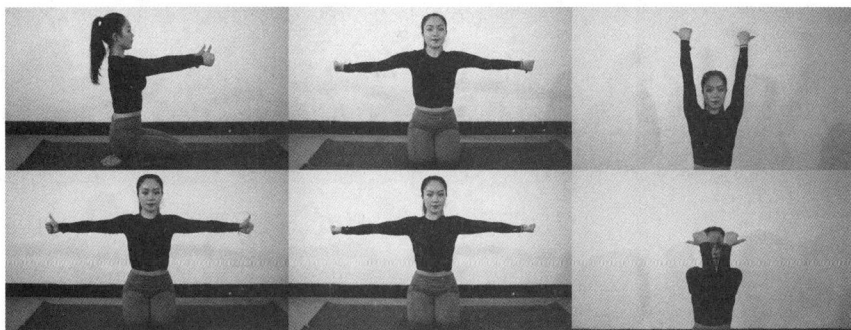

微课：肩关节热身

【动作要领】两臂前伸，分开至与肩同宽，握拳，两手大拇指伸直并相对，呼气，双手向两侧打开，大拇指朝上，吸气，两臂向两侧延展，呼气，转动大拇指朝前朝下，吸气，转动大拇指朝上，呼气，转动大拇指朝后，反复练习几遍；吸气，两臂上举，拳心相对，大拇指朝后，呼气，大拇指往外转，两肘屈肘向下于体前靠拢，双手腕分开，大小臂成90度，手肘与肩平。

【注意事项】保持两臂与肩同高，双肩放松。

五、髋关节热身（方法一）

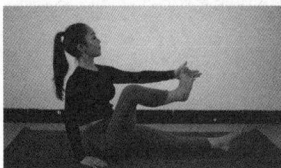

【动作要领】手杖式，左臂前伸，屈右膝，右脚踩地，吸气，抬起右脚放在左手手腕上，轻轻地碰到手，不要借力，停留几个呼吸之后，右脚继续往上碰前臂或者肘窝，停留几个呼吸。

【注意事项】伸直手臂保持放松，脚搭在手腕上时不要借力。

六、髋关节热身（方法二）

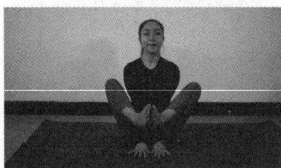

【动作要领】手杖式，弯曲双膝，脚心相对，髋外展，双手落于骨盆与双脚之间地面，伸直手臂，吸气，延伸脊柱，呼气，腹部向内收，让双脚抬离地面。停留5—7个呼吸。

【注意事项】腹部保持内收，双脚尽量抬高。

七、膝关节热身

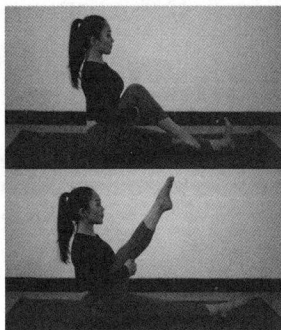

【动作要领】手杖式，屈右膝，脚掌踩地，双手十指交叉抱住右膝盖窝下面，手肘往内收，左腿伸直，左脚回勾，脚尖朝上，吸气，右脚离开垫子，呼气，右腿拉向右侧胸腔，绷右脚尖，吸气，右脚往上伸直，呼气，有控制地落下，但脚不要碰到地面，反复练习5次。呼气，松开双手，手放在身体两侧地面，右膝尽量靠近右胸，吸气，保持脊柱向上延展，停留5个呼吸。呼气，落下右脚，换侧练习。

【注意事项】右膝尽量靠近右胸，脊柱保持向上延展。

八、踝关节热身

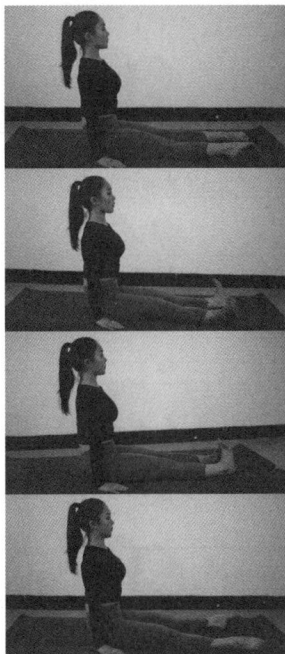

【动作要领】

手杖式，吸气勾脚，脚后跟微离开垫子，呼气绷脚，脚尖往远伸，脚后跟离开垫子，反复练习几次。吸气勾脚，呼气勾脚外八，大腿根外旋，吸气回正，呼气勾脚内八，大腿根内旋，脚后跟始终保持离开垫子，反复练习几次。吸气绷脚，呼气绷脚外八，找脚外沿接触垫子的感觉，吸气回正，呼气绷脚内八。

【注意事项】保持脚后跟始终离开垫子，让大腿肌肉保持收缩，脚踝没有 360 度旋转。

步骤二　教学观摩

一、呈现完整设计方案

请扫码阅读教学设计方案。

"关节热身"
教学设计方案

二、观摩、讨论与反思

1. 呈现讨论话题

（1）关节热身教学步骤主要涵盖哪些关节？

（2）关节热身教学中每个关节（部位）热身的动作要领和注意事项是什么？

（3）关节热身教学中可以运用哪些瑜伽预备姿势？

（4）关节热身教学中，体式与呼吸配合应遵循什么原则？

（5）关节热身教学中，声音的大小和语言的表述应是怎样的？

2. 观摩课堂教学

请大家把"教学感悟"写在自己的课堂笔记本上，并及时记录观摩过程中自己的想法。

3. 分组讨论交流

组内交流

（各小组成员围绕讨论话题对教学活动进行讨论与评价，并记录本小组的共同观点。）

_____

_____

_____

集体交流

（各小组派一名同学代表本组同学发言，其他小组交流评价意见，并记录每个话题的讨论结果。）

_____

_____

_____

4. 教师评价总结

记录教师评价与总结的内容

_____

_____

_____

_____

步骤三　教学设计

准备在课上试教关节热身的同学，请与本组同学合作修改关节热身教学内容设计，形成新的设计方案，并进行教学准备。

请从以下方面进行思考与修改。

（1）关节热身教学活动内容的设计是否遵循从上至下的原则？

（2）关节热身教学活动内容的设计是否达到热身的效果？

（3）根据课程主题主要锻炼的部位，教学过程中哪些部位是可以调整或简略的？

（4）教学活动内容的设计是否考虑初学者和有一定学练基础的人群？

（5）根据不同锻炼人群的需求，对于初学者无法完成的动作是否有可替动作？

（6）教学活动内容的设计是否充分考虑辅具的使用？

步骤四 教学实施

一、明确各组合作学习要求

1. 现场教学的小组

（1）对照原教学设计详细记录教学过程，在不吻合处做上记号，待教学活动结束之后，讨论变动与调整的原因，以便在讨论时做出解释。

（2）讨论开始前要先派一名同学作为代表（一般是试教的那位同学），说明本组是如何合作设计教学内容的，活动准备过程中的小组合作体现在哪些方面等。

2. 观摩活动的小组

（1）对照原教学设计详细记录教学过程，在不吻合处做上记号，以便在讨论反思环节进行提问与思考。

（2）对教学中精彩的地方和需要修改的地方做上不同的记号，以便在讨论反思环节能够清楚地表达自己的观点。

二、实施与观摩

执教者现场教学，其他同学观摩教学并做好笔记。

三、讨论与反思

记录自己的现场观摩感悟	记录执教者的总结与自评

记录小组评价的内容

_____

_____

_____

_____

记录教师评价与总结的内容

_____

_____

_____

_____

步骤五　总结提升

作为一名瑜伽教练，要有能力去清楚、明确地指导学员如何呼吸、如何顺位、如何精神抖擞地练习、如何变化和改进、如何使用辅具，以及如何应对风险并掌握技巧，以便在每个体式和转换中寻求更多的放松和稳定。由于每个学员之间的差异，授课的有效性取决于教练有能力既为全班提供一般性的指导，又能够针对不同学员的个人特点提出有针对性的建议。

进行体式指导前，你应该知道你要教什么以及如何去教，包括基本的顺位原理和动态动作，逐步给学员提供出入体式的口头提示、示范方法、体式替代形式、手动提示以及辅具支持。

任务小测与教学应用

教学题

（1）掌握关节热身的动作要领及注意事项，并能辅助他人进行练习。

（2）请以小组为单位，一人充当教学者，其余人充当练习者，完成关节热身教学。

任务九 旭日东升 唤醒身体——拜日式教学

　　拜日式是开始瑜伽练习的一个非常有益的体式。经过修正和改编，几乎任何人都可以练习拜日式。它可以作为唤醒整个身体的热身环节，有利于软化肌肉、打开关节并刺激神经、激活循环系统和精微能量、打开意识，使呼吸、身体、思想和精神运动同步。詹妮塔·斯登豪斯（Janita Stenhouse）在《太阳瑜伽》一书中描述了拜日式的 25 种不同变式。在这里，将重点关注拜日式的七种形式，每种形式都经过了多次的改编和修正，使其能够适应不同学员的不同能力。

实施步骤

步骤一 要领讲解

一、四分之一拜日式（适合老年人）

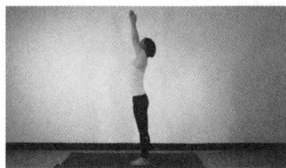

【动作要领】双脚分开与髋同宽，双手放在身体两侧，吸气，两臂先往下延伸，再向上朝 45 度方向往远伸，向上举过头顶，双手并拢，抬头，眼看大拇指尖，呼气，让手臂原路返回。

【注意事项】从 45 度方向向上抬手臂，避免让斜方肌上束产生紧张感。

微课：四分之一拜日式

二、二分之一拜日式（适合老年人）

【动作要领】在四分之一拜日式动作基础上吸气，呼气，从髋关节开始前屈，双手沿 45 度方向打开，保持向上抬头，过了水平面后，腰可以向下弯曲，找到股骨大转子与膝关节侧面正中间位置，使其与踝关节侧面形成一条直线，

微课：二分之一拜日式

头最后落下。吸气，抬头向前看，双手沿 45 度方向打开，再慢慢向上抬起，眼看大拇指指尖，呼气，双手回落胸前合十。

【注意事项】在身体完全前屈之前都是抬头，头是最后落下的；在前屈时，收肋骨，两侧髂骨与地面平行；双手撑地时，内收肘关节；前屈时骨盆前倾。

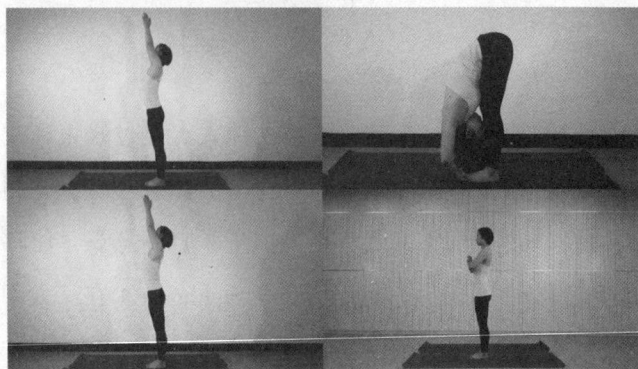

三、Mini 拜日式（适合初学者）

Mini 拜日式是瑜伽中的一种简化版拜日式，适合时间有限的人或初学者练习，其动作步骤及要领如下。

（一）金刚坐

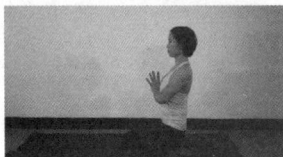

【动作要领】金刚坐，双膝、双脚分开与髋同宽，双手胸前合十。

（二）跪立

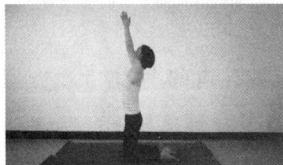

【动作要领】吸气，双手沿 45 度方向向上打开于头顶合十，同时抬臀，眼看大拇指尖。

（三）婴儿式

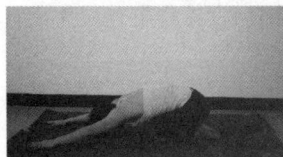

【动作要领】呼气，双手向下落，臀坐脚后跟，双手往前伸直，额头点地。

（四）屈膝位斜板式

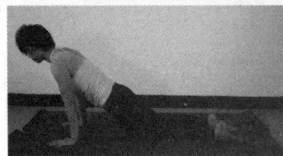

【动作要领】吸气，眼看肚脐，拱背向前，肩到手腕正上方，头顶向前延展。

（五）低位眼镜蛇式

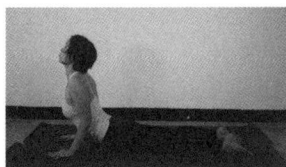

【动作要领】呼气，屈肘向下，俯卧在垫子上，双肩不要往下掉。吸气，双脚延长向后，胸腔抬起一半，呼气保持，吸气继续保持。

（六）婴儿式

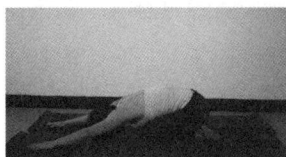

【动作要领】呼气，双手推起身体，臀部向后坐在脚后跟，眼始终往上看，最后额头点地，双手向前伸展。

（七）金刚坐

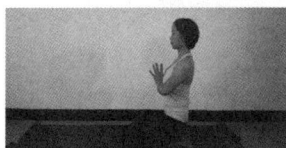

【动作要领】吸气，起身向上回到金刚坐。

四、基础拜日式（适合初学者）

基础拜日式是瑜伽中的经典序列，常用于热身或独立练习，其动作步骤及要领如下。

微课：基础拜日式

（一）山式站立

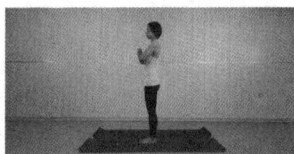

【动作要领】双手合十于胸前，呼气，双手落于身体两侧。

（二）手臂上举

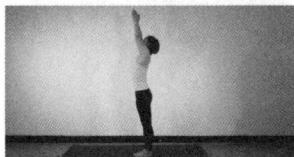

【动作要领】吸气，双手沿45度方向向上打开，于头顶合十，眼观大拇指。

（三）站立前屈伸展式

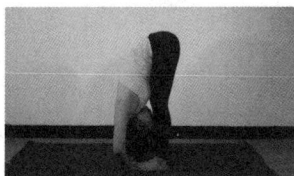

【动作要领】呼气，从髋关节开始前屈，双手沿45度方向打开，保持向上抬头，过了水平面后，腰可以向下弯曲，找到股骨大转子与膝关节侧面正中间位置，使其与踝关节侧面形成一条直线，双手落到双脚两侧，头最后落下。

（四）增延脊柱伸展式

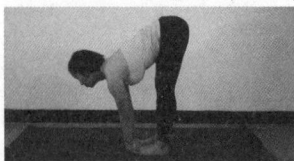

【动作要领】吸气，抬头，目视前方，胸腔抬一半，指尖点地，锁骨向两侧打开，腋窝前侧向上提起。

（五）屈膝位斜板式

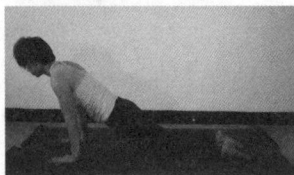

【动作要领】呼气，双手手掌压地，两脚向后撤，膝盖跪地，让膝盖在臀部后方，头顶向前延展，吸气，身体重心向前移。呼气，屈肘向下，双肩不要向下掉，额头点地。

（六）眼镜蛇式

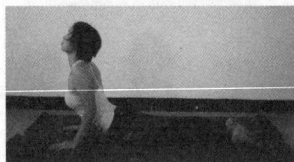

【动作要领】吸气，保持头延展，抬起头和胸腔，双脚勾脚趾点地。

（七）屈膝位斜板式

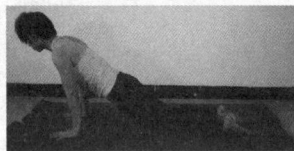

【动作要领】吸气，双手推到屈膝位斜板式。

（八）下犬式

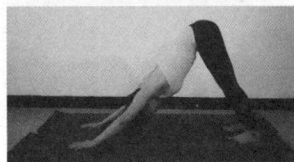

【动作要领】呼气，保持眼睛往前看，先让腹股沟往后走，最后头部放松。

（九）增延脊柱伸展式

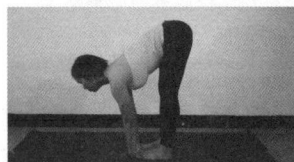

【动作要领】吸气，抬头，目视前方，双脚挪到两手之间，腋窝前侧向上提起。

（十）站立前屈伸展式

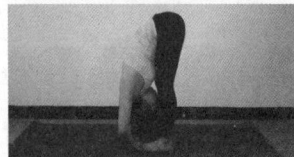

【动作要领】呼气，前屈向下，手掌压地，低头。

（十一）手臂上举

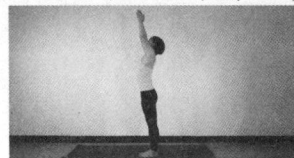

【动作要领】吸气，双手沿45度方向打开向上于头顶合十，眼看大拇指。

（十二）山式站立

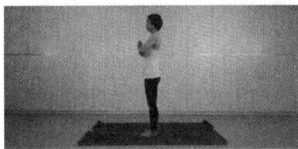

【动作要领】呼气，双手回落至体侧。

微课：传统拜日式

五、传统拜日式

传统的拜日式是一种瑜伽仪式，它由 12 个科学的动作连贯而成，可以快速地加热身体，是迎接新的一天的理想活动。心脏病和严重高血压患者不宜练习；临睡前、发烧和特别疲倦时也不宜练习。

（一）祈祷式

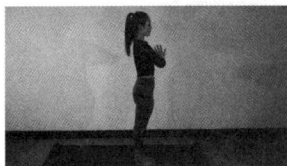

【动作要领】山式站立，双手合十于胸前，拇指贴于心轮处，闭眼保持专注，唱颂太阳神之歌。

【注意事项】手臂和肩部放松。

（二）展臂式

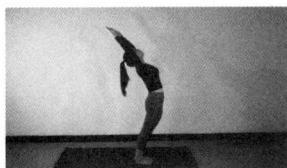

【动作要领】吸气，手臂举至头顶，分开与肩同宽，收紧臀部肌肉，呼气，推髋向前，身体后仰，吸气，向上还原身体。

【注意事项】展开胸腔和肩部，伸展颈部，但是头部不要过分下沉。

（三）站立前曲式

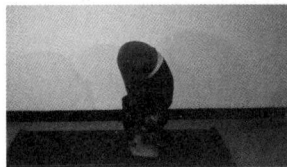

【动作要领】呼气，身体向前屈，双手抓住脚踝，身体重量均匀放在双脚的 6 个点上。吸气，抬头，提起胸腔，伸展背部，臀部向上提升，伸展腿后的肌肉群，呼气，从腹部开始上半身依次向双腿贴近，保持 3—5 次呼吸，吸气，抬头。

【注意事项】根基在双脚的六个点上，坐骨向上提，充分伸展腿后侧肌肉群和整个背部。

（四）骑马式

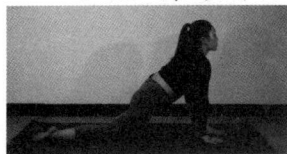

【动作要领】双手放于双脚外侧的地面，屈双膝，右脚向后退一大步，右膝脚背着地，左脚右膝固定

不动，呼气，骨盆向下沉，吸气，抬头，提起胸腔，伸展背部，目视上方，停留 3 次左右呼吸。

【注意事项】左脚踝位于左膝关节正下方。

（五）斜板式

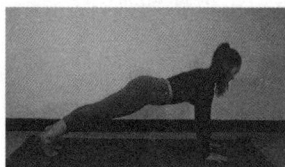

【动作要领】还原头部，勾回右脚，伸直右膝，左脚向后与右脚并拢，呼气，放低臀部，使身体成斜板状，脚跟向后推送，收紧臀部、腹部、大腿内侧肌肉，不要塌腰，骨盆保持中立，目视前方一米处，停留 5 次左右呼吸。

【注意事项】保持身体从头到脚形成斜板状。

（六）八体投地式

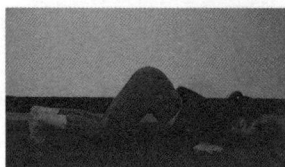

【动作要领】呼气，双膝着地，屈手肘，将胸腔和下巴依次落于双手之间的地面。

【注意事项】下巴不能受力，手臂始终夹紧身体，不要向外撑开。

（七）眼镜蛇式

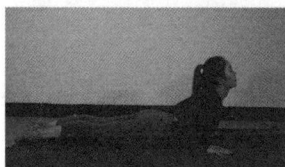

【动作要领】固定双手双膝不动，吸气，将身体向上推送，直到手臂伸直，肩部和髋部以下的部分放松，呼气，上半身继续向后伸展，目视上方，保持 3 次呼吸。

【注意事项】肩部无法放松的人可将双手向前移动或微屈手肘。

（八）下犬式

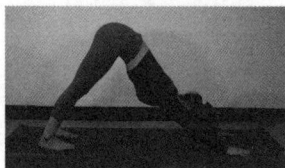

【动作要领】吸气，还原头部，抬起臀部坐回脚后跟，额头顶地放松，勾回脚尖，臀部向上抬起，伸直双膝，脚后跟下压踩地，手指分开，双手中指相互平行，呼气，肩部和上背部向脚跟的方向压送，使身体成倒 "V" 字形，保持 5 次呼吸。

【注意事项】手臂、头部、背部保持一个平面，双膝不要弯。

（九）骑马式

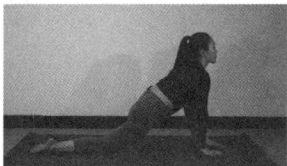

【动作要领】吸气，抬头，左脚向前踩于两手之间，右膝脚背贴地，右脚左膝固定不动，呼气，骨盆下沉，吸气，抬头伸展背部，提起胸腔，保持3次左右呼吸。

【注意事项】左脚踝位于左膝关节正下方。

（十）第十式：站立前曲式

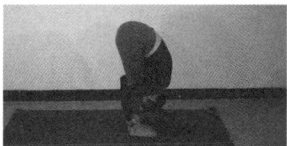

【动作要领】还原头部，右脚向前与左脚并拢，双手抓住脚踝［其余同（三）］。

（十一）第十一式：展臂式

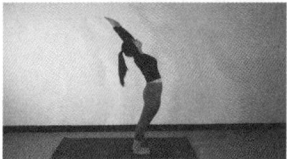

【动作要领】手臂伸直带动身体向上直立，收紧臀部肌肉［其余同（二）］。

（十二）第十二式：祈祷式

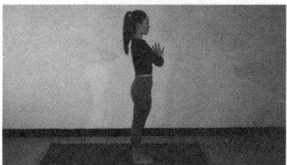

【动作要领】双手在头顶合十，呼气，屈手肘，双手回落至胸前，调整呼吸，并感受内在的能量流动。

六、拜日式 A

拜日式 A 是阿斯汤加瑜伽中的经典序列，常用于热身，其动作步骤如下。

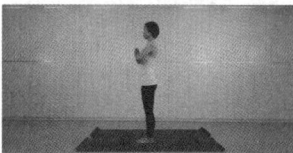

微课：拜日式 A

（一）站立山式

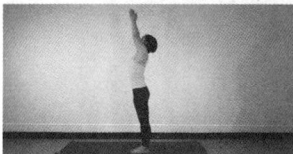

【动作要领】双手合十于胸前，调整呼吸，呼气，双手落于身体两侧。

（二）手臂上举

【动作要领】吸气，双手沿45度方向向上打开，于头顶合十，眼观大拇指。

（三）站立前屈伸展式

【动作要领】呼气，从髋关节开始前屈，双手沿45度方向打开，保持向上抬头，前屈过了90度后，

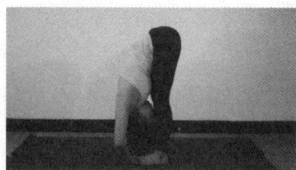

腰可以向下弯曲，找到股骨大转子与膝关节侧面正中间位置，使其与踝关节侧面形成一条直线，双手落到双脚两侧，头最后落于两小腿中间。

（四）增延脊柱伸展式

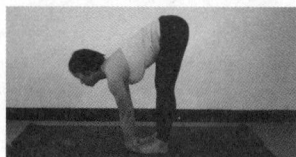

【动作要领】吸气，抬头，目视前方，胸腔抬一半，指尖点地，锁骨向两侧打开，腋窝前侧向上提起。

（五）四柱式

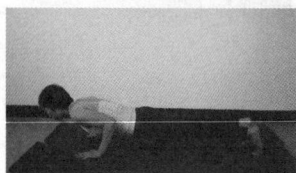

【动作要领】呼气，双脚向后走或跳到木板式，在同一呼气中，身体重心向前，手肘弯曲，使身体与地板贴近平行，但不挨到地板，同时两臂与双肘都夹紧身体。

（六）上犬式

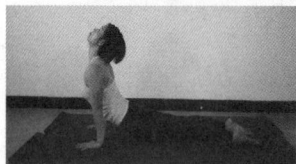

【动作要领】吸气，拉动身体向上伸展脊椎背部，脚尖过渡到脚背，双肩尽量向后打开，眼看眉心，脚背着地。

（七）下犬式

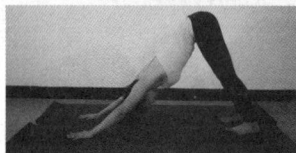

【动作要领】呼气，脚背过渡到脚掌，抬起臀部和背部，停留5次呼吸。

（八）增延脊柱伸展式

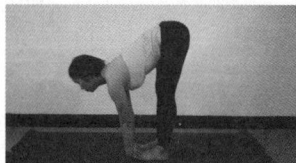

【动作要领】吸气，走或跳回双手中间，同时抬头伸展脊柱。

（九）站立前屈伸展式

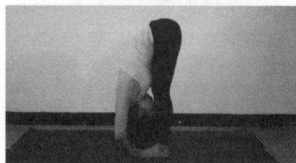

【动作要领】呼气，弯曲身体靠近双腿。

（十）手臂上举

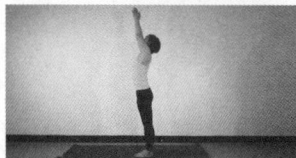

【动作要领】吸气，双手沿45度方向打开，带动身体伸展向上于头顶合十，眼看大拇指。

（十一）山式站立

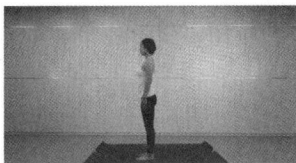

【动作要领】呼气，双手回落至体侧，身体还原山式站立。

七、拜日式 B

拜日式 B 是拜日式 A 的进阶变体，与拜日式 A 相比体式更多，强度更大，融合了力量与平衡练习，适合有一定基础的练习者，其动作步骤如下。

微课：拜日式 B

（一）站立山式

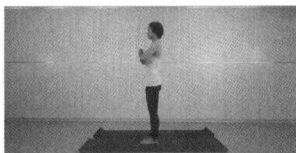

【动作要领】双脚并拢，双手合十于胸前，调整呼吸。

（二）幻椅式

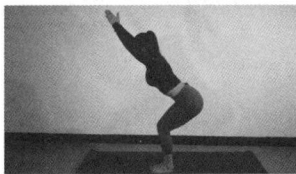

【动作要领】呼气，双手落于身体两侧，并屈髋屈膝。吸气，抬手臂向上。

（三）站立前屈伸展式

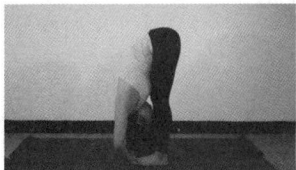

【动作要领】呼气，双腿蹬直，双手朝 45 度侧打开，身体前屈向下，双手掌压地，大腿前侧向上发力，不要让脚背褶皱太多，额头下巴贴小腿。

（四）增延脊柱伸展式

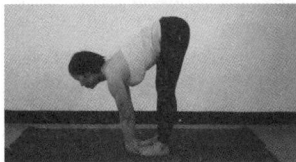

【动作要领】吸气，抬头，延展脊柱，目视前方。

（五）四柱式

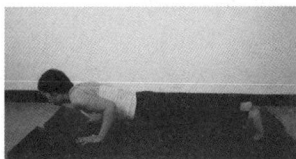

【动作要领】呼气，双脚向后走或跳到木板式，在同一呼气中，身体重心向前，手肘弯曲，使身体与地板贴近平行，但不挨到地板，同时两臂与双肘都夹紧身体。

（六）上犬式

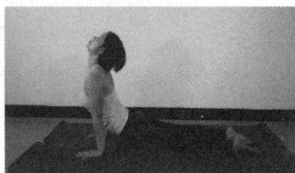

【动作要领】吸气，拉动身体向上伸展脊椎背部，脚尖过渡到脚背，双肩尽量向后打开，眼看眉心，脚背着地。

（七）下犬式

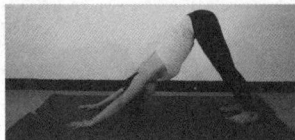

【动作要领】呼气，脚背过渡到脚掌，抬起臀部和背部。

（八）战士一式

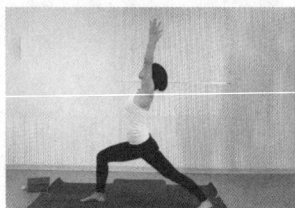

【动作要领】吸气，抬右脚向前来到右手内侧，屈右膝，左脚脚跟往内转，右脚脚跟对准左脚脚跟，右臀向后，左臀向前，尾骨向下，耻骨向上，在同一吸气中，双手沿45度方向向上合十。

（九）四柱式

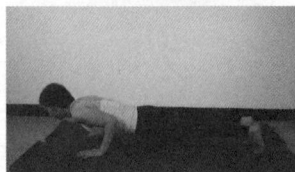

【动作要领】呼气，向后撤右脚到木板式，在同一呼气中，身体重心向前，手肘弯曲，使身体与地板贴近平行，但不挨到地板，同时两臂与双肘都夹紧身体。

（十）上犬式

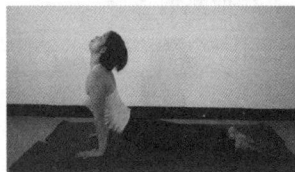

【动作要领】吸气，拉动身体向上伸展脊椎背部，脚尖过渡到脚背，双肩尽量向后打开，眼看眉心，脚背着地。

（十一）下犬式

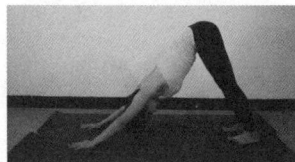

【动作要领】呼气，脚背过渡到脚掌，抬起臀部和背部。

（十二）战士一式

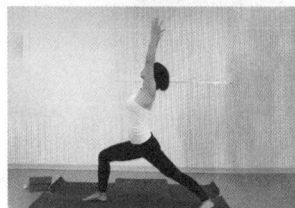

【动作要领】吸气，抬右脚向前来右手内侧，屈左膝，右脚脚跟往内转，左脚脚跟对准右脚脚跟，左臀向后，右臀向前，尾骨向下，耻骨向上，在同一吸气中，双手沿45度方向向上合十。

（十三）四柱式

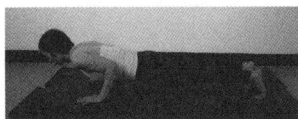

【动作要领】呼气，屈肘斜板式。

（十四）上犬式

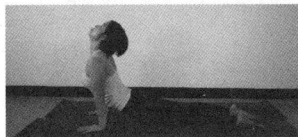

【动作要领】吸气，到上犬式。

（十五）下犬式

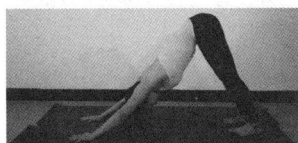

【动作要领】呼气，到下犬式，停留 5 次呼吸。

（十六）增延脊柱伸展式

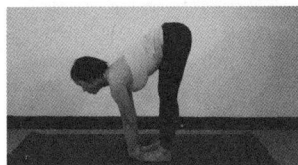

【动作要领】吸气，双脚走或跳到双手中间，抬头延展脊柱。

（十七）站立前屈伸展式

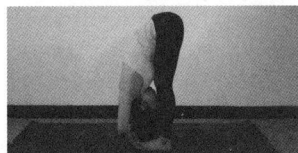

【动作要领】呼气，身体向下弯曲，额头下巴贴小腿。

（十八）幻椅式

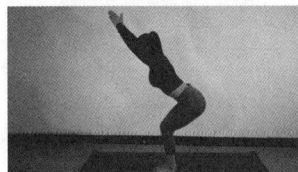

【动作要领】吸气，到幻椅式。

（十九）山式

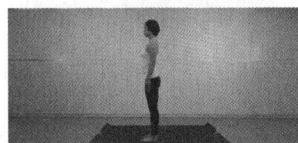

【动作要领】呼气，身体还原到山式，双手落回身体两侧。

步骤二　教学观摩

一、呈现完整设计方案

请扫码阅读教学设计方案。

"拜日式"教学设计方案

二、观摩、讨论与反思

1. 呈现讨论话题

（1）拜日式教学内容的选择是否符合锻炼人群的需求？如不符合，该怎么修改？

（2）教学过程中，教练的讲解是否流畅，语言表述是否准确到位，注意事项和功效是否有说明？

（3）教学过程中，教练是如何给会员做指导的？

（4）教学过程中，是否加入呼吸引导，引导呼吸的方式是否正确？

（5）教学过程中，声音的大小如何？

2. 观摩课堂教学

请大家把"教学感悟"写在自己的课堂笔记本上，并及时记录观摩过程中自己的想法。

3. 分组讨论交流

组内交流

（各小组成员围绕讨论话题对教学活动进行讨论与评价，并记录本小组的共同观点。）

集体交流

（各小组派一名同学代表本组同学发言，其他小组交流评价意见，并记录每个话题的讨论结果。）

4. 教师评价总结

记录教师评价与总结的内容

步骤三 教学设计

准备在课上试教拜日式的同学，请与本组同学合作修改拜日式教学内容设计，形成新的设计方案，并进行教学准备。

请从以下方面进行思考与修改。

（1）在课前准备热身动作内容时，是否先了解上课会员的基础水平，从而有针对性地选择内容进行教学？

（2）拜日式教学活动内容的设计是否达到热身的效果？

（3）根据教学实践经验，对于初学者无法完成的动作是否有可替动作？

（4）教学活动内容的设计是否充分考虑辅具的使用？

步骤四 教学实施

一、明确各组合作学习要求

1. 现场教学的小组

（1）对照原教学设计详细记录教学过程，在不吻合处做上记号，待教学活动结束之后，讨论变动与调整的原因，以便在讨论时做出解释。

（2）讨论开始前要先派一名同学作为代表（一般是试教的那位同学），说明本组是如何合作设计教学内容的，活动准备过程中的小组合作体现在哪些方面等。

2. 观摩活动的小组

（1）对照原教学设计详细记录教学过程，在不吻合处做上记号，以便在讨论反思环节进行提问与思考。

（2）对教学中精彩的地方和需要修改的地方做上不同的记号，以便在讨论反思环节能够清楚地表达自己的观点。

二、实施与观摩

执教者现场教学，其他同学观摩教学并做好笔记。

三、讨论与反思

| 记录自己的现场观摩感悟 | 记录执教者的总结与自评 |

| 记录小组评价的内容 | 记录教师评价与总结的内容 |

步骤五　总结提升

（1）热身练习能够使身体逐渐发热，让练习者的关节、背部、大腿等得到预热，为接下来的练习做好身体准备。

（2）热身练习大部分采用多种形式的太阳式，在练习过程中每一个姿势都要求呼吸与同体位姿势的配合，做得稳健，要尽量流畅地从一个姿势过渡到下一个姿势。

（3）根据每一个练习者不同的身体情况可以选择容易或简化的太阳式，随着体力的增加再逐步完成标准的太阳式。

任务小测与教学应用

一、思考题

（1）传统拜日式教学主要包括几个体式，它们的动作要领和注意事项是什么？

（2）本书提到哪几种拜日式，它们的区别是什么？

（3）请画出或写出拜日式 A 和拜日式 B 的练习顺序。

二、教学题

（1）掌握传统拜日式的动作要领及注意事项，并能辅助他人进行练习。

（2）请以小组为单位，一人充当教学者，其余人充当练习者，选择其中一种形式的拜日式进行教学。

任务十 月圆月缺 平衡能量
——拜月式教学

实施步骤

步骤一 要领讲解

一、拜月式

拜月式是瑜伽中与拜日式相对应的练习序列，旨在平衡身体的阴性能量，带来宁静与放松，其动作步骤如下。

微课：拜月式

（一）站立山式

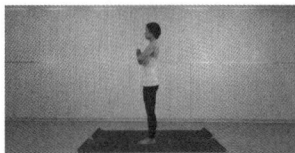

【动作要领】双手合十于胸前，调整呼吸，呼气，双手落于身体两侧。

（二）站立上抬手

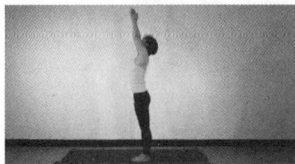

【动作要领】吸气，双手沿45度方向向上打开于头顶合十，眼观大拇指。

（三）拜月左右平衡式

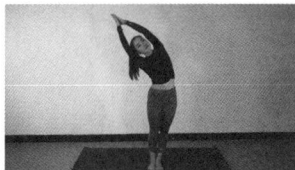

【动作要领】身体慢慢地随着呼气弯向右侧，吸气，恢复原位。缓慢地呼气，身体弯向左侧，吸气，恢复到原位。

【注意事项】呼气向右侧弯曲，因身体的右侧为阳，需要释放气力；吸气向左，因人体左边属阴性，需要蓄积气力。如此，人体的气机能够左右均衡、得到调整。尤其对身体腰肌两侧有很好的调理；

对于春秋两季身体乏力者，左右摆动是个非常好的调理、调整练习。

（四）庙式

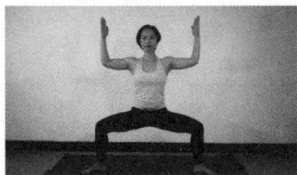

【动作要领】双脚依次向两侧打开，脚尖朝 45 度，比肩稍宽，呼气，屈双膝臀部下沉同时双臂分开屈肘，掌心朝耳朵方向。

【注意事项】沿脚尖方向屈双膝；保持大腿根部与地面垂直，腿内侧皮肤往膝方向延伸，大腿外侧向臀部方向延展。

（五）三角伸展式

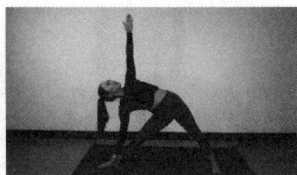

【动作要领】吸气，伸直双腿，左侧脚尖内扣朝前，右侧脚尖向右侧打开，右脚脚后跟对准左脚足弓，右臂上举，左臂侧打开，右大腿根部往外旋，呼气，从髋位置折叠，右臂往远处伸，右手落在右侧小腿胫骨或者脚踝，左手上举，左手腕关节向上提感觉。吸气，保持不动。

（六）金字塔式

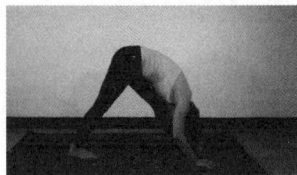

【动作要领】呼气，左手落下，双手落在右脚两侧地面，左脚往前走一步并往内扣，髋摆正，两脚脚跟内侧在一条直线上，右脚大脚趾球、小脚趾球、脚后跟中心点要均匀用力；吸气，抬头延展脊柱；呼气，身体稍向右转并前屈向下，双手掌心压地，下巴、额头贴向小腿。

（七）骑跑式

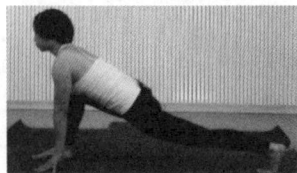

【动作要领】滑动左脚向后，屈右膝，左脚脚后跟向后蹬，髋摆正。吸气，延展脊柱。

（八）右腿屈蹲式

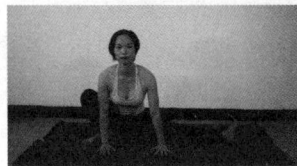

【动作要领】呼气，完毕；吸气，双手缓慢移到右脚的内侧，身体转动回正面，右腿保持不动，右侧脚尖内扣 45 度，右膝对准右脚第二根脚趾，转动左脚脚尖向上，伸直左腿，身体直立。

（九）左腿屈蹲式

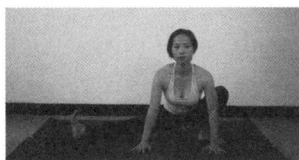

【动作要领】双手移到左脚的内侧，左膝弯曲，左脚尖指向 45 度方向，伸直右腿，勾右脚。

（十）双角式

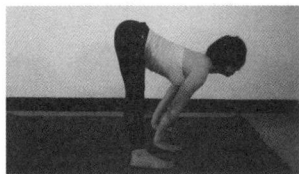

【动作要领】缓慢地吸气，身体臀部向上抬起，双脚脚尖指向正前方，头部向下，双手掌心按住地面，提肛收臀，意识专注双脚，慢慢地呼气稳定双腿。

（十一）骑跑式

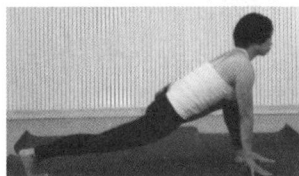

【动作要领】身体向左转，屈左膝，双手放左脚两侧，右脚脚后跟向后蹬，髋摆正。吸气，延展脊柱。

（十二）金字塔式

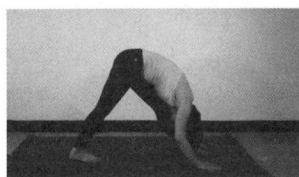

【动作要领】伸直左腿，右脚往前走一步并往内扣，髋摆正，两脚脚跟内侧在一条直线上，左脚大脚趾球、小脚趾球、脚后跟中心点要均匀用力。吸气，抬头延展脊柱；呼气，身体稍向左转并前屈向下，双手掌心压地，下巴、额头贴向小腿。

（十三）三角伸展式

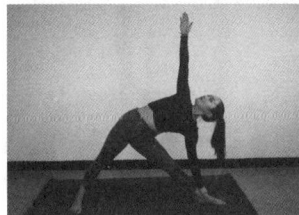

【动作要领】转动右侧脚尖朝外，吸气，左手落在左侧小腿胫骨或者脚踝，右臂上举，眼看右手；呼气，保持不动。

（十四）庙式

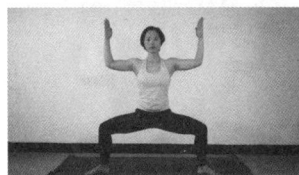

【动作要领】吸气，双臂向两侧打开，身体向右侧回收直立；呼气，屈双膝，臀部向下沉，膝盖对准脚尖方向，同时双臂分开屈肘，掌心朝耳朵方向。

（十五）站立上抬手

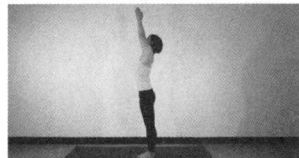

【动作要领】吸气，伸直双腿，双脚依次收回并拢，双手头顶合十，眼观大拇指。

（十六）站立山式

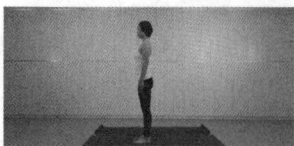

【动作要领】呼气，双手回落到身体两侧。

二、向月亮致敬式

向月亮致敬式，也称为拜月式，其序列因流派不同而有所差异，以下是一种常见的序列，动作步骤如下。

（一）站立祈祷式

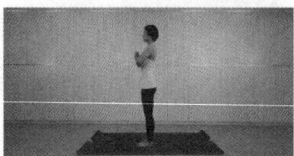

【动作要领】站在垫子的前端，双手于胸前合十，双手大拇指于心脏中心的正前方位置相触。

（二）站立上抬手

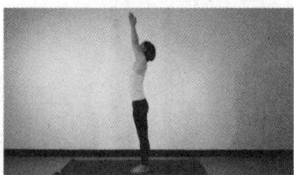

【动作要领】下一次吸气的时候，双手从45度方向向上打开，来到头顶合十，微收腹部，感受月亮，天地万物以及周围的一切都与你融为一体。

（三）站立后弯

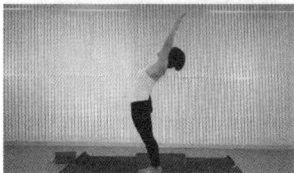

【动作要领】呼气，身体微向后弯，打开胸腔；吸气，身体回正。

（四）站立手碰脚式

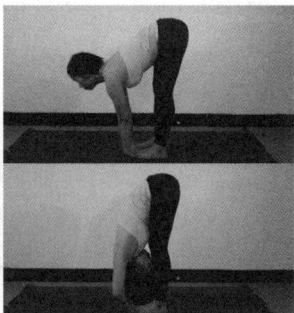

【动作要领】呼气时，缓慢地将身体前屈，可将双手置于脚掌之下，好像你的上半身如温油一般顺流而下到达你的腹部、臀部、双腿和双脚上；吸气，抬头延展脊柱。

（五）骑马式

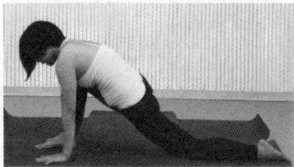

【动作要领】呼气，从脚底松开双手，撤左脚向后来到骑马式，双手落于右脚两侧，脚背压地（脚内外侧要均等发力）。

（六）新月式

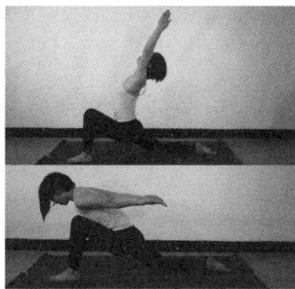

【动作要领】吸气，双臂从前向上伸展，双手合十，眼观大拇指，缓缓地挺胸后仰；呼气，双臂向前向后伸展，同时身体前屈，来回做三组。

（七）全猫伸展式

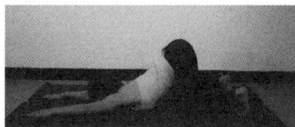

【动作要领】呼气，双手撑地，撤右脚向后，来到四足跪姿，再将双手往前移动一步伸直双臂，下巴、胸腔贴地，保持三至五次呼吸。

（八）眼镜蛇式

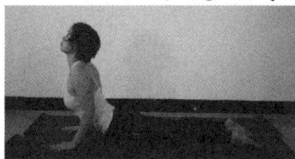

【动作要领】吸气时，屈双肘，让身体尽可能地与地板贴近，缓慢地向前过渡到眼镜蛇式。

（九）下犬式

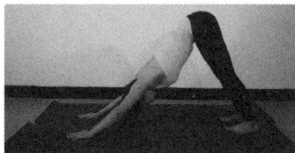

【动作要领】呼气，勾双脚，脚趾点地，保持头抬起，髋向后过渡到下犬式，最后头放松落下。

（十）骑马式

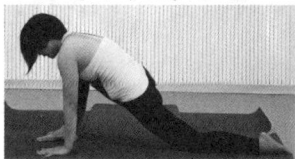

【动作要领】吸气时，缓慢抬左脚向前来到左手内侧；呼气，右膝脚背着地。

（十一）新月式

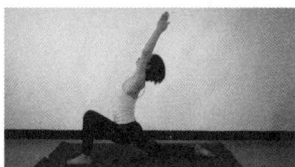

【动作要领】下次吸气时，进入新月式。双臂伸展向上，双手合十，眼观大拇指，缓缓地挺胸后仰；呼气，双臂向前向后伸展，同时身体前屈；来回做三组。

（十二）站立手碰脚式

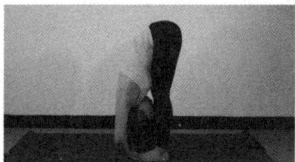

【动作要领】右脚往前一大步，与左脚平行，吸气，抬头延展脊柱；呼气，身体前屈，额头下巴贴小腿。

（十三）站立上抬手

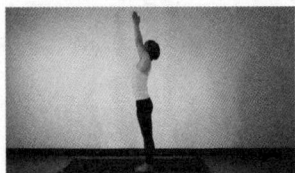

【**动作要领**】吸气，双手沿45度方向打开来到头顶合十，身体微微后仰，扩张你的下腹部，感受月亮，天地万物以及周围的一切都与你融为一体。

（十四）山式

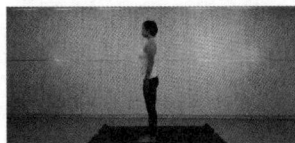

【**动作要领**】呼气，缓慢地将双手放到身体两侧。

步骤二　教学观摩

一、呈现完整设计方案

请扫码阅读教学设计方案。

"拜月式"教学
设计方案

二、观摩、讨论与反思

1. 呈现讨论话题

（1）拜月式教学内容的选择是否符合锻炼人群的需求？如不符合，该怎么修改？

（2）教学过程中，教练的讲解是否流畅，语言表述是否准确到位，注意事项和功效是否有说明？

（3）教学过程中，教练是如何给会员做指导的？

（4）教学过程中，是否加入呼吸引导，引导呼吸的方式是否正确？

（5）教学过程中，声音的大小如何？

（6）拜月式教学中，教师示范的基本功如何？教学效果怎么样？

2. 观摩课堂教学

请大家把"教学感悟"写在自己的课堂笔记本上，并及时记录观摩过程中自己的想法。

3. 分组讨论交流

组内交流

（各小组成员围绕讨论话题对教学活动进行讨论与评价，并记录本小组的共同观点。）

_____

_____

_____

集体交流

（各小组派一名同学代表本组同学发言，其他小组交流评价意见，并记录每个话题的讨论结果。）

_____

_____

_____

4. 教师评价总结

记录教师评价与总结的内容

_____

_____

_____

_____

步骤三　教学设计

　　准备在瑜伽课堂上试教拜月式教学的同学，请与本组同学合作修改拜月式教学内容设计，形成新的设计方案，并进行教学准备。

　　请从以下方面进行思考与修改。

　　（1）在课前准备热身动作内容时，是否先了解上课会员的基础水平，从而有针对性地选择内容进行教学？

　　（2）拜月式教学活动内容的设计是否达到热身的效果？

　　（3）根据教学实践经验，对于初学者无法完成的动作是否有可替代动作？

　　（4）教学活动内容的设计是否充分考虑辅具的使用？

步骤四　教学实施

一、明确各组合作学习要求

1. 现场教学的小组

（1）详细记录教学过程对照原教学设计，在不吻合处做上记号，待教学活动结束之后，讨论变动与调整的原因，以便在讨论时做出解释。

（2）讨论开始前要先派一名同学作为代表（一般是试教的那位同学），说明本组是如何合作设计教学内容的，活动准备过程中的小组合作体现在哪些方面等。

2. 观摩活动的小组

（1）详细记录教学过程，对照原教学设计，在不吻合处做上记号，以便在讨论反思环节进行提问与思考。

（2）对教学中精彩的地方和需要修改的地方做上不同的记号，以便在讨论反思环节能够清楚地表达自己的观点。

二、实施与观摩

执教者现场教学，其他同学观摩教学并做好笔记。

三、讨论与反思

记录自己的现场观摩感悟	记录执教者的总结与自评

记录小组评价的内容	记录教师评价与总结的内容

步骤五 总结提升

一、拜月式练习时间

拜月式使我们体验到月亮的能量，并将月亮的特质看作是我们自身的一部分，同时也是自然界的一部分。太阳的特质表现出男性的阳刚之气、渗透、光辉、外在表现力和奉献；月亮的特质表现出女性的阴柔之美、磁性、内醒和纯粹的存在。拜月式练习时间为夜晚，或者任何你需要放松和休息一会儿的时候。可以单独地练习拜月式，也可以为其他的体式做热身。

二、瑜伽拜月式左右平衡能量练习的功效

瑜伽拜月式左右平衡能量对应人体左右平衡能量练习，以内心安宁平静为理念，对降低血压、血脂，改善骨关节功能、缓解疼痛有很好的功效。通过练习，能够调整心理平衡，增强自信心，减轻压力，缓解焦虑、抑郁和改善睡眠，并对恢复人体认知功能有很好的帮助。

任务小测与教学应用

一、思考题

（1）请写出拜月式 1—16 式的动作名称及练习功效。

二、教学题

（1）掌握拜月式的动作要领及注意事项，并能辅助他人进行练习。

（2）请以小组为单位，一人充当教学者，其余人充当练习者，选择其中一种形式的拜月式进行教学。

思政园地

在瑜伽热身体式教学中，可通过关节热身、拜日式和拜月式传递多维价值观。关节热身环节强调身体各部位的协调联动，引导学生理解个体与集体的共生关系，好比社会运转需要不同岗位的协作包容；拜日式以对太阳的礼赞为内核，通过舒展流畅的动作序列，传递敬畏自然、感恩生命的生态观，同时培养坚韧不拔的意志品质；拜月式则以舒缓深沉的体式引导学生关注内在平衡，在动静相宜的练习中感悟中华文化"天人合一"的哲学智慧，塑造从容豁达的人生态度。三者共同构建起身体训练与精神培育的双向通道，在强健体魄的同时深化社会主义核心价值观的认知与实践。

项目四　体位标准

学习目标

●知识目标：了解瑜伽体式的分类；熟练掌握健身瑜伽体位标准一至六级每个体式的动作要领、注意事项、禁忌和功效；了解瑜伽成套动作编排的原则；掌握瑜伽课程编排的步骤和方法。

●能力目标：能够将所学的健身瑜伽体位标准一至六级运用于教学实践中；能根据所学的课程编排方法，设计一堂完整的瑜伽课。

●素质目标：培养学生诚信、勇敢、专注的良好品质；培养学生勇于认识自我，挑战自我的学习态度。

项目知识导图

```
                        ┌─── 一级体位标准（十六式）
                        ├─── 二级体位标准（十六式）
                        ├─── 三级体位标准（十六式）
                        ├─── 四级体位标准（十八式）
            体位标准 ────┼─── 五级体位标准（十八式）
                        ├─── 六级体位标准（十八式）
                        ├─── 七级体位标准（二十四式）
                        ├─── 八级体位标准（二十四式）
                        └─── 九级体位标准（二十四式）
```

课程思政

项目	具体内容	思政教育点
体位标准	前屈系列	学会接纳和谦卑
	后弯系列	挑战自我、不畏困难、积极进取
	平衡系列	缓解焦虑和压力，增强精神力量，提高工作负荷的承载能力
	扭转系列	认识自我，感受自我，超越自我
	倒立系列	克服恐惧，拥有自信与勇气

任务十一 一级体位标准（十六式）

实施步骤

步骤一 要领讲解

一、坐姿类

（一）简易坐

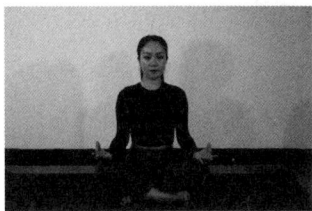

【动作要领】手杖式准备，同时弯曲双腿，将双脚放于对侧大腿的下方，双膝向地面的方向下沉，双手扶于膝盖之上，根基在两侧的坐骨。

【禁忌】坐骨神经痛或骶骨感染的人不宜练习。

【功效】灵活髋、膝、踝关节，减轻风湿痛与关节炎，补养神经系统。

二、前屈类

（二）直角式

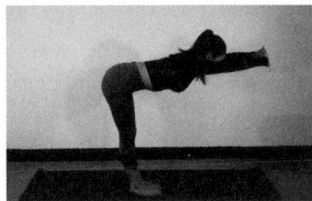

【动作要领】山式站立，吸气，两手体前十指交握并上举过头，上臂贴耳侧；呼气，上半身向前弯曲，直到与地面平行，与双腿成直角。保持 5 次呼吸：吸气，抬起上半身，还原头部；呼气，落下手臂。

【禁忌】腰部有伤者不宜练习。

【注意事项】背部保持平直，重心不要过分地放于脚跟，两膝不可过伸，柔韧性差的人可以分开双脚练习。

【功效】帮助形成挺胸、收腹、双肩打开、骨盆中立和双腿笔直的良好体态；消除紧张、放松腿部肌肉，减少腰部、手臂和背部的赘肉。

三、后展类

（一）展臂式

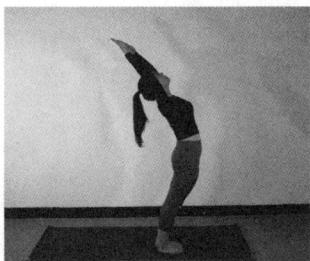

【动作要领】山式站姿，吸气，两臂从身体两侧向上伸展至头顶，掌心向前；呼气，收紧臀部，推髋向前，以手臂带动身体向后上方伸展，目视上方；吸气，向上还原身体。

【注意事项】展开胸腔和肩部，伸展颈部，但是头部不要过分下沉。

【禁忌】腰部有伤者不宜练习。

【功效】增强背部柔韧性，灵活脊柱，伸展身体前侧肌群。

四、侧弯类

（一）单臂风吹树式

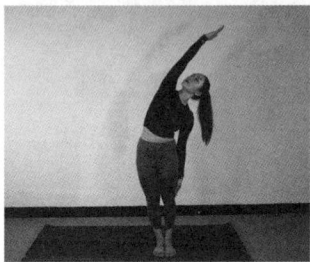

【动作要领】山式站立，吸气，左臂经体侧向下垂，掌心向内，保持肩部放松；呼气，身体向右侧弯曲，眼睛透过大臂看向上方。保持 5 次呼吸。吸气，还原身体，换侧练习。

【禁忌】脊柱或脚踝有伤者、肠炎患者不宜练习。

【注意事项】手臂伸直，展开胸腔，腹部内收，髋部摆正。

【功效】增强脊柱的灵活性，锻炼平衡感，培养专注力，促进腹内器官的健康，改善体态。

（二）风吹树式

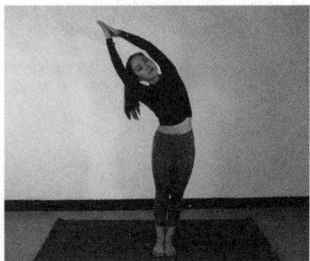

【动作要领】山式站立，吸气，手臂举至头顶合十，保持肩部放松；呼气，身体向右侧弯曲，看前方固定一点。保持 5 次呼吸。吸气，还原身体，换侧练习。

【禁忌】脊柱、脚踝有伤、肠炎患者不练。

【注意事项】手臂伸直，展开胸腔，腹部内收，髋部摆正。

【功效】增强脊柱的灵活性，锻炼平衡感，培养专注力，促进腹内器官的健康，改善体态。

五、扭转类

（一）站立腰躯扭转式

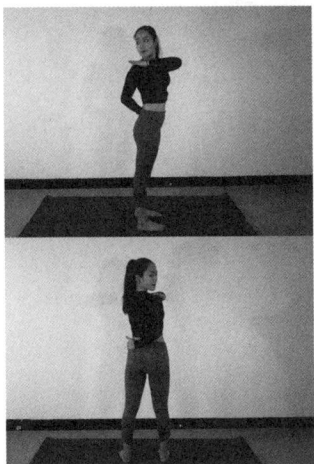

【动作要领】山式站立，双脚分开与肩同宽，吸气手臂侧平举，呼气上半身向右侧扭转，左手扶于右肩，手脚与地面平行，右手绕过后背放于左髋，目视后方，配合呼吸增大扭转的程度。保持5次呼吸。吸气，还原身体，换侧练习。

【禁忌】无。

【注意事项】双脚固定不动，腹部内收不要塌腰，双肩保持水平高度。

【功效】放松脊柱和背部的肌肉群，减轻腰部和髋部的僵硬程度。

六、平衡类

（一）摩天式

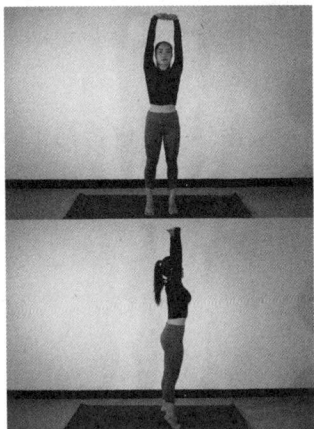

【动作要领】山式站立，吸气，手臂由体侧举至头顶，十指相扣，翻转掌心向上；再次吸气时抬起脚跟，手臂带动身体全力向上伸展，目视前方。保持5次呼吸。呼气，落下脚跟和手臂。

【禁忌】脚踝有伤者、怀孕六个月以上者不练。

【注意事项】腹部收紧，不要塌腰，肩背部的肌肉向臀部方向伸展，身体保持直立，全力向上拉伸。

【功效】有效伸展腹部肌肉群，防止慢性肠阻塞，帮助排除毒素，防止便秘，有利于肠胃的健康。放松脊柱，强健脚踝，纤细小腿，对怀孕六个月以内者有益。

七、其他类

（一）鳄鱼式

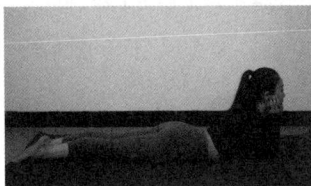

【动作要领】俯卧，两臂向前伸直，抬起头部，屈肘分开与肩同宽，肘关节支撑地面，双手手掌托住下颌，闭上双眼或平视前方。

【功效】放松颈部后方，有利于保持宁静平和的心态。

（二）大拜式

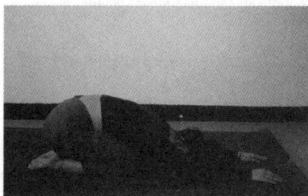

【动作要领】金刚坐，双膝微分开，吸气，双手从两侧向上延伸，高举过头顶；呼气从髋屈曲，上体向前弯曲，双手及前臂放于地面上，掌心向下，额头触地，两眼微闭。保持几组呼吸。吸气，还原身体。

【注意事项】臀部坐不到脚后跟，可在臀部下方垫毯子或瑜伽砖。

【功效】放松整个身体，促进背部伸展。

（三）摇摆式

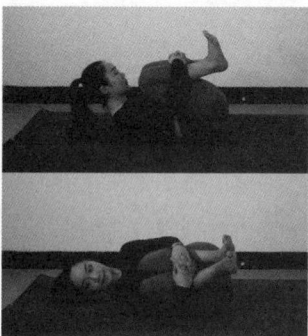

【动作要领】仰卧，吸气，屈膝团胸，双手交叉环抱小腿于胫骨中段；呼气，沿脊柱向前滚动，双脚落地，吸气向后滚动，后脑勺轻柔着地，前后摇摆 10 次，目视前方。保持上背部不动，做左右摇摆 10 次。

【禁忌】经期不做前后摇摆。

【注意事项】双手环抱小腿胫骨正中间，大小腿尽量贴合。背部僵硬的人可在较软的垫子上进行练习。

【功效】按摩背部，促进背部血液循环，缓解背部不适；有助于增加腹内压，促进肠胃蠕动，排出腹中胀气。

（四）蹬车式

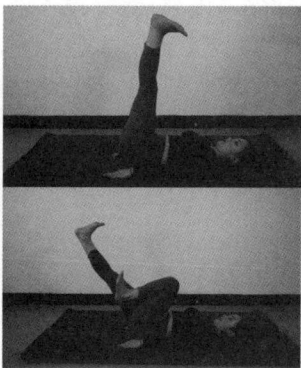

【动作要领】仰卧，吸气，抬高双腿与地面垂直，配合自然呼吸，依次交替屈膝、伸直，向前、向后做动态蹬车运动；几组之后，双腿并拢同步屈膝、伸直，向前、向后做动态蹬车运动。

【注意事项】上半身不要抬离地面，手臂无需施加力量，腿部伸直后向前落下时尽量向地板伸展至极限，再屈膝收回。

【功效】加强大腿和膝关节的力量，轻柔练习可帮助产前的孕妇促进下肢血液循环，预防静脉曲张。

（五）骑马式

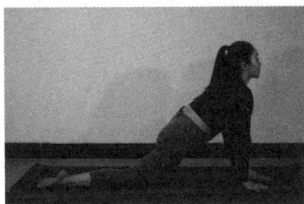

【动作要领】跪立，右腿向前迈一大步，双手放于右脚两侧的地面，左膝脚趾着地，右脚左膝固定不动。呼气骨盆向下沉，吸气，抬头提起胸腔伸展背部，目视上方。停留3次左右呼吸。呼气，右脚向后撤一大步到跪立，换侧练习。

【注意事项】后脚脚趾向后蹬，右髋向后，左髋向前让骨盆摆正，右小腿垂直于地面。

【功效】伸展大腿前后侧肌肉，促进骨盆区域血液循环。

（六）斜板式

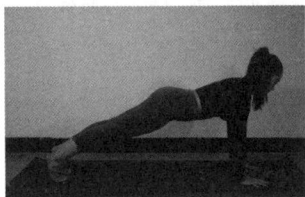

【动作要领】金刚坐，身体前倾，双手置于肩正下方，双脚依次向后伸直，脚趾着地，脚跟向后推送，收紧臀部、腹部、大腿内侧肌肉，不要塌腰，骨盆保持中立，目视前方一米处的地方，停留7次左右呼吸。呼气，双膝点地，并拢双腿，臀部做回脚跟，金刚坐放松。

【禁忌】手腕有伤者不宜练习。

【注意事项】手腕位于肩关节正下方，收紧腹部、臀部和大腿内侧肌肉，避免塌腰，翘臀，保持身体从头到脚形成斜板状，肘窝相对。

【功效】强化核心肌肉的力量，强健手腕、脚踝，提高肩胛带和骨盆带的稳定性。

（七）猫伸展式

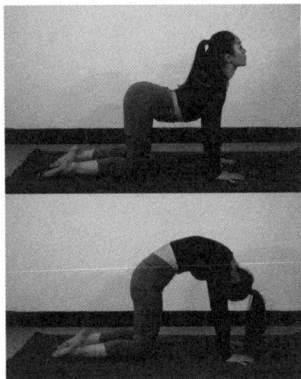

【动作要领】金刚坐，吸气抬起臀部，呼气双手手指分开撑于体前地面，双手中指相互平行，分开与肩同宽，双膝分开与髋同宽，小腿相互平行，保持背部平直，形成四脚板蹬式，两大腿和手臂分别与地面垂直，吸气，抬头、塌腰、翘臀、目视上方，停留一至二次呼吸；呼气低头拱背，目视肚脐，腹部内收，停留一至二次呼吸。重复此动作三至五次。

【注意事项】手臂不能弯曲，脚背压实地面，身体重量始终均匀分布至双膝和两手。

【功效】放松肩颈，提高脊柱的弹性，有效预防和纠正子宫的移位，加强血液循环，缓解痛经，帮助调节经期不规律。

（八）上伸腿式

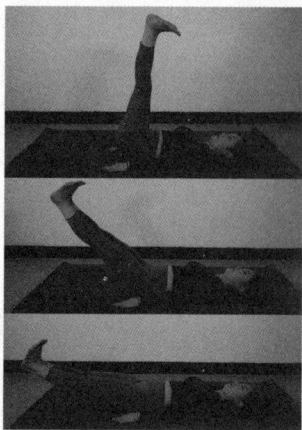

【动作要领】仰卧，双手放在身体两侧，勾脚，吸气，延展身体；呼气，双腿分别向上抬起至 30 度、60 度和 90 度，各停留三至五次呼吸。

【禁忌】患高血压、坐骨神经痛者不宜练习。

【注意事项】手臂不要受力，背部、臀部不要离开地面，双腿抬起 30 度时，保持不要超过 3 次呼吸，避免腰部过分受力。

【功效】加强双腿，收紧腹部肌肉，增强下背部的力量，放松髋关节，促进肠道的蠕动。

（九）简易蝗虫式

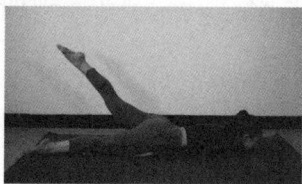

【动作要领】俯卧，双手掌心向下置于大腿前侧下方，右腿保持伸直平压地面，吸气，左腿尽量伸直抬高，保持 5 次呼吸，呼气，落下左腿，换侧练习。

【注意事项】抬高的腿部伸直，不要翻髋，髋部不要抬离地面。

【功效】促进脊柱周围的血液循环，丰满胸部，促进消化，帮助治疗失眠和脊椎关节错位，缓解便秘、哮喘、支气管炎和肾功能失调。

微课：一级体位
标准教学

八、一级体式以站坐跪卧躺全方位练习序列课

（1）调息：简易坐姿

（2）热身：关节热身与传统拜日式

（3）站立与半高系列：摩天式—单臂风吹树式—双臂风吹树式—站立腰躯扭转式—展臂式—直角式

（4）跪姿系列：猫伸展式—骑马式—大拜式

（5）俯卧系列：斜板式—简易蝗虫式—鳄鱼式

（6）仰卧系列：蹬车式—上伸腿式—摇摆式

步骤二 教学观摩

一、呈现完整设计方案

请扫码观看阅读教学设计方案。

"一级体位标准"
教学设计方案

二、观摩、讨论与反思

1. 呈现讨论话题

（1）教学设计方案是否包括呼吸与冥想、热身体式、主体体式和放松？

（2）体式教学的顺序是按什么进行编排的？编排是否合理？是否涵盖体位标准中所有类型的体式？

（3）教学设计方案中采取的教学方法和示范面是什么？

（4）教学设计方案中所安排的内容是否能达到锻炼效果？

（5）教师对体式的编排是否适合初学者或有一定基础的练习者？

2. 观摩课堂教学

请大家把"教学感悟"写在自己的课堂笔记本上，并及时记录观摩过程中自己的想法。

3. 分组讨论交流

组内交流

（各小组成员围绕讨论话题对教学活动进行讨论与评价，并记录本小组的共同观点。）

_____

_____

_____

集体交流

（各小组派一名同学代表本组同学发言，其他小组交流评价意见，并记录每个话题的讨论结果。）

_____

_____

4. 教师评价总结

记录教师评价与总结的内容

步骤三 教学设计

准备在瑜伽课堂上试教一级体位标准的同学，请与本组同学合作修改一级体位标准教学内容设计，形成新的设计方案，并进行教学准备。

请从以下方面进行思考与修改。

（1）在课前，是否先了解上课会员的基础水平，从而有针对性地选择内容进行教学？

（2）是否提前熟悉所要教学的体式的动作要领、注意事项和功效？

（3）在安排体式动作时，如何给会员进行有针对性的手法辅助？

（4）根据教学实践经验，对于初学者无法完成的动作是否有可替代动作？

（5）教学活动内容的设计是否充分考虑辅具的使用？

（6）教学过程中应考虑声音大小是否能覆盖所有人，语言表述是否准确？

（7）教学过程中教师是否考虑示范面以及站位的问题？

步骤四 教学实施

一、明确各组合作学习要求

1. 现场教学的小组

（1）详细记录教学过程对照原教学设计，在不吻合处做上记号，待教学活动结束之后，讨论变动与调整的原因，以便在讨论时做出解释。

（2）讨论开始前要先派一名同学作为代表（一般是试教的那位同学），说明本组是如何合作设计教学内容的，活动准备过程中的小组合作体现在哪些方面等。

2.观摩活动的小组

（1）详细记录教学过程，对照原教学设计，在不吻合处做上记号，以便在讨论反思环节进行提问与思考。

（2）对教学中精彩的地方和需要修改的地方做上不同的记号，以便在讨论反思环节能够清楚地表达自己的观点。

二、实施与观摩

执教者现场教学，其他同学观摩教学并做好笔记。

三、讨论与反思

记录自己的现场观摩感悟

记录执教者的总结与自评

记录小组评价的内容

记录教师评价与总结的内容

步骤五　总结提升

健身瑜伽一级体位法（十六式）

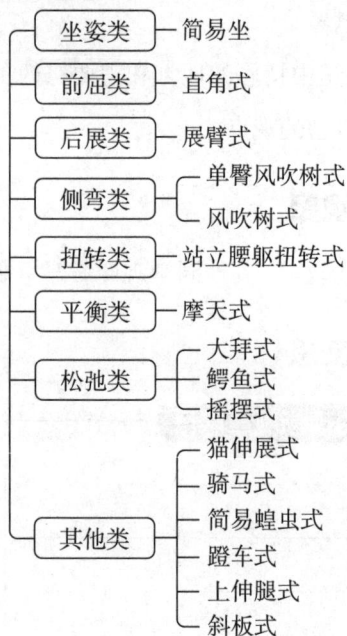

- 坐姿类 — 简易坐
- 前屈类 — 直角式
- 后展类 — 展臂式
- 侧弯类
  - 单臂风吹树式
  - 风吹树式
- 扭转类 — 站立腰躯扭转式
- 平衡类 — 摩天式
- 松弛类
  - 大拜式
  - 鳄鱼式
  - 摇摆式
- 其他类
  - 猫伸展式
  - 骑马式
  - 简易蝗虫式
  - 蹬车式
  - 上伸腿式
  - 斜板式

任务小测与教学应用

一、思考题

（1）请写出拜月式 1—16 式的动作名称及练习功效。

二、教学题

（1）掌握拜月式的动作要领及注意事项，并能辅助他人进行练习。

（2）请以小组为单位，一人充当教学者，其余人充当练习者，选择其中一种形式的拜月式进行教学。

任务十二 二级体位标准（十六式）

实施步骤

步骤一 要领讲解

一、坐姿类

（一）平常坐

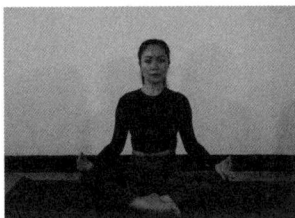

【动作要领】手杖式准备，屈左膝，脚跟靠近会阴，屈右膝，右脚放于左脚正前方，脚掌贴于左小腿，两脚跟和会阴在一条直线，双膝向地面下沉，根基在两侧的坐骨。

【禁忌】坐骨神经痛或骶骨感染的人不宜练习。

【注意事项】双脚脚跟和会阴、肚脐、鼻尖成一条直线；保持脊柱中正。

【功效】加强髋、膝、踝关节的灵活性，对于腿部来说是一种放松的姿势，不会让人感到压抑，让身体在疲劳中得到恢复。

二、前屈类

（一）增延脊柱伸展式

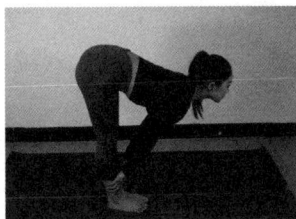

【动作要领】山式站立，吸气，手臂举至头顶，分开与肩同宽，掌心向前；呼气，从髋屈曲，双手抓住脚踝，身体重量均匀放在双脚的六个点，吸气抬头提起胸腔，伸展背部，臀部向上提升，伸展腿后的肌肉群。

【禁忌】椎间盘突出症者不宜练习。

【注意事项】避免膝关节过伸，根基在双脚的六个点上，坐骨向上提，充分伸展腿后侧肌肉群和整个背部，避免头部过分后仰。

【功效】增强腹部器官功能，促进消化。

三、后展类

（一）人面狮身式

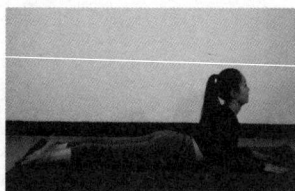

【动作要领】俯卧，两前臂和手掌放于胸腔两侧的地面，手指与脸颊在一条直线上，吸气抬起头部、胸腔直到两大臂与地面垂直，目视上方，保持 5 个呼吸，呼气轻柔落下身体，俯卧放松。

【禁忌】孕妇，疝气、肠结核、甲亢患者不宜练习。

【注意事项】双肩保持放松。

【功效】加强下背部、腹部和骨盆的肌肉，调节哮喘等呼吸道疾病，平衡神经系统，让身心的结合更加和谐，有利于卵巢和子宫的健康，预防妇科疾病，刺激食欲，改善便秘，有助治疗腰椎间盘突出。

（二）新月式

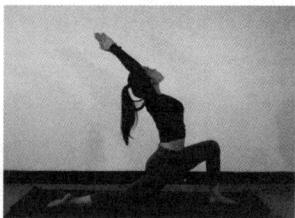

【动作要领】金刚坐，吸气，抬起臀部，右脚向前迈一大步，右脚踝在右膝关节正下方，双手置于右脚两侧，左膝脚背着地；呼气，髋部前移下沉；，吸气，两臂经身体两侧向上抬起至头顶合十，延展脊柱，目视上方。保持 5 次呼吸。呼气，双手回落至右脚两侧，右脚向后撤坐回金刚坐，换侧练习。

【注意事项】骨盆中正下沉，胸腔上提、后展，前腿膝关节与脚尖指向正前方。

【功效】伸展大腿前后侧肌肉，促进骨盆区域血液循环，拉伸躯干前侧，伸展肩、背部，加强平衡感。

四、侧弯类

（一）三角伸展式

【动作要领】双脚分开两倍半的肩宽，右脚向外打开 90

度，左脚内收约30度，吸气手臂侧平举，髋部摆正，呼气，上半身向右侧平移，并将右手落于右脚外侧的地面，左手臂向上伸展于右臂成一直线，视线向上看。保持5次呼吸。吸气，还原头部，立直身体，换侧练习。

【禁忌】腹泻、头痛、低血压、怀孕6个月以上者不宜练习。

【注意事项】根基在双脚，前脚足跟与后脚足弓在一条直线上，双腿伸直，髋部展开摆正，上半身与双腿在同一侧平面上，两臂成一直线垂直于地面。

【功效】强健腿部肌肉，纠正腿部畸形，减少臀部区域的僵硬，缓解背部疼痛和脊部扭伤，强健胸腔，全面提高人体的柔韧性和灵活性，辅助治疗各种皮肤病症状，恢复健康面色。

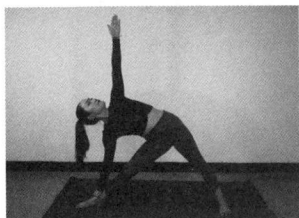

（二）侧角伸展式

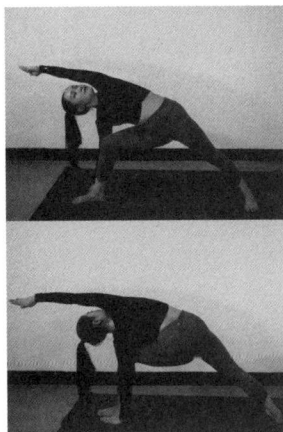

【动作要领】双脚分开2.5倍的肩宽，右脚向外打开90度，左脚内收30度，吸气，手臂侧平举，髋部摆正；呼气，屈右膝直到大腿与地面趋于平行，并落下右手放于右脚外侧的地面，左手臂贴于耳根，向右侧伸展，目视上方或前侧。保持五到七次呼吸。吸气，还原身体，换侧练习。

【注意事项】根基在双脚，左腿伸直不能弯曲，右膝不能超过脚尖，上方手臂与身体、伸直腿成一直线，下方手臂置于腿外侧，垂直于地面。

【功效】强健胸腔，减少臀部和腰部脂肪，缓解坐骨神经痛和关节疼痛，改善肠胃蠕动，促进消化与排泄，加强腿部力量，矫正大小腿的缺陷与畸形。

（三）直角转动式

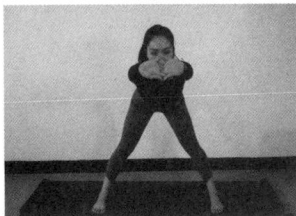

【动作要领】山式站立，双脚分开略比肩宽，两手体前十指交叉，翻掌向外，吸气，两臂举至头顶上方，抬头注视手背；呼气，髋屈曲，躯干平行于地面；吸气，手臂带动身体向前伸展；呼气，躯干向右水平摆动至极限。保持三至五次呼吸。吸气身体回到正前方，换侧练习。

【禁忌】高血压、心脏病、腰部扭伤者不宜练习。

【注意事项】手臂、后背在一条直线上，且与下肢成90度，摆动时，两脚两膝固定不动，骨盆中正。

【功效】加强手臂、腰背的力量，减少和分散腰围线上的脂肪，增强肺部功能。

五、扭转类

（一）半三角扭转式

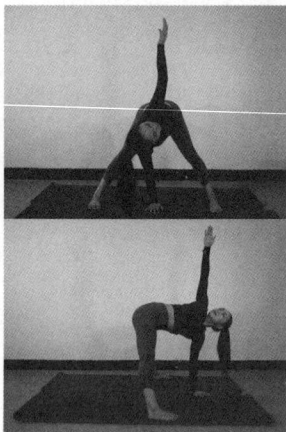

【动作要领】山式站立，双脚分开两倍至两倍半的肩宽，脚尖向内收，吸气，手臂侧打开；呼气，髋屈曲，左手置于左胸部正下方撑地，左臂垂直于地面；吸气，延展脊柱，呼气，右手带动脊柱向右上方扭转，目视右手指尖方向。停留5次呼吸。吸气，右手置于右胸部下方撑地；呼气，换侧练习。

【禁忌】高血压、眼疾、耳鸣患者不宜练习。

【注意事项】根基在双脚，骨盆中正，两臂成一直线垂直于地面，两脚尖朝前或稍内扣。

【功效】伸展腰部和腿部后侧肌群，使血液充分流向头部。改善面部气色，使头脑更清醒，促进消化功能，排除腹中的气体，伸展脊柱。

六、倒置类

（一）下犬式

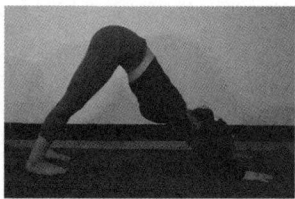

【动作要领】金刚坐，吸气抬起臀部，呼气，双手手指分开撑于体前地面，与肩同宽，中指相互平行；吸气，双脚分开与坐骨同宽，勾回脚尖，绑直双膝，臀部向上抬起，脚跟踩于地面；呼气，上半身向脚跟的方向压送，伸直后背，目视脚尖或肚脐。保持5次呼吸。吸气，抬头；呼气，屈双膝。回到金刚坐。

【禁忌】高血压、眩晕症患者需征求医生意见。

【注意事项】同侧的手脚在一条直线上，面部放松，膝盖伸直，背部、头部、手臂在一条直线上。

【功效】锻炼双腿的肌肉和韧带，美化腿部线条，放松肩关节，帮助治疗肩周炎、颈椎病，缓解疲劳，有美容的功效，唤醒和放松背部。这是深度前曲和后仰的准备体式。

七、平衡类

（一）半舰式

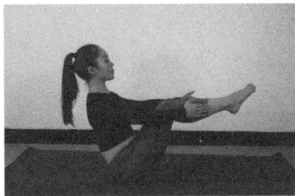

【动作要领】手杖式，屈双膝脚掌踩地，移动重心至臀部，保持大腿不动，吸气，延展脊柱；呼气，收紧腹部，抬高小腿，双手向前伸直，掌心相对，与小腿平齐，腰背立直，目视前方。保持 5 次呼吸。

【禁忌】孕妇，心脏病、哮喘患者不宜练习。

【注意事项】根基在两侧坐骨，收紧腰腹部，伸直背部，不要含胸。

【功效】促进肝脏、胆囊、脾和肠道的健康，加强腰腹的肌肉力量，有助于提高身体的平衡能力。辅助治疗便秘、糖尿病，促进腹部血液循环，激活消化和循环功能，让背部充满活力。

八、其他类

（一）鱼戏式

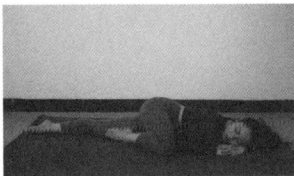

【动作要领】俯卧，十指交叉置于头下，头侧转，同侧腿屈膝，躯干侧弯，肘膝相触；眼睛微闭。

【注意事项】肘膝相触，脚掌与伸直腿贴合。

【功效】有助于全身放松。

（二）推磨式

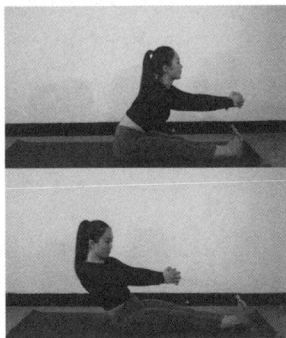

【动作要领】手杖式，吸气，手臂前平举，十指交握；呼气，以腰骶区为原点，向前推送身体，直到双手超过脚尖；吸气，向右、向后推送身体；呼气，向左、向前推送身体。做顺时针的水平旋转 6 到 12 次，再换侧练习。

【注意事项】臀部不要抬离地面，脚尖勾回，收紧腿部肌肉，手臂始终伸直与地面平行。

【功效】让腹部器官得到有效的按摩，帮助缓解便秘，排出腹中的胀气，改善脊柱和颈部的紧张，加强手臂和肩关节的力量，强化腰部肌肉。

（三）幻椅式

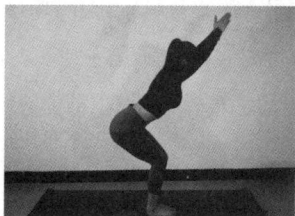

【动作要领】山式站立，手臂由体侧举至头顶合十，呼气，屈双膝身体下蹲至极限，目视前方。保持五次呼吸。吸气，立直身体，呼气放松手臂。

【禁忌】心脏病患者、膝关节有伤者不宜练习。

【注意事项】膝关节不超过脚尖，保持尾骨与耻骨前后对齐，伸展背部，肩、背部肌肉向臀部方向下沉。

【功效】增加双腿的力量，修长小腿，扩展胸腔。柔和地按摩心脏，强壮腹部器官，纠正不良体态，减少双肩、手臂的僵硬与酸痛。

（四）简易鸽式

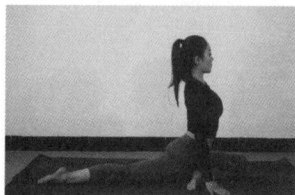

【动作要领】金刚坐，吸气，抬起臀部；呼气，双手手指分开撑于体前地面，与肩同宽，中指相互平行，两臂、大腿垂直于地面；吸气，屈右膝并向前移送；呼气，臀部落于两臂之间，右膝指向正前方，右足跟抵近耻骨，左腿伸展压实地面，手臂支撑垂直于地面；吸气，脊柱伸展，目视前方。保持5次呼吸。呼气，收回右脚，换侧练习。

【注意事项】屈膝腿膝关节指向正前方，骨盆中正下沉，胸腔打开，延展脊柱。

【功效】拉伸臀部和腿部肌群，灵活髋、膝、踝关节，缓解脊柱压力。

（五）蝴蝶式

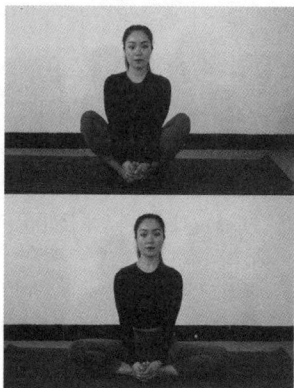

【动作要领】手杖式，双脚掌心相对，并将双脚脚跟靠近会阴，双手十指相扣，抱住脚背，吸气，延展脊柱向上，抬起双腿夹紧手臂；呼气，手肘施力将双腿向地面推送，直到两腿外侧贴地，保持自然呼吸，上半身不动，用双腿快速地向下弹动1到2分钟。

【注意事项】双脚跟贴近会阴，两膝下沉时贴地，躯干自然伸直。

【功效】促进血液流进背部和腹部，缓解泌尿功能失调和坐骨神经痛，预防疝气，减轻分娩时的痛苦。

（六）八体投地式

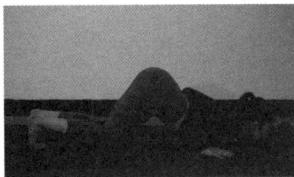

【动作要领】金刚坐，吸气，抬起臀部；呼气，双手手指分开撑于体前地面，与肩同宽，中指相互平行，两臂、大腿垂直于地面，脚尖着地；吸气准备，呼气，身体前移，屈肘，胸部落于两手之间，下颌、两手、胸部、两膝及两脚尖八个部位与地面接触。

【注意事项】肘内收并指向正后方，两脚尖、两膝、胸部、两手掌、下颌贴地。

【功效】增强手臂及背部肌肉力量，灵活上肢关节。

九、二级体式以站坐跪卧全方位练习序列课

（1）调息：平常坐姿

（2）热身：关节热身与拜日式系列

（3）站立与半高系列：三角伸展式—侧角伸展式—半三角扭转式—直角转动式—幻椅式—增延脊柱伸展式

（4）跪姿系列：下犬式（过渡）—新月式—八体投地式

（5）坐姿系列：简易鸽式—推磨式—半舰式—蝴蝶式

（6）俯卧系列：人面狮身式—鱼戏式

注：从八体投地式后可接人面狮身式—下犬式—简易鸽式—婴儿式—推磨式

微课：二级体位
标准教学

步骤二 教学观摩

一、呈现完整设计方案

请扫码观看阅读教学设计方案。

"二级体位标准"
教学设计方案

二、观摩、讨论与反思

1. 呈现讨论话题

（1）教学设计方案是否包括呼吸与冥想、热身体式、主体体式和放松？

（2）体式教学的顺序是按什么进行编排的？编排是否合理？是否涵盖体位标准中所有类型的体式？

（3）教学设计方案中采取的教学方法和示范面是什么？

（4）教学设计方案中所安排的内容是否能达到锻炼效果？

（5）教师对体式的编排是否适合初学者或有一定基础的练习者？

2. 观摩课堂教学

请大家把"教学感悟"写在自己的课堂笔记本上，并及时记录观摩过程中自己的想法。

3. 分组讨论交流

组内交流

（各小组成员围绕讨论话题对教学活动进行讨论与评价，并记录本小组的共同观点。）

_____

_____

_____

集体交流

（各小组派一名同学代表本组同学发言，其他小组交流评价意见，并记录每个话题的讨论结果。）

_____

_____

4. 教师评价总结

记录教师评价与总结的内容

_____

_____

_____

步骤三 教学设计

准备在瑜伽课堂上试教二级体位标准的同学，请与本组同学合作修改二级体位标准教学内容设计，形成新的设计方案，并进行教学准备。

请从以下方面进行思考与修改。

（1）在课前，是否先了解上课会员的基础水平，从而有针对性地选择内容进行教学？

（2）是否提前熟悉所要教学的体式的动作要领、注意事项和功效？

（3）在安排体式动作时，如何给会员进行有针对性的手法辅助？

（4）根据教学实践经验，对于初学者无法完成的动作是否有可替代动作？

（5）教学活动内容的设计是否充分考虑辅具的使用？

（6）教学过程中应考虑声音大小是否能覆盖所有人，语言表述是否准确？

（7）教学过程中教师是否考虑示范面以及站位的问题？

步骤四 教学实施

一、明确各组合作学习要求

1.现场教学的小组

（1）详细记录教学过程对照原教学设计，在不吻合处做上记号，待教学活动结束之后，讨论变动与调整的原因，以便在讨论时做出解释。

（2）讨论开始前要先派一名同学作为代表（一般是试教的那位同学），说明本组是如何合作设计教学内容的，活动准备过程中的小组合作体现在哪些方面等。

2.观摩活动的小组

（1）详细记录教学过程，对照原教学设计，在不吻合处做上记号，以便在讨论反思环节进行提问与思考。

（2）对教学中精彩的地方和需要修改的地方做上不同的记号，以便在讨论反思环节能够清楚地表达自己的观点。

二、实施与观摩

执教者现场教学，其他同学观摩教学并做好笔记。

三、讨论与反思

记录自己的现场观摩感悟

_____

_____

_____

_____

记录执教者的总结与自评

_____

_____

_____

_____

记录小组评价的内容

_____

_____

_____

_____

记录教师评价与总结的内容

_____

_____

_____

_____

步骤五　总结提升

健身瑜伽二级体位法（十六式）
- 坐姿类
  - 平常坐
  - 拖磨式
  - 简易鸽式
  - 蝴蝶式
- 前屈类
  - 直角转动式
  - 增延脊柱伸展式
- 后展类
  - 新月式
  - 人面狮身式
- 侧弯类
  - 三角伸展式
  - 侧角伸展式
- 扭转类
  - 半三角扭转式
- 放置类
  - 下犬式
- 平衡类
  - 半舰式
- 松弛系列
  - 鱼戏式
- 其他类
  - 幻椅式
  - 八体投地式

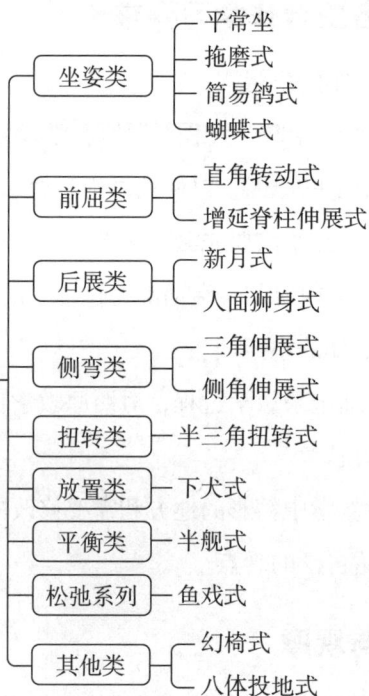

任务十三 三级体位标准（十六式）

实施步骤

步骤一 要领讲解

一、坐姿类

（一）至善坐

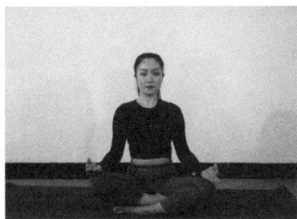

【动作要领】手杖式，屈左膝，左脚跟抵近会阴，屈右膝，右脚置于左小腿内侧之上，左脚置于右小腿之下，两脚跟上下重叠，两膝触地；吸气，脊柱向上延展；呼气，放松两肩及手臂，两手结成智慧手印，两眼微闭。

【注意事项】两脚跟上下重叠，两膝触地，腰背自然伸直。

【功效】促进骨盆区域血液循环，灵活下肢关节，安定情绪。

二、前屈类

（一）锁腿式

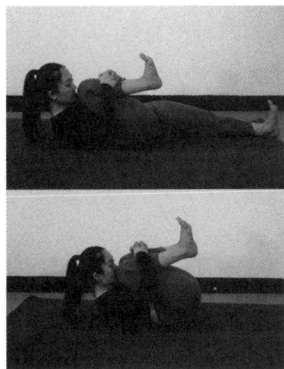

【动作要领】仰卧，屈右膝，双手十指交叉，抱住右小腿胫骨中部，呼气，将右大腿拉近身体，手臂夹紧身体；吸气，抬起双肩和头部，将鼻尖或额头贴于右膝之上。保持五次呼吸。换侧练习，再双腿练习。

【禁忌】腰椎间盘疾病者不宜练习。

【注意事项】抬起的双肩保持水平高度，伸直的腿用力下沉贴地，屈膝腿紧贴腹部。

【功效】补养和加强腹部肌肉，伸展颈部肌肉，减轻便秘，释放腹中的气体。

（二）单腿背部伸展式

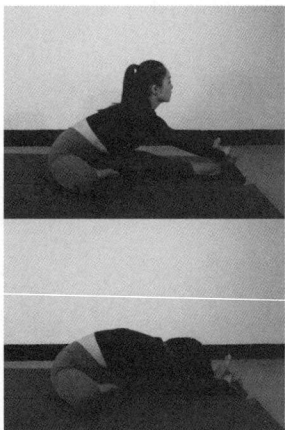

【动作要领】手杖式，屈左膝，脚跟贴近会阴，左脚贴于右大腿的内侧，保持骨盆中正，吸气手臂由体侧举至头顶，左手抓右手腕，呼气髋屈曲，上体自然伸展向前，腹、胸、额依次贴近右腿前侧，双手穿过右脚尖。保持七次呼吸。吸气，手臂带动身体还原；呼气，落下手臂，换侧练习。

【禁忌】腰椎间盘突出、坐骨神经痛、慢性关节炎患者不练。

【注意事项】伸直的腿部脚尖始终回勾，向前弯曲时从脊柱的下段开始。

【功效】促进消化功能，增强肝、脾、肾的活力，有助于减少腰围线上的脂肪，促进生殖器官的健康，长时间保持此体式可治疗前列腺增生，长期低烧者可通过此体式得到缓解。

三、后展类

（一）眼镜蛇式

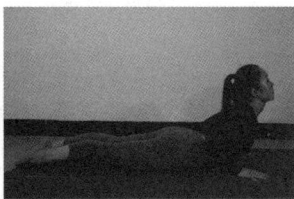

【动作要领】俯卧，双手放胸腔两侧，肘关节朝后，双脚脚趾点地，大腿面离开地面，并做内旋，再把双腿往后拉长，大腿面脚背放下来，感受前侧骨盆变窄，后侧骨盆变宽，吸气，让骶骨往脚跟方向延伸，胸椎底端往上延伸，手掌推地，向上延展脊柱，延伸下颌，目视上方。保持五次呼吸。呼气，月亮式放松。

【禁忌】孕妇、疝气、肠结核、甲亢患者不宜练习。

【注意事项】推起前，手指尖与肩平齐在一线；推起后，胸腔打开，胸椎充分上提、后展，耻骨贴地，头不可过度后仰。肩部保持放松，肩胛骨周围的肌肉向下伸展，收紧臀部，腰部紧张的人可将双腿分开练习。

【功效】强化腰部、腹部、骨盆肌肉，调节哮喘等呼吸道疾病，平稳神经系统，让身心的结合更加和谐，有利于卵巢和子宫的健康，预防妇科疾病，减轻经期时带来的疼痛，促进肝脏健康，预防肾结石，刺激食欲，改善便秘。

（二）上犬式

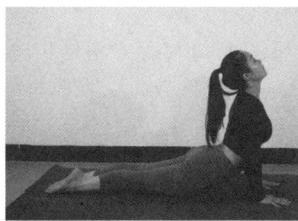

【动作要领】俯卧，双脚分开与肩同宽，双手十指分开放于双肩下方，吸气，抬起上半身直到手臂伸直，并让两腿伸直离开地面，用脚背和双手支撑身体；呼气，腰部向下凹陷，上半身向后伸展，目视上方。保持5次呼吸。吸气，还原头部，呼气，落下腿部，月亮式放松。

【禁忌】孕妇、疝气、肠结核、甲亢患者不宜练习。

【注意事项】双腿有力地伸直，脚背支撑困难的人可改用脚尖着地，手腕位于肩关节的正下方，肩部放松，头部不可过度后仰。

【功效】消除腰背和肩部的僵硬，伸展并强化脊柱，促进骨盆周围的血液循环，对生殖系统和消化系统有益，增强肺部功能，帮助治疗坐骨神经痛和脊椎关节错位。

（三）桥式

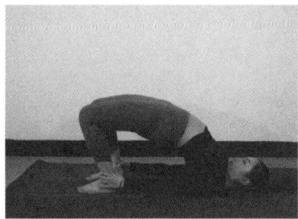

【动作要领】仰卧，屈双膝，双脚分开，于肩同宽，踩于地面，脚内沿相互平行，脚踝位于膝关节正下方，手臂伸直，两手尽量抓住脚踝，吸气，收紧臀部和大腿内侧肌肉，抬起髋部于地面平行，下巴贴于胸骨。保持七次呼吸。呼气，从胸椎开始依次落下脊柱，仰卧锁腿式放松。

【禁忌】腹部近期手术者不宜练习。

【注意事项】手抓脚踝，两膝与髋同宽，膝关节、脚尖指向正前方，小腿垂直于地面，下颌内收。头部不能左右移动，臀部和大腿肌肉始终收紧。

【功效】增强脊柱的力量和灵活性，加强背部肌肉群，提高臀部和弹性，美化臀部曲线，伸展身体前侧肌肉，强化肩颈。

四、扭转类

（一）扭脊式

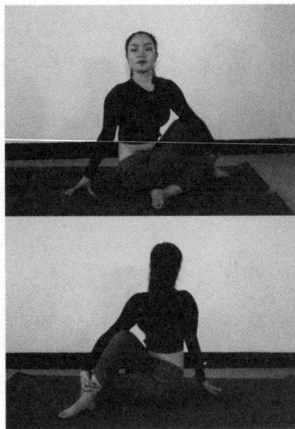

【动作要领】手杖式，屈右膝，右脚踩于左膝外侧地面（若背部较僵紧应踩在小腿胫骨外侧或脚掌外侧），再屈左膝，左脚掌心朝后放于右臀外侧地面；吸气，向上伸展脊背，右膝关节朝向上方，左手臂经外侧向上延伸；呼气，身体向右侧扭转，左腋窝抵于右膝外侧，左手抓住右脚掌，右臂由前向后打开，手掌心向上，带动胸椎和颈椎向右后方扭转，再把右手落到臀外侧地板上（先转肩再转头）。目视后方，保持7次呼吸。吸气，还原头部、身体，落下双手、双腿。换侧练习。

【禁忌】孕妇，肠／胃溃疡、腹泻患者不宜练习。

【注意事项】根基在两侧的坐骨，伸直的脚尖始终回勾，脊柱向上伸直，下颌、双肩在同一平面，扭转时，保持骨盆稳定，臀部压实地面。

【功效】保持脊柱的弹性，伸展体侧和后背肌肉，缓解背部尾骨的紧张，平滑交感神经系统，按摩腹内器官，促进胆囊、肠、胰、脾、肾、肝的健康。辅助治疗背痛、便秘、疝气。增加关节骨液的分泌，使关节更灵活，帮助治疗风湿引起的关节炎。

（二）仰卧扭脊式

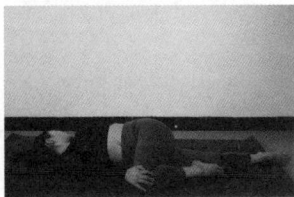

【动作要领】仰卧，双手放于体侧，掌心向下，吸气，屈右膝，右脚置于左大腿上，脚尖与左膝对齐，左手置于右膝上；呼气，右膝带动脊柱转向左侧贴地，头部转向右侧，双肩尽量下沉，目视右手中指方向。保持五次呼吸。吸气还原，换侧练习。

【禁忌】椎间盘突出者慎练或者不练。

【注意事项】双肩在腿部固定的前提下尽量下沉，屈膝腿内侧贴地。

【功效】放松每一节脊椎和神经系统，让背部的肌肉富有弹性，预防背痛、腰痛，缓解腰部的紧张和不适，按摩腹部器官，矫正双腿的长短不一。

（三）仰卧扭脊二式

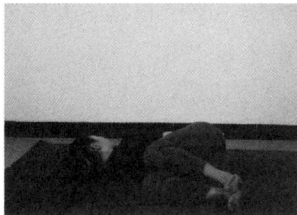

【动作要领】仰卧，双手十指交叉掌心向上放于头部后方，吸气抬起双腿于地面垂直；呼气，屈双膝并带动髋部向左侧扭转，直到左侧腿部贴地，双腿重叠，头部转向右侧。保持五次呼吸。吸气，还原头部和腿部，换侧练习。

【禁忌】椎间盘突出者慎练或者不练。

【注意事项】双肩在腿部固定的前提下尽量下沉，膝外侧及大腿贴地，不可强行用力扭转，应配合舒适的呼吸。

【功效】放松每一节脊椎和神经系统，让背部的肌肉富有弹性，预防背痛、腰痛，缓解腰部的紧张和不适，按摩腹部器官，矫正双腿的长短不一。

五、倒置类

（一）顶峰式

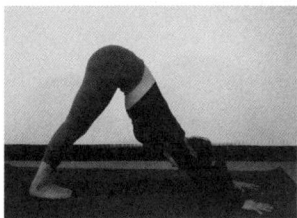

【动作要领】金刚坐，双手撑于体前地面，分开于肩同宽，抬起臀部勾回脚尖，呼气，脚后跟下压踩地，上半身和双肩向双脚的方向压送，直到额头点地，身体成倒V字形。保持七次呼吸。呼气，月亮式放松。

【禁忌】高血压、眩晕症患者不宜练习。

【注意事项】双膝伸直，头部、双臂和背部在一直线上，双脚并拢，足跟压地，两腿后侧充分伸展。

【功效】消除疲劳，恢复体力，有显著的强身效能，伸展腿部跟腱，修长小腿，强壮坐骨神经，消除肩关节炎，改善面部气色，促进血液循环。

六、平衡类

（一）树式

【动作要领】山式站立，将右脚趾尖朝下，踩于左大腿内侧，脚跟靠近会阴，吸气，手臂由体侧举至头顶合十或双手合掌于胸前，目视前方固定一点。保持七次呼吸。呼气，

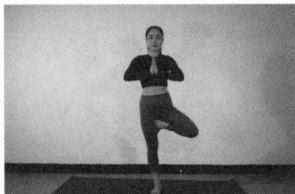

落下手臂和右脚，换侧练习。

【禁忌】怀孕六个月以上者不宜练习。

【注意事项】根基在支撑的脚掌，弯曲的膝盖向外侧伸展，与另一条腿在同一侧平面上，腹部收紧，不能塌腰，髋部保持水平高度。

【功效】加强腿部和背部的肌肉力量，放松和灵活髋关节、膝关节、踝关节。锻炼平衡感，培养专注力，消除身心疲惫，减少臀部和腿部的赘肉。

（二）船式

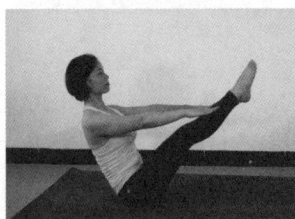

【动作要领】仰卧，吸气准备，呼气同时抬起四肢和上半身，形成 V 字形，重心放于坐骨，两臂伸直向前平行地面，掌心向下，吸气，脊柱延伸，背部展平，目视脚尖方向。保持五次呼吸。呼气，落下四肢和上半身放松。

【禁忌】孕妇，心脏病、哮喘病患者不宜练习。

【注意事项】伸展脊柱，不要含胸拱背，大腿和腹部的肌肉保持收紧。两臂与脚尖等高且平行于地面，脚尖向前。

【功效】促进肝脏、胆囊、脾和肠道的健康，加强腹部肌肉，辅助治疗便秘、糖尿病、消除肠胃中的寄生虫，促进腹部血液循环，让背部充满活力，激活消化和循环。

（三）手枕式

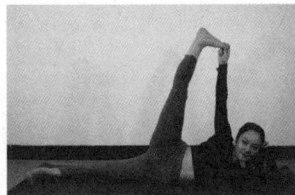

【动作要领】向右侧卧，弯曲右臂手掌支撑后脑勺，保持右大臂和腋窝贴于地面，与身体在一条直线，屈左膝，左手三指抓住左大脚趾或脚踝，稳定重心，吸气，伸展左臂和左腿向上，左腿尽量于地面垂直，视线看左脚。保持七次呼吸。呼气放松，换侧练习。

【注意事项】下方脚外沿贴地，勾脚尖，伸直膝关节，与身体始终保持在一条直线上；抬腿时，充分外旋髋关节，收外展肌，不可翘臀。

【功效】增强身体的平衡与协调能力。伸展体侧及大腿内侧，灵活髋、肩关节，强化脊柱，有助于缓解背痛和疝气。

七、其他类

（一）动物放松式

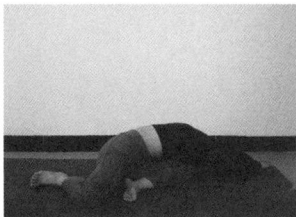

【动作要领】手杖式，屈右膝，脚底贴于左大腿内侧，屈左膝，髋外展，左脚跟贴于臀外侧；身体转向右侧，吸气，两臂经两侧举起；呼气，上体前屈，两臂放于地面，额头触地。

【注意事项】双腿成90度，身体与前屈腿的膝关节在同一方向。

【功效】放松躯干，按摩腹部，提高髋关节灵活性。

（二）反斜板式

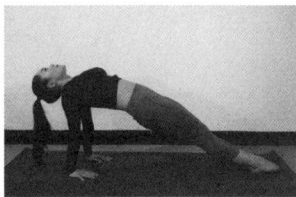

【动作要领】手杖式，双手指尖朝后放于臀部正后方一掌处，分开于肩同宽，手腕位于肩关节正下方，屈双膝脚掌踩地，吸气收紧臀部肌肉，髋部向上抬起于地面平行；呼气，双腿依次向前并拢，头部自然后仰。保持五次呼吸。呼气，保持头部不动，轻柔落下臀部，锁腿放松。

【禁忌】手腕有伤者不宜练习。

【注意事项】大腿肌肉向内旋，并收紧；肢体在同一直线上，脚掌完全贴地。

【功效】帮助消除疲劳，扩展胸腔，强壮双腿、腹部，加强腕关节、踝关节和肩关节，提高骨盆的稳定性，增强神经系统，改善血液循环。

（三）战士二式

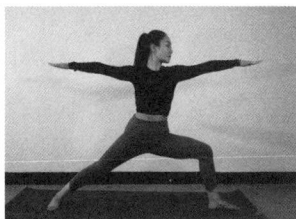

【动作要领】双脚分开两倍半的肩宽，右脚向外打开90度，左脚内收30度，保持髋部面向正前方，吸气，手臂侧平举；呼气，屈右膝，直到大腿于地面趋于平行，视线看右手中指方向。保持七次呼吸。吸气，伸直右腿，换侧练习。

【禁忌】膝关节有伤者，心脏衰弱者不宜练习。

【注意事项】骨盆和上半身保持中立，腹部收紧，不能塌腰，根基在双脚，左腿伸直。

【功效】加强肺部功能，使呼吸更深长，放松脊背部，扩展胸腔，减少腿部的赘肉，稳定身体的根基，提高身体的灵活性和敏捷度，有规律的练习，可以使人变得自信，增强身体的内在力量。

八、三级体式以站坐跪卧躺全方位练习序列课

（1）调息：至善坐式

（2）热身：关节热身与拜日式系列

（3）站立与半高系列：战士二式—树式

（4）其他系列：顶峰式—反斜板式

（5）坐姿系列：扭脊式—单腿背部伸展式—动物放松式

（6）侧卧系列：手枕式

（7）俯卧系列：眼镜蛇式—上犬式

（8）仰卧系列：锁腿式—船式—桥式—仰卧扭脊式—仰卧扭脊二式

步骤二　教学观摩

一、呈现完整设计方案

请扫码观看阅读教学设计方案。

二、观摩、讨论与反思

1. 呈现讨论话题

（1）教学设计方案是否包括呼吸与冥想、热身体式、主体体式和放松？

（2）体式教学的顺序是按什么进行编排的？编排是否合理？是否涵盖体位标准中所有类型的体式？

（3）教学设计方案中采取的教学方法和示范面是什么？

（4）教学设计方案中所安排的内容是否能达到锻炼效果？

（5）教师对体式的编排是否适合初学者或有一定基础的练习者？

2. 观摩课堂教学

请大家把"教学感悟"写在自己的课堂笔记本上，并及时记录观摩过程中自己的想法。

3. 分组讨论交流

组内交流

（各小组成员围绕讨论话题对教学活动进行讨论与评价，并记录本小组的共同观点。）

_____

_____

_____

集体交流

（各小组派一名同学代表本组同学发言，其他小组交流评价意见，并记录每个话题的讨论结果。）

_____

_____

_____

4. 教师评价总结

记录教师评价与总结的内容

_____

_____

_____

_____

步骤三 教学设计

　　准备在瑜伽课堂上试教三级体位标准的同学，请与本组同学合作修改三级体位标准教学内容设计，形成新的设计方案，并进行教学准备。

　　请从以下方面进行思考与修改。

　　（1）在课前，是否先了解上课会员的基础水平，从而有针对性地选择内容进行教学？

　　（2）是否提前熟悉所要教学的体式的动作要领、注意事项和功效？

　　（3）在安排体式动作时，如何给会员进行有针对性的手法辅助？

　　（4）根据教学实践经验，对于初学者无法完成的动作是否有可替代动作？

（5）教学活动内容的设计是否充分考虑辅具的使用？

（6）教学过程中应考虑声音大小是否能覆盖所有人，语言表述是否准确？

（7）教学过程中教师是否考虑示范面以及站位的问题？

步骤四　教学实施

一、明确各组合作学习要求

1. 现场教学的小组

（1）详细记录教学过程对照原教学设计，在不吻合处做上记号，待教学活动结束之后，讨论变动与调整的原因，以便在讨论时做出解释。

（2）讨论开始前要先派一名同学作为代表（一般是试教的那位同学），说明本组是如何合作设计教学的，活动准备过程中的小组合作体现在哪些方面等。

2. 观摩活动的小组

（1）详细记录教学过程，对照原教学设计，在不吻合处做上记号，以便在讨论反思环节进行提问与思考。

（2）对教学中精彩的地方和需要修改的地方做上不同的记号，以便在讨论反思环节能够清楚地表达自己的观点。

二、实施与观摩

执教者现场教学，其他同学观摩教学并做好笔记。

三、讨论与反思

记录自己的现场观摩感悟	记录执教者的总结与自评

记录小组评价的内容

_____

_____

_____

_____

记录教师评价与总结的内容

_____

_____

_____

_____

步骤五　总结提升

健身瑜伽三级体位法（十六式）

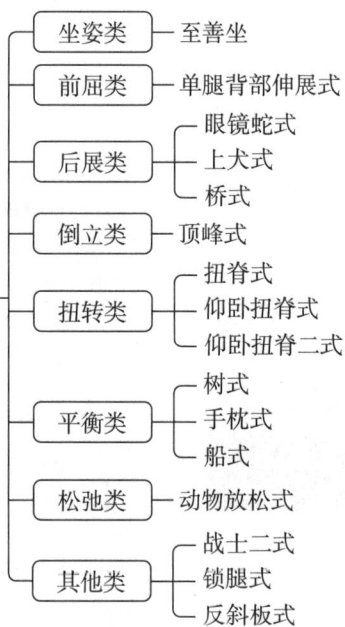

- 坐姿类 —— 至善坐
- 前屈类 —— 单腿背部伸展式
- 后展类
  - 眼镜蛇式
  - 上犬式
  - 桥式
- 倒立类 —— 顶峰式
- 扭转类
  - 扭脊式
  - 仰卧扭脊式
  - 仰卧扭脊二式
- 平衡类
  - 树式
  - 手枕式
  - 船式
- 松弛类 —— 动物放松式
- 其他类
  - 战士二式
  - 锁腿式
  - 反斜板式

任务十四　四级体位标准（十八式）

实施步骤

步骤一　要领讲解

一、坐姿类

（一）半莲花坐

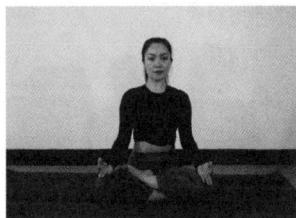

【动作要领】手杖式准备，屈左膝，脚跟靠近会阴，屈右膝，将右脚翻转掌心向上，放于左大腿根部上方，双膝向地面下沉，根基在两侧的坐骨。吸气，脊柱向上延展；呼气放松两肩和手臂，两手成智慧手印放于双膝之上，两眼微闭。

【禁忌】坐骨神经痛或骶骨感染的人不宜练习。

【注意事项】上方脚跟靠近对侧腹股沟，两膝着地，腰背自然伸直。

【功效】促进骨盆区域血液循环，灵活下肢关节，安定情绪。

二、前屈类

（一）站立前屈伸展式

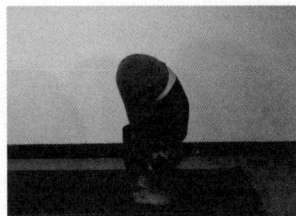

【动作要领】山式站姿，吸气，两臂从两侧上举至头顶，上臂贴耳侧，掌心朝前；呼气，髋屈曲，双手放在两脚两侧，掌跟对齐足跟；吸气，抬头，伸展背部；呼气，弯曲手肘，腹、胸、额依次贴近双腿。保持七次呼吸。吸气，抬头，让血液回流，缓慢立直身体。

【禁忌】腰椎间盘突出患者在前部停留住。

【注意事项】根基在双脚，两手放在两脚两侧，肘部指向后方，背部平展，下肢垂直地面，膝关节避免过伸。

【功效】增加对腹部器官的按摩，改善消化功能，提高肝脏和脾的活力，释放腹中的气体，辅助治疗各种慢性胃病疾病。

（二）鸵鸟式

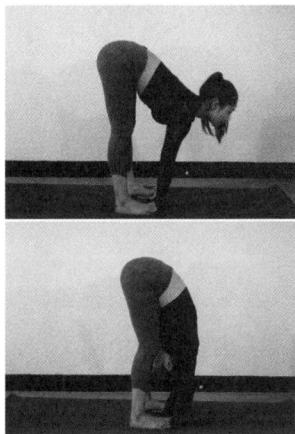

【动作要领】双脚分开比肩宽些，吸气，两臂从两侧上举至头顶，上臂贴耳侧，掌心朝前；呼气，髋屈曲，双手掌心朝上放于脚底之下；吸气，抬头伸展背部；呼气，两肘外展，胸贴向两腿前侧，头在两腿中间。保持五次呼吸。吸气，抬头，上血液回流，再缓慢立直身体。

【禁忌】腰椎间盘突出的患者不宜练习。

【注意事项】根基在双脚，双腿伸直，垂直于地面，膝关节避免过伸，手肘向两侧展开。双手向上提拉，而双脚向下施力，使身体保持稳定。

【功效】伸展得更加强烈，增加对腹部器官的按摩，改善消化功能，提高肝脏和脾的活力，释放腹中的气体，辅助治疗各种慢性胃病疾病。

（三）双腿背部伸展式

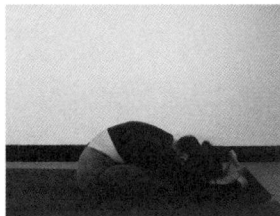

【动作要领】手杖式，吸气，手臂举至头顶，绷直双膝，勾回脚尖，向上伸展脊柱；呼气，髋屈曲，上体自然伸展向前，腹部、胸部、下巴依次贴于双腿，手肘落于双腿外侧的地面，手抓脚掌或另一侧手腕。保持五次呼吸。

【禁忌】腰椎间盘突出者，坐骨神经痛、疝气、慢性关节炎患者不宜练习。

【注意事项】背部充分伸展，双膝保持伸直，身体向前弯曲时，从脊柱的下段开始伸展。

【功效】增强腹部器官，保持其活力，活跃整个脊柱，改善血液循环，使心脏得到温和的按摩，让子宫、膀胱、前列腺充满活力，滋养生殖腺体，维持肝、肾、肠道和胃的健康。

三、后弯类

（一）简易展背式

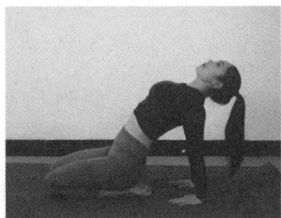

【动作要领】金刚坐，双手指尖朝前放于臀部后方，给一个手掌处撑地，手腕位于肩关节的正下方，分开于肩同宽；吸气，收拢肩胛骨，扩展胸腔；呼气，头部自然后仰，保持五次呼吸。吸气，头部不动，先立直身体；呼气，身体顺势向前弯曲，直到额头点地放松。

【注意事项】双膝保持并拢，臀部不能离开脚跟，手腕位于肩关节正下方。

【功效】纠正驼背，促进新陈代谢，改善下半身因气血循环不良而造成的抽筋、麻胀，促进甲状腺和甲状旁腺机能。

（二）蛇伸展式

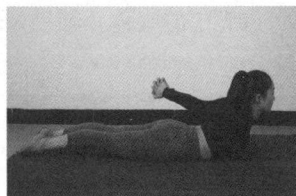

【动作要领】俯卧，双手在背后交叉握拳，掌跟相触，吸气，手臂向上，伸展肩部和上背部，再次吸气时抬起头和胸部，展开胸腔，收紧大腿内侧，脚背压实地面，目视前方。保持五次呼吸。呼气，轻柔落下身体。

【禁忌】孕妇，疝气、肠结核、甲亢患者不宜练习。

【注意事项】肚脐以下贴地，胸腔充分上提，背部后展，头不要过度后仰，双腿保持伸直，不能抬离地面，手臂充分向后伸展。

【功效】强化背部肌群，缓解腰部不适，按摩腹内脏，促进消化，改善扣肩、驼背等不良体态。

（三）云雀式

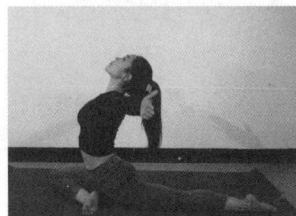

【动作要领】手杖式，屈右膝脚跟靠近会阴，左腿向左侧伸展，呼气，身体向右侧扭转，使左膝和脚背贴地，右侧臀部坐于地面，左大腿前侧向地面下沉，使髋部摆正；吸气，手臂侧平举，掌心向前；呼气，骨盆向前推送，身体后仰，目视上方。保持五次呼吸。吸气，还原身体；呼气，动物式放松，换侧练习。

【禁忌】腰部有伤者慎练。

【注意事项】屈膝腿的膝关节指向正前方，骨盆中正，胸腔上提后展，头不可过度后仰，手臂平行于地面。

【功效】拉伸臀部和腿部肌群，灵活髋、膝、踝关节，缓解脊柱压力，柔软脊柱。

（四）单臂支撑后展式

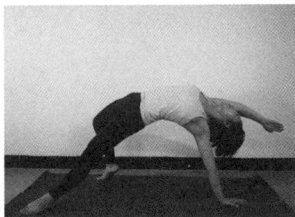

【动作要领】先做到斜板式，重心移至左手支撑地面，吸气，右臂带动身体向上翻转并伸直于头顶上方，同时转左脚，脚掌落地，右脚跨过左腿向后，前脚掌撑地，呼气，身体后展，目视右上方。保持五次呼吸。呼气还原到斜板式，换侧练习。

【禁忌】手腕有伤者不宜练习。

【注意事项】延展脊柱，支撑手臂与同侧腿伸直，另一侧腿可稍屈曲，胸腔上提，头不可过度后仰。

【功效】提升平衡能力，充分伸展腰、背部、髋部，加强腿部及手臂肌肉力量，强化脊柱，促进全身的血液循环。

四、扭转类

（一）半莲花扭脊式

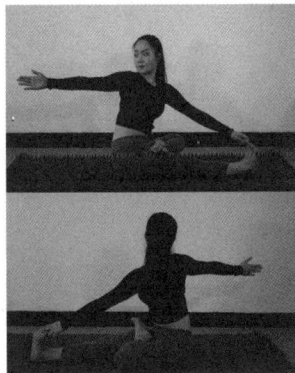

【动作要领】手杖式，屈左膝，将左脚背置于右大腿根部靠近腹股沟处，吸气，左臂经体侧上举；呼气，身体前屈，左手三指抓握右脚大拇指，伸直左臂；吸气，延展脊柱；呼气，右臂向前抬起，带动脊柱向右后方扭转；目视右手指尖方向。保持五次呼吸。吸气，还原身体，松开左脚向前伸直，换侧练习。

【注意事项】屈膝腿贴合地面，脊柱充分延展，右臂与地面平行。

【功效】灵活脊柱，缓解背部不适。

（二）眼镜蛇扭转式

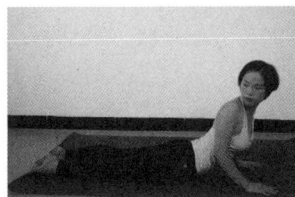

【动作要领】俯卧，两脚并拢或微分，双手放于胸部两侧，指尖对齐肩膀，肘内收，吸气胸部上提，手臂推地，向后伸展脊柱，收下颌；呼气从胸椎开始，带动肩、颈向右侧扭转，目视左脚后跟。保持三到五次呼吸。吸气，还原身体，换侧练习。

【禁忌】孕妇，疝气、肠结核、甲亢患者不宜练习。

【注意事项】耻骨以下贴地，扭转头颈、肩部时，身体其他部位保持在原位稳定。手臂始终伸直，双肩基本在同一水平面，下巴高于肩部。

【功效】强化腰部、腹部、骨盆肌肉，调节哮喘等呼吸道疾病，平稳神经系统，让身心的结合更加和谐，有利于卵巢和子宫的健康，预防妇科疾病，减轻经期时带来的疼痛，促进肝脏健康，预防肾结石，刺激食欲，改善便秘。

五、倒置类

（一）犁式

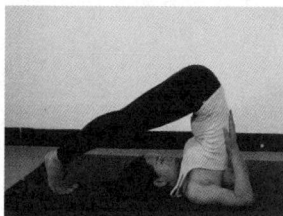

【动作要领】仰卧，双手掌心朝下放于体侧，吸气，抬起双腿与地面垂直，双手用力按下地面，收紧腹部肌肉，将臀部和下背部抬离地面；呼气，双腿向后摆动，直到腿前掌落于头部后方的地面，双膝伸直，屈双肘并内收撑地，两手推送上背部保持背部平直。保持五次呼吸。呼气，松开双手，臀部带动脊柱一节一节落回地面，双手掌心朝下放于臀部下方；吸气，手肘施力，将胸腔向上提起；呼气，头顶向后落于地面，简化鱼式放松。

【禁忌】坐骨神经痛、经期者不练，脊椎僵硬或有伤者可在头部后方垫上毯子，高血压患者在头部后方用凳子搁置。

【注意事项】头部和肩颈不要离开地面，头部不能左右移动，保持动作的连贯性。

【功效】加强颈、肩部力量，按摩腹部，放松背部肌群，改善血液循环。

（二）单腿下犬式

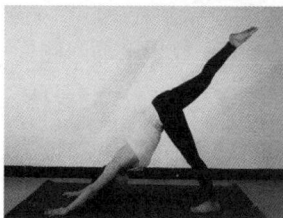

【动作要领】先做到下犬式，吸气，抬起右腿向后向上，直至与后背在同一平面，脚背平展。保持五次呼吸。呼气时，还原到下犬，换侧练习。

【禁忌】患有高血压或血糖偏低者谨慎练习。

【注意事项】双肩不可过度下压，髋部中正，手臂、背部、上抬腿成一条直线。

【功效】充分伸展腰背，缓解肌肉疲劳，改善头部供血，延展跟腱，加强手臂力量；有助于改善肩胛区域僵硬。

六、平衡类

（一）侧板式

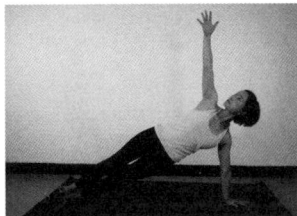

【动作要领】先做到斜板式，吸气，松开右手臂带动身体转向右侧，双脚并拢，左脚外侧支撑于地面，展开髋部，手臂在一直线，臀部收紧，目视前方。保持三至五次呼吸。呼气，先落下右手回到斜板式，换侧练习。

【禁忌】手臂、关节有伤者不宜练习。

【注意事项】身体在同一平面，两臂成一直线垂直于地面，脊柱中正，两脚上下重叠。如果平衡和稳定性不够的人可将上侧的脚踩于地面，髋部向上提起，避免将力量过分落于手臂。

【功效】补养髋部，锻炼手臂力量，提高肩关节的稳定性，减少腰围线上的脂肪。

（二）下蹲平衡式

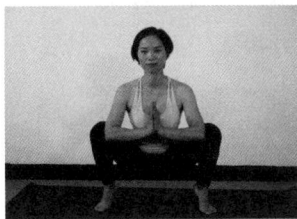

【动作要领】山式站立，双脚分开距离是肩宽的 1.5 倍，脚尖向外打开，两臂臂前平举，呼气，屈膝下蹲，双手合十于胸前，手肘抵住膝关节内侧，髋外展，使两膝与脚尖成一直线，垂直于地面；吸气，提踵，以脚趾支撑身体，保持平衡，目视前方。保持五次呼吸。呼气，落下脚后跟。

【禁忌】膝关节有伤者、心脏病患者不宜练习。

【注意事项】充分延展脊柱，两前臂成一直线平行于地面，两膝与脚尖成一直线，垂直于地面，手肘向外推动膝关节。

【功效】提升平衡力，加强背部、脚踝、髋部以及大腿内侧的肌肉力量，促进血液回流于盆腔，强化子宫，帮助产后恢复身材。这对运动员来说也是极好的恢复身体的练习。

（三）鸟王式

【动作要领】山式站立，重心落至右脚，呼气，微屈双

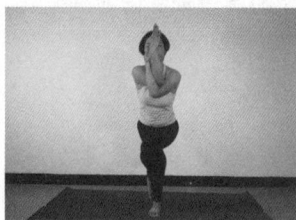

膝，抬起左腿与右腿相缠绕，左脚背从后侧勾住右小腿；吸气，手臂前平举，掌心朝上，弯曲手肘，右臂在上，左臂在下，两手肘向对侧伸展，前臂相互缠绕后再合十，拇指指向眉心，指尖与头部同高，呼气身体继续下蹲，使大腿与地面趋于平行。保持五次呼吸。吸气，立直身体；呼气，松开四肢，换侧练习。

【注意事项】两膝指向正前方，髋部摆正，伸展背部，不要塌腰。

【功效】强健脚踝和小腿，消除肩部僵硬，灵活手臂关节，锻炼平衡感、协调性，预防腿部肌肉抽筋。

七、其他类

（一）牛面式

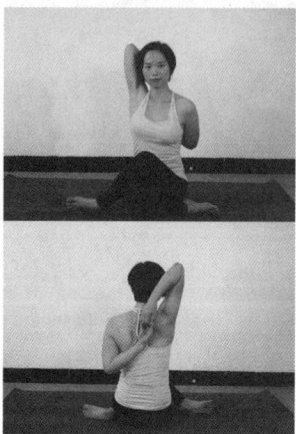

【动作要领】手杖式，屈右膝，右脚掌心朝后放于左臀旁侧的地面，再屈左膝，左脚掌心朝后放于右臀旁侧的地面，使双膝上下重叠，臀部不要离开地面，吸气，左臂经体侧向上举过头顶，翻转掌心朝后，屈肘，左手掌心贴于后背，同时右臂向内旋转，翻转掌心朝后，屈肘，双手在背后相扣。目视前方，保持七次呼吸。呼气，松开四肢，换侧练习。

【注意事项】腰部挺直，胸椎不要刻意向前推送，上侧的手臂不要压迫颈部，左手肘指向正上方，右手肘朝向正下方；臀部两侧均匀着地。

【功效】加强骨盆和膝关节的弹性，伸展和锻炼大腿根部的肌肉，使髋关节更灵活，锻炼背阔肌，防止肩颈的僵硬，预防失眠，缓解疲惫、压力，纤细手臂。

（二）叩首式

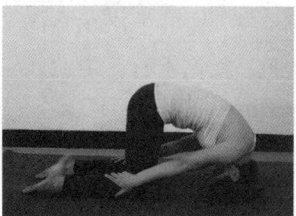

【动作要领】金刚坐，呼气，髋屈曲，腹部贴于大腿前侧，前额触地，双手抓握小腿；吸气缓慢抬起臀部，头部自然向前滚动，直到头顶百会穴着地，颈椎和大腿分别垂直于地面，手臂放松。保持五到七次呼吸。呼气，臀部坐回脚跟，双手握拳重叠放于额头的下方，放松二到三次呼吸。

【禁忌】颈椎病、高血压、眩晕患者不宜练习。

注意事项：保持小腿压实垫子，颈椎、脊柱均匀伸展。保持注意力的集中，不能扭动身体。

【功效】为头部提供丰富的血液，缓解大脑疲劳，按摩脑垂体，平衡内分泌系统，让大脑能够适应突然增高的血压，滋养面部皮肤，增强记忆力，预防过早的肌肉萎缩，为头部的倒立做准备。

（三）战士一式

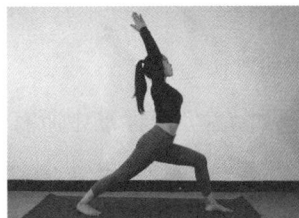

【动作要领】双脚分开两倍半的肩宽，右脚向外打开90度，左脚内收60度，吸气，手臂侧平举；呼气，身体向右扭转，髋部朝向右正前方；吸气，手臂举至头顶合十，伸展脊柱，展开胸腔，呼气曲右膝，直到大腿于地面趋于平行，抬头目视双手。保持七次呼吸。吸气，伸直右腿，还原头部；呼气，落下手臂，换侧练习。

【禁忌】膝关节有伤者，心脏衰弱者不宜练习。

【注意事项】根基在双脚，弯曲的膝盖不要超过脚尖，骨盆保持中立，身体不要前倾，不能塌腰，后侧的腿部有力伸直。

【功效】增强髋、膝、踝关节稳定性及腿部力量，伸展腿部内侧、后侧、侧腰及手臂肌群，胸部得到完全伸展。

八、四级体式以站坐跪卧躺全方位练习序列课

（1）调息：半莲花坐姿

（2）热身：关节热身与拜日式系列

（3）站立与半高系列：战士一式—鸟王式—站立前屈伸展式—鸵鸟式

（4）蹲式系列：下蹲平衡式

（5）坐姿与其他系列：简易展背式—云雀式—单腿下犬式—单臂支撑后展式—侧板式—半莲花扭脊式—牛面式—双腿背部伸展式

（6）俯卧系列：眼镜蛇扭转式—蛇伸展式

（7）跪姿系列：叩首式

（8）仰卧系列：犁式

微课：四级体位标准教学

步骤二　教学观摩

一、呈现完整设计方案

请扫码观看阅读教学设计方案。

"四级体位标准"
教学设计方案

二、观摩、讨论与反思

1. 呈现讨论话题

（1）教学设计方案是否包括呼吸与冥想、热身体式、主体体式和放松？

（2）体式教学的顺序是按什么进行编排的？编排是否合理？是否涵盖体位标准中所有类型的体式？

（3）教学设计方案中采取的教学方法和示范面是什么？

（4）教学设计方案中所安排的内容是否能达到锻炼效果？

（5）教师对体式的编排是否适合初学者或有一定基础的练习者？

2. 观摩课堂教学

请大家把"教学感悟"写在自己的课堂笔记本上，并及时记录观摩过程中自己的想法。

3. 分组讨论交流

组内交流

（各小组成员围绕讨论话题对教学活动进行讨论与评价，并记录本小组的共同观点。）

集体交流

（各小组派一名同学代表本组同学发言，其他小组交流评价意见，并记录每个话题的讨论结果。）

4. 教师评价总结

记录教师评价与总结的内容

步骤三 教学设计

准备在瑜伽课堂上试教四级体位标准的同学，请与本组同学合作修改四级体位标准教学内容设计，形成新的设计方案，并进行教学准备。

请从以下方面进行思考与修改。

（1）在课前，是否先了解上课会员的基础水平，从而有针对性地选择内容进行教学？

（2）是否提前熟悉所要教学的体式的动作要领、注意事项和功效？

（3）在安排体式动作时，如何给会员进行有针对性的手法辅助？

（4）根据教学实践经验，对于初学者无法完成的动作是否有可替代动作？

（5）教学活动内容的设计是否充分考虑辅具的使用？

（6）教学过程中应考虑声音大小是否能覆盖所有人，语言表述是否准确？

（7）教学过程中教师是否考虑示范面以及站位的问题？

步骤四 教学实施

一、明确各组合作学习要求

1. 现场教学的小组

（1）详细记录教学过程对照原教学设计，在不吻合处做上记号，待教学活动结束之后，讨论变动与调整的原因，以便在讨论时做出解释。

（2）讨论开始前要先派一名同学作为代表（一般是试教的那位同学），说明本组是如何合作设计教学内容的，活动准备过程中的小组合作体现在哪些方面等。

2. 观摩活动的小组

（1）详细记录教学过程，对照原教学设计，在不吻合处做上记号，以便在讨论反思环节进行提问与思考。

（2）对教学中精彩的地方和需要修改的地方做上不同的记号，以便在讨论反思环节能够清楚地表达自己的观点。

二、实施与观摩

执教者现场教学，其他同学观摩教学并做好笔记。

三、讨论与反思

记录自己的现场观摩感悟

记录执教者的总结与自评

记录小组评价的内容

记录教师评价与总结的内容

步骤五　总结提升

健身瑜伽四级体位法（十六式）

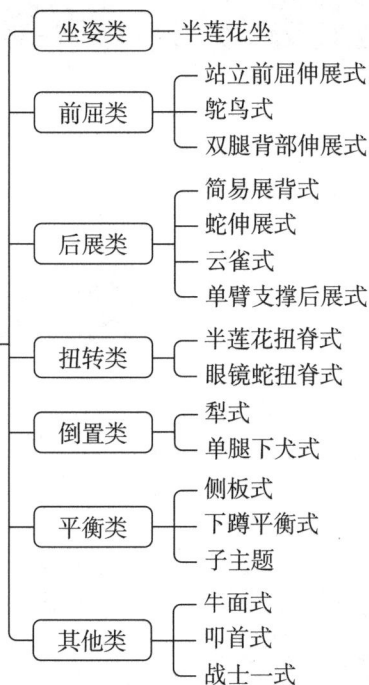

- 坐姿类 —— 半莲花坐
- 前屈类
  - 站立前屈伸展式
  - 鸵鸟式
  - 双腿背部伸展式
- 后展类
  - 简易展背式
  - 蛇伸展式
  - 云雀式
  - 单臂支撑后展式
- 扭转类
  - 半莲花扭脊式
  - 眼镜蛇扭脊式
- 倒置类
  - 犁式
  - 单腿下犬式
- 平衡类
  - 侧板式
  - 下蹲平衡式
  - 子主题
- 其他类
  - 牛面式
  - 叩首式
  - 战士一式

任务十五　五级体位标准（十八式）

实施步骤

步骤一　要领讲解

一、坐姿类

（一）英雄坐

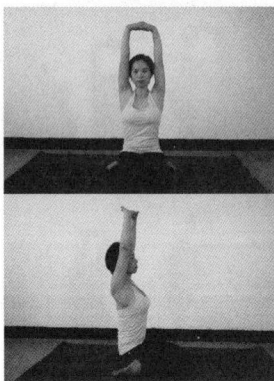

【动作要领】金刚坐，吸气，抬起臀部，保持大腿双膝并拢，小腿向两侧分开；呼气，臀部坐于双脚之间的地面，脚后跟贴于臀部两侧，手放在大腿上，上体直立伸展，目视前方。

【注意事项】根基在两侧的坐骨，双膝不能分开，肩部和背部肌肉向臀部伸展，不能塌腰。

【功效】舒展髋、膝、踝关节，拉伸大腿前侧肌肉，放松背部，缓解压力。

（二）武士坐

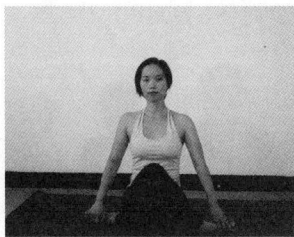

【动作要领】手杖式，屈双膝，两腿上下交叉，两脚放于对侧臀部旁，脚掌向后，两膝上下重叠，膝关节指向正前方，吸气，延展脊柱向上；呼气，放松双肩和手臂，两手可上下重叠放于膝上，两眼微闭或目视前方。

【注意事项】两侧坐骨受力均匀并压实垫子，骨盆中正。

【功效】对骨盆、髋关节起到收束锻炼的作用，对膝关节也有一定的调理作用。

二、前屈类

（一）花环式

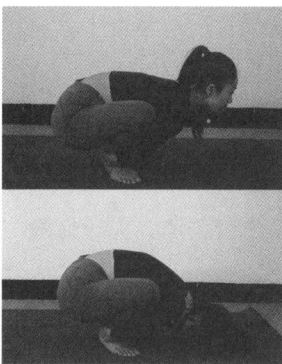

【**动作要领**】山式站立，脚跟并拢，吸气，手臂前平举；呼气，身体下蹲至极限；吸气，手臂带动上半身向前伸展，直到腋窝超过膝盖，双膝向两侧自然分开；呼气，身体向前弯曲，额头点地，手臂绕过小腿抓住脚后跟。保持七次呼吸。吸气，抬头，缓慢立直身体。

【**注意事项**】脚跟和臀部始终向下沉，下蹲后脚跟无法踩地的，可用垫子垫在脚跟处。

【**功效**】辅助治疗便秘和消化不良，向骨盆区域输送新鲜的血液，放松背部，缓解经期时的腰部疼痛，强化跟腱。

（二）束角式

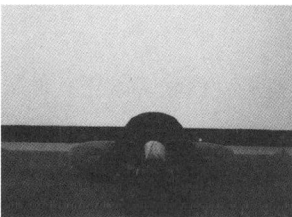

【**动作要领**】手杖式，双脚掌心相对，双手十指相扣，抱住脚背，大腿外旋，双膝下沉，并将双脚脚跟靠近会阴，吸气，向上伸展脊背，呼气身体向前弯曲，直到额头点地，手肘落于大腿根部。保持五到七次呼吸。吸气，头部带动身体缓慢立直，锁腿放松。

【**禁忌**】大腿内侧肌肉有拉伤者不宜练习。

【**注意事项**】臀部不要离开地面，充分延展脊背，直到鼻子、下巴也能贴地。

【**功效**】防止静脉曲张的形成，调节经期的不规律，增加下背部、骨盆和腹部的血液循环，对早期孕妇和患有泌尿障碍的有益。促进膀胱、前列腺和肾健康，缓解坐骨神经痛，预防疝气。

（三）加强侧伸展式

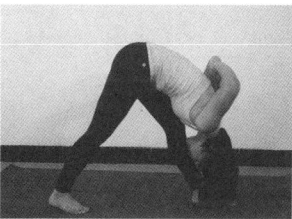

【**动作要领**】双脚分开 2 到 2.5 倍的肩宽，右脚向外打开 90 度，左脚内收 60 度，吸气，手臂侧平举；呼气，身体向右侧扭转，髋部摆正，朝向右正前方，双手在背后合十；吸气翻转指尖向上，放于肩胛骨中间，扩展胸腔，微抬头部，停留二到三次呼吸；呼气身体向前弯曲，使腹部、胸部依次

贴于右腿，伸展下巴超过右膝贴于小腿之上。保持五到七次呼吸。，吸气，抬头，缓慢立直身体，换侧练习。

【禁忌】高血压、腹泻患者不宜弯腰。

【注意事项】根基在双脚，双腿伸直，两膝不可过伸，髋部摆正，练习时尽量缓慢。若无法完成背后双掌合十者，可以抓住对侧手肘。

【功效】扩展胸腔，促进深长的呼吸，缓解胸口郁闷，消除身体压力，伸展脊柱，放松髋关节，补养双腿的肌肉，收缩并强壮腹部肌肉，改善圆肩，灵活手臂关节，促进血液循环，缓解头痛，预防失眠。

（四）半莲花前屈式

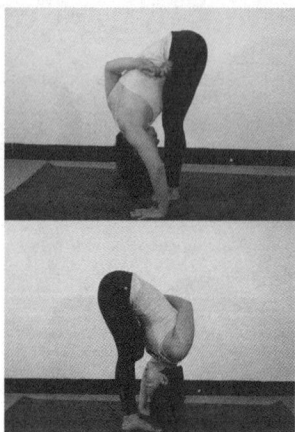

【动作要领】山式站立，将右脚掌心朝上放于左大腿根部前方，右手臂绕过后背，以大拇指、食指、中指抓右脚大脚趾，保持身体平衡，吸气，左手臂向上伸直；呼气，髋屈曲，直到左手放于左脚旁侧的地面；吸气，抬头，提起胸腔，伸展背部；呼气，腹、胸、额头依次贴于左腿前侧。保持五次呼吸。吸气，抬头，使血液回流至身体，再缓慢地立直。做换侧练习。

【禁忌】腰椎间盘突出者不宜练习。

【注意事项】弯曲的腿部向侧面打开，使髋部摆正，伸直的腿部膝关节不要刻意向后推送，髋部保持水平高度。掌跟对齐脚跟。

【功效】改善膝关节和髋部的僵硬，由于腹部器官得到收缩和挤压，可有效提高消化功能，增加肠胃的蠕动，帮助身体排毒。

三、后弯类

（一）蝗虫式

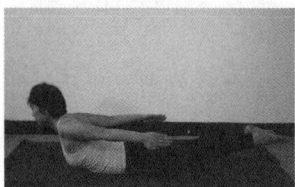

【动作要领】俯卧，双手掌心朝内放于身体两侧，吸气准备，呼气同时抬起头、胸和双腿向上，双腿自然分开，重心落于腹部和髋部之上，手臂尽量向后延展。保持五次呼吸。

【禁忌】孕妇，背部受伤者，高血压患者不宜练习。

【注意事项】抬起的腿部保持伸直，并收紧臀部和大腿后侧的肌肉。头部不要过分后仰。

【功效】增强脊柱区域的血液循环，滋养脊柱神经，丰满胸部，促进消化功能，治疗失眠和脊椎关节错位，便秘、哮喘、支气管炎、肾功能失调，强化背部肌肉群。

（二）骆驼式

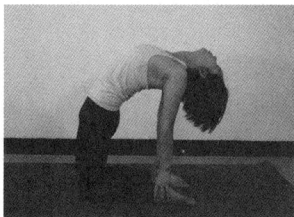

【动作要领】金刚坐，抬起臀部，双膝分开距离比双脚分开近，双腿朝内旋，双脚脚背延伸，双手扶于腰部，吸气，骶骨往下延伸，胸腔向上提；呼气，身体向后弯，依次松开双手，落于脚掌心上，保持下颌微收，将头部向后；吸气，推髋向前，直到大腿于地面垂直。保持三到五次呼吸。呼气，松开双手从正面立直身体，月亮式放松。

【禁忌】十分严重的便秘、头痛、高血压勿练，脊柱僵硬和心脏衰弱者保持双手扶于腰部即可。

【注意事项】后仰困难的人可以踮起脚跟，放松时间尽量是保持时间的二到三倍。

【功效】改善驼背与双肩下垂的体态，强烈的扩胸可以让身心感到愉悦、开朗，解除胸口的郁闷，强化器官，放松肩关节，预防感冒、高血压、心悸和神经衰弱。

（三）卧英雄式

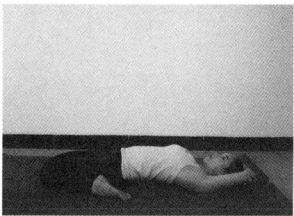

【动作要领】金刚坐，吸气，抬起臀部，保持大腿双膝并拢，小腿向两侧分开；呼气，臀部坐于双脚之间的地面，双手指尖朝前放于脚底；呼气，手肘依次落于体后的地面，并逐渐将后脑勺、背部向下贴近地面；吸气，抬起手臂伸展过头顶，互抱肘部触地。保持五次呼吸。双手还原至脚底，吸气，抬起上半身；呼气，身体向前放松。

【禁忌】严重颈部疾病者不宜练习此式。

【注意事项】保持臀部和肩胛骨不要离开地面，脚部疼痛的人可将双膝分开，随着练习的深入，腰部向上隆起的幅度会越来越小。

【功效】伸展腹部和骨盆区域，长时间保持此体式，可缓解腿部的疼痛，运动员和长久站立的人可通过此体式得到恢复，促进下肢的血液循环。

（四）鱼式

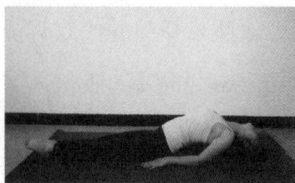

【动作要领】仰卧，双手掌心朝下放于臀部两侧，吸气，手肘内收并下压支撑地面，将胸腔向上提起；呼气，头顶向后落于地面，双腿伸直，脚面绷直，整个背部形成弓形。保持五到七次呼吸。呼气，后脑勺滑落地面，仰卧放松。

【禁忌】脊柱有伤者不练，严重颈部疾病者不宜练习此式。

【注意事项】胸腔充分上提、展开，头顶触地，重量不要过分压于头部。

【功效】伸展腹部和腹内器官，放松背关节，纠正驼背，强化扁桃体、甲状腺、肺部，消除身体紧张。

四、扭转类

（一）侧角扭转式

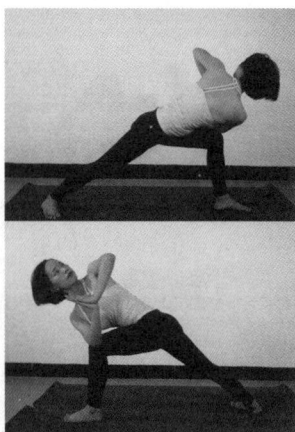

【动作要领】山式站立，双脚分开两倍半肩宽，右脚向外打开90度，左脚向内扣60度，吸气，手臂侧平举；呼气，身体向右扭转，两脚跟在一直线，髋部朝向右正前方；吸气，伸展脊柱，双手合十于胸前；呼气，屈右膝，直到大腿与地面平行，屈髋，并向右扭转脊柱，同时左腋窝抵右膝外侧，右手肘朝向天花板，目视上方。保持五次呼吸。吸气，还原身体并做换侧练习。

【禁忌】腹泻者不宜练习，经期保持时间过久者不宜练习。

【注意事项】根基在双脚，后侧的腿部伸直并收紧，髋部摆正，使身体在一条直线上，上侧的肩部配合吸气充分展开（后腿力量不够可抬起脚后跟，但两脚跟仍保持在一条直线上）。

【功效】加强躯干两侧、背部与双腿后侧肌肉力量，收缩腹部器官的肌肉，促进消化，提高脊柱的血液循环，帮助排除肠道的废物，强化根基和身体的核心力量。

（二）三角扭转式

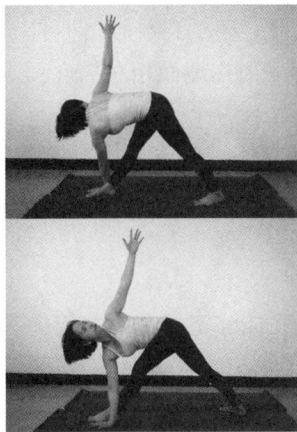

【动作要领】双脚分开 2.5 倍的肩宽，右脚向外打开 90 度，左脚内收 60 度，吸气，手臂侧平举；呼气，身体向右侧扭转，髋部朝向右正前方，右手扶于腰部；吸气，延展脊柱；呼气，身体向前弯曲于地面平行，左手落于右脚外侧的地面；吸气，右手肘和肩部带动身体向上展开，并松开右手与左臂成一直线，视线看上方。保持五到七次呼吸。吸气，还原身体，换侧练习。

【禁忌】脊柱有伤、肠炎、近期手术者不宜练习。

【注意事项】根基在双脚，双腿伸直，髋部摆正，保持中立。

【功效】加强大小腿的肌肉和腿部肌腱，促进腰部的血液循环，锻炼背部肌肉，消除背部疼痛，增强腹部器官的功能，收紧臀部肌肉，促进身体的排毒与解毒功能。

五、倒置类

（一）肩倒立式

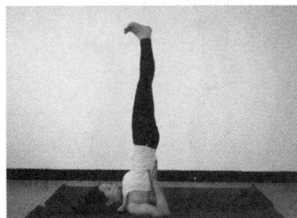

【动作要领】仰卧，双手掌心朝下放于体侧，吸气，抬起双腿与地面垂直，双手用力按下地面，收紧腹部肌肉，将臀部和下背部抬离地面；呼气，双腿向后摆动，直到腿前掌落于头部后方的地面，双手托住背部，手肘在地面相互平行，下巴贴于胸骨；吸气，收紧腹部，双脚离开地面向上伸直，脚尖回勾，脚掌心向上；呼气，展开髋部，使腿部身体成一直线于地面垂直，臀部收紧手肘不要超过肩宽，目视脚尖方向。保持七次呼吸。呼气，落下双脚，成犁式，再还原身体，简化鱼式放松。

【禁忌】经期不练，高血压患者在能够坚持犁式的前提下才能练习。患有颈椎病、椎间盘突出者不宜练习。

【注意事项】头部双肩固定不动，腿部收紧有力地向上伸直，身体不要倾斜。

【功效】加强颈、肩力量，放松背部肌群，改善面部气色。

（二）单腿肩倒立式

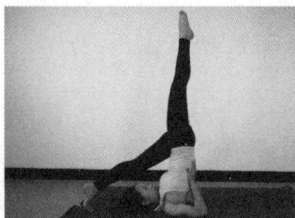

【动作要领】仰卧，双手掌心朝下放于体侧，吸气，抬起双腿与地面垂直，双手用力按下地面，收紧腹部肌肉，将臀部和下背部抬离地面；呼气，双腿向后摆动，直到腿前掌落于头部后方的地面，双手托住背部，手肘在地面相互平行，下巴贴于胸骨，使背部尽量伸直于地面垂直；吸气，右腿向上抬起与地面垂直，脚尖回勾，脚掌心向上，左脚不能离开地面，双膝伸直。保持五次呼吸。呼气，落下右腿，换侧练习，再简化鱼式放松。

【禁忌】经期不练，高血压患者在能够坚持犁式的前提下才能练习。患有颈椎病、椎间盘突出者不宜练习。

【注意事项】后背展平与抬起的腿成一直线垂直于地面，双肘内收撑地，与肩同宽；头部双肩固定不动，腿部收紧有力的向上伸直，身体不要倾斜。

【功效】加强颈、肩力量，放松背部肌群，改善血液循环。

六、平衡类

（一）战士三式

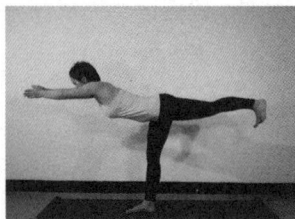

【动作要领】山式站立，左脚向前小迈一步，吸气，手臂上举至头顶合十，身体重心落于左腿；呼气，上半身向前弯曲直到与地面平行；吸气，抬头，右腿与上半身成一条直线，使身体形成一大写的 T 字，脚尖指向后方，目视双手或地面。保持五次呼吸。吸气，抬起上半身；呼气，落下右腿，换侧练习。

【禁忌】膝关节有伤者，心脏衰弱者不练。

【注意事项】双腿保持伸直，膝关节不可过伸，手臂、躯干与后展腿成一条直线，且平行于地面，抬起的腿部不能翻髋。

【功效】加强肺部功能，使呼吸更深长，放松脊背部，扩展胸腔，减少腿部赘肉，稳定身体的根基，提高身体的灵活性和敏捷度，有规律的练习可以使人变得自信，增加身体的内在力量。

（二）半月式

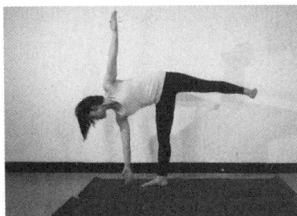

【动作要领】山式站立，双脚分开 2.5 倍肩宽，右脚向外打开 90 度，左脚向内收 30 度，吸气，手臂侧平举，掌心向前；呼气，屈右膝，躯干向右侧延伸弯曲，落下右手于右脚尖前方约 30 厘米处，移动重心至右腿之上；吸气，伸直右膝并抬起左腿与地面平行，左手臂向上伸展与右手臂在一直线上，目视地面或左手。保持五次呼吸。呼气，屈右膝，落下左脚；吸气，立直身体，换侧练习。

【注意事项】展开髋部身体在同一侧平面上，抬起的腿部保持收紧，力量不要过分压于手掌。

【功效】消除腰围线上的多余脂肪，强化腰部周围的力量，促进消化和排泄过程，腿部外侧的肌肉群得到锻炼。

（三）坐姿抓趾平衡式

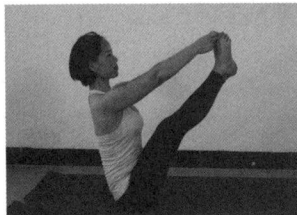

【动作要领】手杖式，屈双膝脚掌踩地，双手以食指、中指、大拇指抓大脚趾，身体重心移至臀部，吸气，双脚离开地面并伸直腿部向上，伸展背部与双腿成 V 字形，视线看脚尖。保持五至七次呼吸。呼气，弯曲双膝落下双脚，放松。

【注意事项】双膝伸直，下背部向上伸直，提起胸腔，肩部和上背部放松，抓脚尖困难的人可改抓脚踝。

【功效】锻炼平衡感，使腿部更加灵活，提高腰腹的力量，稳定自律神经。

七、其他类

虎式

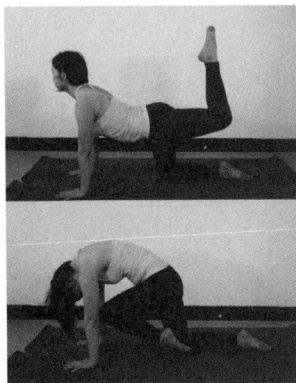

【动作要领】金刚坐，抬起臀部，双手撑于体前的地面分开于肩同宽，双膝分开于臀同宽，两大腿和手臂分别于地面垂直，形成四角板凳式，吸气，脊柱逐节伸展，扩展胸腔，同时将右腿向后向上抬高，右脚掌与枕骨相对，抬头目视上方，呼气屈右膝、内收、屈髋，逐节拱背，低头，使鼻尖与右膝相触，绷直右脚背不要接触地面，反复练习，再换侧练习。

【注意事项】抬起的腿部脚掌与枕骨相对，并且不能翻髋，身体重量均匀落于双手和支撑的腿部，脚背压实地面。

【功效】有助于脊柱的伸展和健康，强化脊柱的神经和坐骨神经，预防关节炎，促进腹内器官的健康，帮助产后恢复身材，是有效的养生体式。

八、五级体式以站坐跪卧躺全方位练习序列课

微课：五级体位
标准教学

（1）调息：英雄坐姿或武士坐姿

（2）热身：关节热身与拜日式系列

（3）站立与半高系列：半月式—三角扭转式—侧角扭转式—加强侧伸展式—战士三式—半莲花前屈式

（4）蹲式系列：花环式

（5）跪姿系列：虎式

（6）坐姿与其他系列：坐姿抓趾平衡式—束角式

（7）俯卧系列：蝗虫式

（8）跪姿系列：骆驼式

（9）仰卧系列：卧英雄式—肩倒立式—单腿肩倒立式—鱼式

步骤二　教学观摩

一、呈现完整设计方案

请扫码观看阅读教学设计方案。

"五级体位标准"
教学设计方案

二、观摩、讨论与反思

1. 呈现讨论话题

（1）教学设计方案是否包括呼吸与冥想、热身体式、主体体式和放松？

（2）体式教学的顺序是按什么进行编排的？编排是否合理？是否涵盖体位标准中所有

类型的体式?

（3）教学设计方案中采取的教学方法和示范面是什么?

（4）教学设计方案中所安排的内容是否能达到锻炼效果?

（5）教师对体式的编排是否适合初学者或有一定基础的练习者?

2. 观摩课堂教学

请大家把"教学感悟"写在自己的课堂笔记本上，并及时记录观摩过程中自己的想法。

3. 分组讨论交流

组内交流

（各小组成员围绕讨论话题对教学活动进行讨论与评价，并记录本小组的共同观点。）

_____

_____

_____

集体交流

（各小组派一名同学代表本组同学发言，其他小组交流评价意见，并记录每个话题的讨论结果。）

_____

_____

_____

4. 教师评价总结

记录教师评价与总结的内容

_____

_____

_____

_____

步骤三　教学设计

准备在瑜伽课堂上试教五级体位标准的同学，请与本组同学合作修改五级体位标准教学内容设计，形成新的设计方案，并进行教学准备。

请从以下方面进行思考与修改。

（1）在课前，是否先了解上课会员的基础水平，从而有针对性地选择内容进行教学？

（2）是否提前熟悉所要教学的体式的动作要领、注意事项和功效？

（3）在安排体式动作时，如何给会员进行有针对性的手法辅助？

（4）根据教学实践经验，对于初学者无法完成的动作是否有可替代动作？

（5）教学活动内容的设计是否充分考虑辅具的使用？

（6）教学过程中应考虑声音大小是否能覆盖所有人，语言表述是否准确？

（7）教学过程中教师是否考虑示范面以及站位的问题？

步骤四　教学实施

一、明确各组合作学习要求

1. 现场教学的小组

（1）详细记录教学过程对照原教学设计，在不吻合处做上记号，待教学活动结束之后，讨论变动与调整的原因，以便在讨论时做出解释。

（2）讨论开始前要先派一名同学作为代表（一般是试教的那位同学），说明本组是如何合作设计教学内容的，活动准备过程中的小组合作体现在哪些方面等。

2. 观摩活动的小组

（1）详细记录教学过程，对照原教学设计，在不吻合处做上记号，以便在讨论反思环节进行提问与思考。

（2）对教学中精彩的地方和需要修改的地方做上不同的记号，以便在讨论反思环节能够清楚地表达自己的观点。

二、实施与观摩

执教者现场教学，其他同学观摩教学并做好笔记。

三、讨论与反思

记录自己的现场观摩感悟

记录执教者的总结与自评

记录小组评价的内容

记录教师评价与总结的内容

步骤五 总结提升

健身瑜伽五级体位法（十八式）

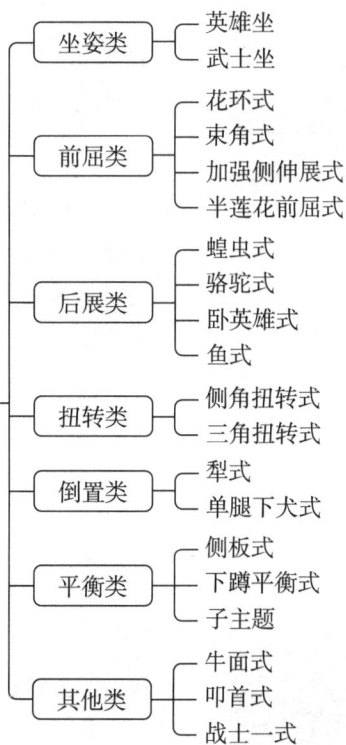

- 坐姿类
  - 英雄坐
  - 武士坐
- 前屈类
  - 花环式
  - 束角式
  - 加强侧伸展式
  - 半莲花前屈式
- 后展类
  - 蝗虫式
  - 骆驼式
  - 卧英雄式
  - 鱼式
- 扭转类
  - 侧角扭转式
  - 三角扭转式
- 倒置类
  - 犁式
  - 单腿下犬式
- 平衡类
  - 侧板式
  - 下蹲平衡式
  - 子主题
- 其他类
  - 牛面式
  - 叩首式
  - 战士一式

任务十六　六级体位标准（十八式）

实施步骤

步骤一　要领讲解

一、坐姿类

莲花坐

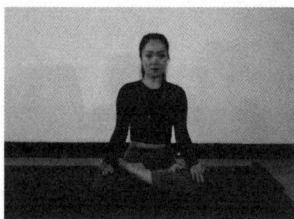

【动作要领】山式坐姿，屈右膝，将右脚掌心向上，放于左大腿根部，屈左膝，脚掌心翻转向上放于右大腿根部，足跟抵住腹股沟，双膝向地面下沉，双手成智慧手印放于双膝之上，根基在两侧的坐骨。吸气，延展脊柱；呼气双肩后展下沉，下颌微收，目视前方。

【禁忌】坐骨神经痛或骶骨感染的人不宜练习。

【注意事项】两膝触地，脊柱中立向上伸展，两肩平展。

【功效】交叉的双腿和挺直的背部可以使大脑始终保持专注，促进腰腹区域的血液循环，脊柱和腹部的器官得到增强，减少大腿的赘肉，使身体稳定而安静，解决精神和情绪方面的问题。

二、前屈类

（一）莲花坐伸臂式

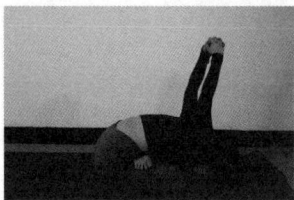

【动作要领】莲花坐，双手体后十指交握，吸气，伸展手臂，延展脊柱；呼气，髋屈曲，腹部贴双脚，额头、鼻尖触地，手臂尽量向后向上伸展。保持五至七次呼吸。吸气，还原身体。

【禁忌】坐骨神经痛或骶骨感染的人不宜练习。

【注意事项】根基在两侧的坐骨，背部伸展，双手掌根相触，两臂伸直。

【功效】刺激腹部，缓解便秘、消化不良，灵活双腿及手臂关节，有助于改善哮喘症状。

（二）瑜伽身印式

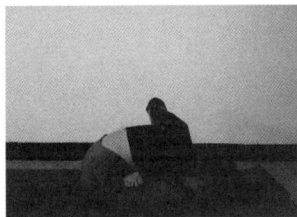

【动作要领】莲花坐，两臂充分内旋，于体后肩胛之间反合掌，指尖向上，吸气，延展脊柱；呼气，髋屈曲，将额头、鼻尖依次落于地面。保持五至七次呼吸。吸气，还原身体。

【禁忌】坐骨神经痛或骶骨感染的人不宜练习。

【注意事项】根基在两侧坐骨，双手掌贴合，两肩平展。无法完成背后合十动作者，可用双手抓住对侧的肘关节代替。

【功效】伸展背部肌肉，按摩腹内器官，缓解便秘，灵活双腿及手臂关节。

（三）单腿捆绑前屈式

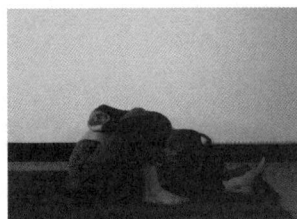

【动作要领】山式坐姿，屈右膝，脚跟贴近同侧坐骨，脚掌踩地，吸气，伸展背部，右臂经体侧向上伸展；呼气，右臂内旋，掌心向外从内侧绕过右腿，左手向后抓右手手腕；吸气，胸腔上提，伸展背部；呼气，髋屈曲，腹、胸、额头贴左腿前侧。保持五次呼吸。吸气，还原身体，并做换侧练习。

【禁忌】无。

【注意事项】右脚不要离开地面，左腿伸直并保持脚尖回勾，臀部不要离开地面。

【功效】伸展脊柱，缓解背部不适，按摩腹部，促进骨盆区域血液循环。

（四）双角式

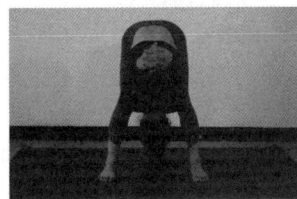

【动作要领】山式站姿，双脚分开略比肩宽，双手十指体后相扣，掌跟贴合，两臂伸直，吸气，扩展胸腔，伸展脊柱；呼气，髋屈曲，腹、胸贴向两腿前侧，头部置于两腿之间，两臂平行于地面，停留五至七次呼吸。吸气，抬头，让头部

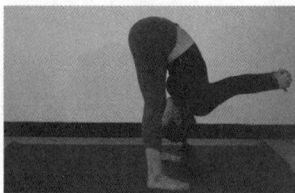

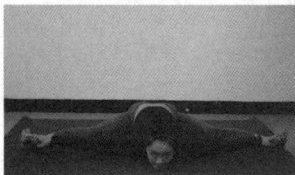

的血液回流至身体，再缓慢地立直身体。

【禁忌】高血压、眼疾耳鸣者不练。

【注意事项】根基在双脚，双腿伸直，膝关节避免过伸。

【功效】有效伸展腿部肌腱和外展肌，让血液充分流向身体和头部，改善面部气色，使头脑更清醒，增强消化功能，灵活髋关节，帮助脊柱伸展。

（五）坐角式

【动作要领】山式坐姿，双腿向两侧宽阔打开，吸气，手臂经体侧抬起至头部上方，掌心向前；呼气，身体前屈，直至腹、胸、额、双臂贴地，双手水平打开，三指抓握大脚趾，脚尖指向上方。保持五次呼吸。吸气，双手向前伸直，带起身体向上。

【禁忌】腿部内侧有伤者不练，经期保持时间过久者不宜练习。

【注意事项】练习时膝盖和脚尖始终朝上，背部不要向上拱起而压迫骨盆，臀部不能离开地面。

【功效】灵活髋关节，拉伸腿部肌群，按摩腹部，促进骨盆区域血液循环。

（六）半莲花背部伸展式

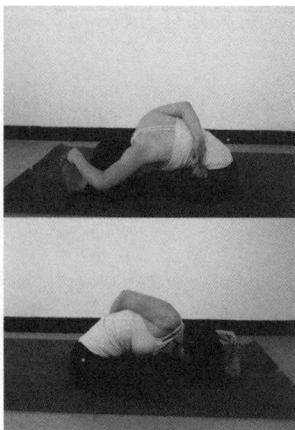

【动作要领】山式坐姿，将左脚翻转掌心朝上放于右大腿根部，左手绕过后背抓左脚大脚趾，吸气，右手臂从侧向上抬起至头部上方，伸展拉长后背；呼气，髋屈曲，右手以三指抓住右脚的大脚趾，使腹、胸、额头依次贴于右腿的前侧。保持五至七次呼吸。吸气，抬头，立直上半身，换侧练习。

【禁忌】腰椎间盘突出、坐骨神经痛、慢性关节炎、腹泻者慎练。

【注意事项】屈膝腿外侧贴地，骨盆中正。左手无法抓脚尖的人用伸展带代替，右腿不要弯曲。

【功效】拉伸股后和背部肌群，提高肩、髋关节灵活度，增加内脏器官功能，促进脊柱血液循环。

三、后弯类

（一）弓式

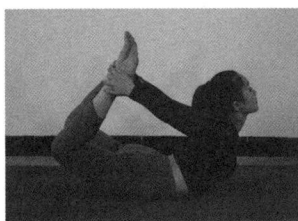

【动作要领】俯卧，双腿分开与髋同宽，屈双膝，双手向后抓脚踝，深吸气，上半身和四肢全力向上伸展，重心落于腹部、髋部。保持五次呼吸，目视上方。呼气，轻柔落下身体，婴儿式或者锁腿式放松。

【禁忌】甲亢、疝气、胃溃疡、肠结核患者不宜练习。

【注意事项】两膝与肩同宽，头部不可过度后仰。髋部不要抬离地面，大腿后侧肌肉收紧，伸展颈部和胸腔，使其离开地面。

【功效】伸展和强化脊柱，矫正驼背，按摩腹部。

（二）莲花鱼式

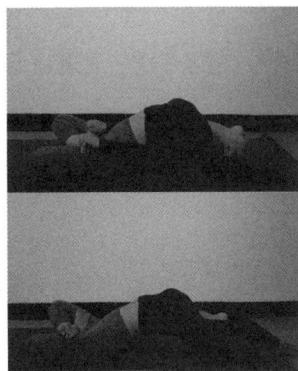

【动作要领】莲花坐，吸气延展脊柱，呼气，上体后倾，两肘依次落于体后撑地，胸腔上提，头部后仰至头顶触地，双手抓握双脚，保持肘内收撑地，也可将双手合掌延伸至头顶上方，指尖触地。保持五次呼吸。呼气时，手肘撑地，抬头让后脑勺贴地，再慢慢还原身体。

【禁忌】患严重颈椎病者不宜练习。

【注意事项】两膝触地，胸腔上提，手臂伸直，指尖触地。

【功效】加强大腿前侧肌群的拉伸，伸展腹部，促进血液循环，灵活膝、踝关节。

（三）轮式

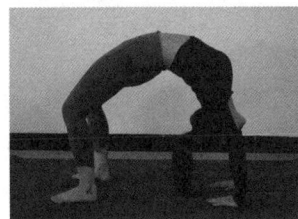

【动作要领】仰卧，弯曲双膝，脚掌踩地，脚跟靠近臀部，双脚分开与肩同宽，双手指尖朝前放于双耳旁侧的地面，手肘朝上，吸气，胸腔上提，脊柱充分后展，臀部上抬，手臂伸直，头部离开地面，重量放于四肢。保持三至七次呼吸。呼气，微屈双膝，下巴扣于锁骨，后脑勺、背部依次轻柔落于地面，仰卧锁腿放松。

【禁忌】腰部有伤、脊柱十分僵硬、血压过高过低、身体非常疲劳者不宜练习。

【注意事项】双脚踩实地面，臀部和大腿肌肉保持收紧，双手与双脚距离尽量缩短，脊柱均衡伸展。

【功效】伸展身体前侧，灵活脊柱，促进血液循环。

四、扭转类

加强扭脊式

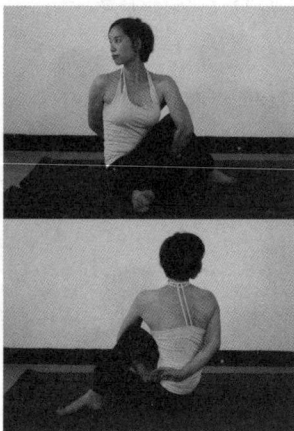

【动作要领】山式坐姿，屈右膝，右脚置于左膝外侧，足尖与左膝成一直线，脚掌踩实地面，屈左膝，左脚放于右臀外侧地面，吸气，左手臂经外侧向上延伸；呼气，身体向右侧扭转，左腋窝抵住右膝外侧，左手穿过腘窝下方经体后抓右手手腕，背部充分伸展、扭转，转头，目视后方。保持五至七次呼吸。吸气，还原身体，换侧练习。

【禁忌】孕妇，肠/胃溃疡、腹泻患者不宜练习。

【注意事项】根基在两侧的坐骨，脊柱向上伸直，双肩保持同一水平高度，臀部不能离开地面。

【功效】加强脊柱的伸展，提高脊柱的灵活性，促进血液循环，按摩腹部。

五、倒置类

（一）莲花肩倒立式

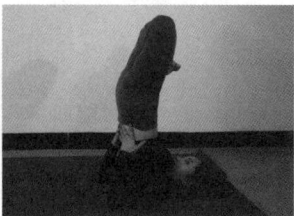

【动作要领】仰卧，双臂下压，呼气，腹部用力抬起双腿，臀部、背部抬离地面，同时屈肘与肩同宽，吸气，双手掌推送腰背部，使躯干、双腿成一直线与地面垂直，完成全莲花，下颌微收抵住锁骨，目视肚脐方向。保持三至五次呼吸。呼气将背部轻柔地落于地面，换侧练习。

【禁忌】经期不练，高血压患者在能够坚持犁式的前提下才能练习。颈椎病、椎间盘突出者不宜练习。

【注意事项】手肘分开不超过肩宽，背部全力向上伸展，躯干与双腿在同一平面并垂直于地面。

【功效】灵活髋部和膝、踝关节，加强颈、肩部力量，放松背部肌群，改善血液循环。

（二）身腿结合式

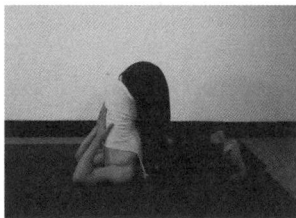

【动作要领】仰卧，双臂下压，呼气，腹部用力抬起双腿，臀部、背部抬离地面，双腿越过头顶，脚趾回勾点地，屈双肘内收撑地；吸气，双手推送上背部保持背部直立；呼气，屈双膝置于双耳旁，膝盖、小腿和脚背贴于地面。保持五至七次呼吸。双手托住背部，吸气，伸直双膝，从犁式还原。

【禁忌】坐骨神经痛、高血压、经期不练。

【注意事项】颈部感觉有压迫感的人保持一至二次呼吸即可，头部不要随意扭动。

【功效】镇定神经系统，有效放松身体，使内脏器官得到休整。加强颈、肩部力量，按摩腹部，放松背部肌群，改善血液循环。

六、平衡类

（一）站立抓趾平衡式

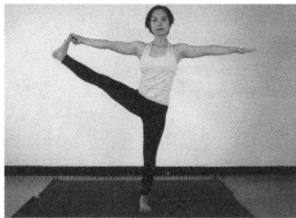

【动作要领】山式站立，左手扶于髋部，屈右膝，右手从内侧以大拇指、食指、中指抓右大脚趾，吸气向前伸直右腿，呼气，右腿向右侧打开，左臂向左侧打开平行于地面，右髋下沉，双肩后展，两臂伸直成一直线，目视前方。保持七次呼吸。吸气，右腿向正前方伸直，呼气，屈右膝，换侧练习。

【注意事项】双肩放松，展开胸腔，背部伸直，髋部保持水平高度。

【功效】让腿部肌肉更紧实，美化腿部线条，滋养髋部，预防风湿和关节炎，以及腿部抽筋，增强体力，训练平衡感，稳定情绪，预防高血压和心悸。

（二）侧斜板单腿伸展式

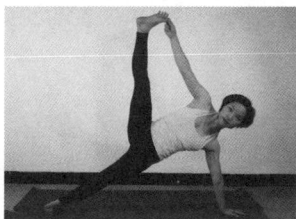

【动作要领】金刚坐，身体前倾，双手置于肩正下方，双脚依次向后伸直，脚趾着地，脚跟向后推送，收紧臀部、腹部、大腿内侧肌肉，不要塌腰，骨盆保持中立，右手移向两手之间，右臂支撑，身体转向左侧，双脚并拢，右脚外侧支撑于地面，屈左膝，髋外展，左手三指抓握大脚趾，向上伸直左腿，目

视上方。保持五次呼吸。还原身体，换侧练习。

【禁忌】手腕有伤者不练。

【注意事项】身体在同一平面，头、脊柱与支撑腿成一直线。

【功效】强化手臂、双肩、背部与腿部的肌肉力量，加强身体平衡能力与协调性。

（三）趾尖式

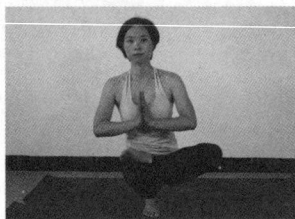

【动作要领】山式站立，屈左膝，左脚背放在右大腿根部，屈右膝下蹲，双手撑地；提踵，前脚掌支撑身体，右脚跟抵住会阴，左膝下沉使左大腿与地面平行，双手于胸前合十，目视前方。保持五次呼吸。呼气，松开双手，落下左膝回到山式站立，换侧练习。

【禁忌】脚踝有伤者不宜练习。

【注意事项】臀部落于脚跟上，支撑腿的膝关节指向正前方，背部、颈部伸直，平衡感不好的人可用单手支撑。

【功效】加强大小腿的肌肉，按摩腹部器官，滋养踝关节、膝关节，培养专注力。

（四）秋千式

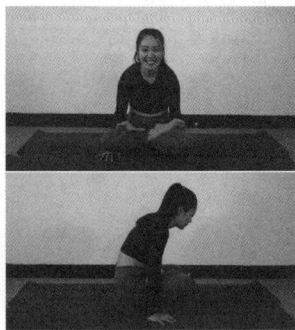

【动作要领】全莲花坐姿，双手置于身体两侧下压，手臂支撑，吸气时准备，呼气时臀部抬离地面，目视前方。保持五次呼吸，然后还原身体。

【禁忌】手腕有伤者不宜练习。

【注意事项】双腿与地面平行，尽量抬升，两臂伸直，背部充分伸展。

【功效】加强双臂、肩部、腰腹肌群力量，提高平衡能力。

七、其他类

拉弓式

【动作要领】山式坐姿，双臂经体侧向上伸展，上身前倾，双手三指分别抓两脚大脚趾，左手左腿固定不动，吸气，

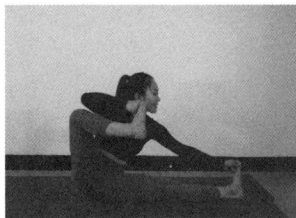

右臂向上提起，将右脚拉抬至右耳旁侧，目视前方。保持五次呼吸。呼气，落下右腿，换侧练习。

【禁忌】腿部肌腱受伤者慎练。

【注意事项】地面的腿部保持伸直，固定不动。沉双肩，一侧脚贴近耳侧，身体不可大幅度转向一侧，练习时感觉像射手在准备将拉开的弓箭射出去。

【功效】消除大腿赘肉，强化脊柱神经，缓解背部疼痛。

微课：六级体位标准教学

八、六级体式以站坐跪卧躺全方位练习序列课

（1）调息：莲花坐姿

（2）热身：关节热身与拜日式系列

（3）站立系列：站立抓趾平衡式—双角式

（4）蹲式系列：趾尖式

（5）坐姿与其他系列：莲花坐伸臂式—瑜伽身印式—秋千式—侧斜板单腿伸展式—拉弓式—加强扭脊式—单腿捆绑前屈式—半莲花背部伸展式—坐角式

（6）俯卧系列：弓式

（7）仰卧系列：莲花鱼式—轮式—莲花肩倒立式—身腿结合式

步骤二 教学观摩

一、呈现完整设计方案

请扫码观看阅读教学设计方案。

"六级体位标准"
教学设计方案

二、观摩、讨论与反思

1. 呈现讨论话题

（1）教学设计方案是否包括呼吸与冥想、热身体式、主体体式和放松？

（2）体式教学的顺序是按什么进行编排的？编排是否合理？是否涵盖体位标准中所有类型的体式？

（3）教学设计方案中采取的教学方法和示范面是什么？

（4）教学设计方案中所安排的内容是否能达到锻炼效果？

（5）教师对体式的编排是否适合初学者或有一定基础的练习者？

2. 观摩课堂教学

请大家把"教学感悟"写在自己的课堂笔记本上，并及时记录观摩过程中自己的想法。

3. 分组讨论交流

组内交流

（各小组成员围绕讨论话题对教学活动进行讨论与评价，并记录本小组的共同观点。）

_____

_____

_____

集体交流

（各小组派一名同学代表本组同学发言，其他小组交流评价意见，并记录每个话题的讨论结果。）

_____

_____

4. 教师评价总结

记录教师评价与总结的内容

_____

_____

_____

_____

步骤三 教学设计

准备在瑜伽课堂上试教六级体位标准的同学，请与本组同学合作修改六级体位标准教学内容设计，形成新的设计方案，并进行教学准备。

请从以下方面进行思考与修改。

（1）在课前，是否先了解上课会员的基础水平，从而有针对性地选择内容进行教学？

（2）是否提前熟悉所要教学的体式的动作要领、注意事项和功效？

（3）在安排体式动作时，如何给会员进行有针对性的手法辅助？

（4）根据教学实践经验，对于初学者无法完成的动作是否有可替代动作？

（5）教学活动内容的设计是否充分考虑辅具的使用？

（6）教学过程中应考虑声音大小是否能覆盖所有人，语言表述是否准确？

（7）教学过程中教师是否考虑示范面以及站位的问题？

步骤四　教学实施

一、明确各组合作学习要求

1. 现场教学的小组

（1）详细记录教学过程对照原教学设计，在不吻合处做上记号，待教学活动结束之后，讨论变动与调整的原因，以便在讨论时做出解释。

（2）讨论开始前要先派一名同学作为代表（一般是试教的那位同学），说明本组是如何合作设计教学内容的，活动准备过程中的小组合作体现在哪些方面等。

2. 观摩活动的小组

（1）详细记录教学过程，对照原教学设计，在不吻合处做上记号，以便在讨论反思环节进行提问与思考。

（2）对教学中精彩的地方和需要修改的地方做上不同的记号，以便在讨论反思环节能够清楚地表达自己的观点。

二、实施与观摩

执教者现场教学，其他同学观摩教学并做好笔记。

三、讨论与反思

记录自己的现场观摩感悟	记录执教者的总结与自评

记录小组评价的内容	记录教师评价与总结的内容

步骤五　总结提升

```
                              ┌ 坐姿类 ─ 莲花坐
                              │
                              │          ┌ 莲花坐伸臂式
                              │          ├ 瑜伽身印式
                              │          ├ 单腿捆绑前屈式
                              ├ 前屈类 ─┤ 双角式
                              │          ├ 坐角式
                              │          └ 半莲花背部伸展式
                              │
                              │          ┌ 弓式
                              ├ 后展类 ─┤ 莲花鱼式
健身瑜伽六级体位法（十八式）─┤          └ 轮式
                              │
                              ├ 扭转类 ─ 加强扭脊坐
                              │
                              │          ┌ 莲花肩倒立式
                              ├ 倒置类 ─┤ 身腿结合式
                              │
                              │          ┌ 站立抓趾平衡式
                              │          ├ 侧斜板单腿伸展式
                              ├ 平衡类 ─┤ 趾尖式
                              │          └ 秋千式
                              │
                              └ 其他类 ─ 拉弓式
```

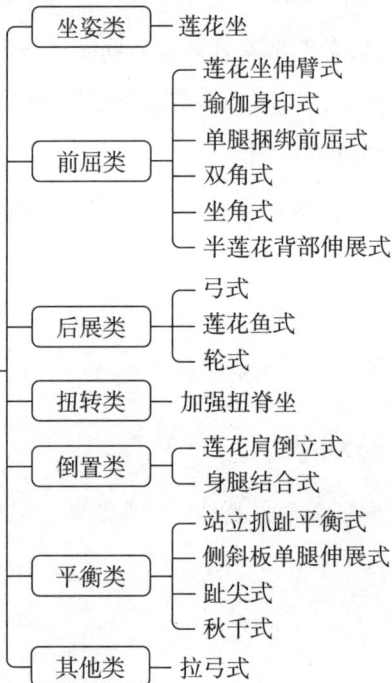

任务十七　七级体位标准（二十四式）

实施步骤

步骤一　要领讲解

一、前屈类

（一）龟式

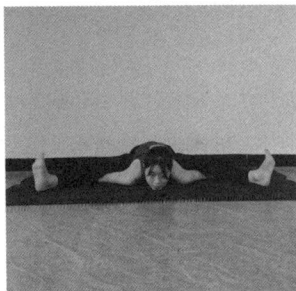

【动作要领】手杖式准备，双膝微屈，双脚分开两倍肩宽，躯干前屈，两手臂由膝下斜向后方伸展，掌心向下；脊柱伸展，躯干触地，双腿伸直，脚尖向上。吸气时，延展脊柱，呼气时保持动作。保持五至七次呼吸，还原。

【禁忌】肩膀、肘部或髋关节有问题者，不练；经期或孕期者也不建议练习，椎间盘有问题和急性背痛，尤其是下背部痛者，也不适合练习。

【注意事项】两腿贴向身体，背部平直，脚尖向上；背部伸展，脊柱拉长，坐骨向后推；大腿肌肉收紧，勾脚趾腿后侧伸展，膝盖下方与大臂拮抗。

【功效】有效加强下肢、腰背部肌肉伸展，灵活双肩，按摩腹部脏器；改善消化系统和呼吸系统的功能，放松颈部、头部和肩膀，通过增加大脑的血液流动来增强记忆力；伸展双腿，尤其是对大腿和腘绳肌有益，同时臀部、背部、肩膀和胸腔也会得到很好的舒展。

（二）半莲花捆绑前屈式

【动作要领】手杖式准备，屈左膝，左脚置于左大腿根部；屈右膝，足跟贴近同侧坐骨，全脚掌踩地；右臂经体侧

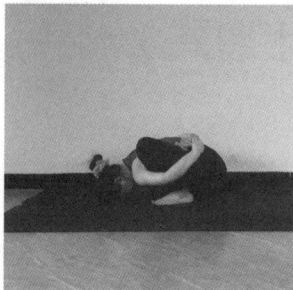

向上伸展，手臂内旋，向内向下经右膝内侧，掌心向外置于腰部，左手经体后抓握右手腕；吸气，胸腔上提，延展脊柱，呼气髋屈曲，额头触地。保持五至七次呼吸，然后还原，换另一侧练习。

【禁忌】生理期、椎间盘突出谨慎练习，腹泻不练习，生理期做到延展即可。

【注意事项】双手在背后相扣，额头触地，单侧臀部尽量下沉，不可离地过高。

【功效】伸展脊柱，缓解背部不适，按摩腹部，促进骨盆区域血液循环，灵活髋关节、膝关节关及踝关节。

（三）闭莲式

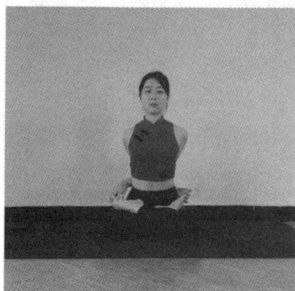

【动作要领】全莲花坐准备，两臂在体后交叉，两手依次抓握同侧脚的大脚趾，直立躯干，延展脊柱，目视前方。呼气时躯干前倾，吸气时延展脊柱。保持五至七次呼吸，然后还原。

【禁忌】臀部僵硬、坐骨神经痛或膝盖或脚踝受伤的人都应该避免做这个体式。

【注意事项】动作过程中，莲花坐要盘紧，双膝不能离地，双手要紧紧抓住双脚，双肩平展，脊柱延展。

【功效】有助于灵活膝盖和脚踝关节，扩展胸腔，伸展背部，还能美化背部、腰部的线条，加强腿部肌肉弹性，并减少大腿部位多余脂肪。

（四）站立单腿前屈式

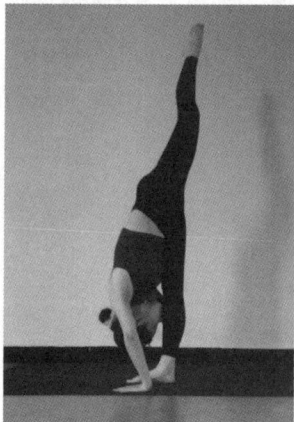

【动作要领】山式站姿准备，两臂经体侧向上至头的两侧，髋屈曲，两手置于两脚两侧，掌根与脚后跟齐平；右腿向后、向上抬起至两腿成一直线垂直于地面，绷脚尖，腹、胸、额贴于左腿前侧。吸气时抬腿向上，呼气时保持动作。保持五至七次呼吸，然后还原，换另一侧练习。

【禁忌】下背部、脚踝、膝盖受伤的人不适合练习该体式。

【注意事项】掌根与脚跟在一条直线，腹、胸、额贴腿，两腿成一直线垂直于地面，支撑腿避免过伸，髋不要外展。

【功效】增进身体的平衡、协调及专注能力，促进头面部血液循环，拉伸腿部及背部肌群。美化臀腿肌肉线条，增强平衡感与专注力。

二、后展类

（一）全眼镜蛇式

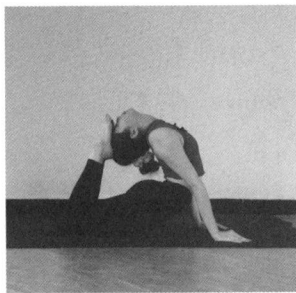

【动作要领】俯卧，两脚分开，与髋同宽，两手置于胸部两侧，指尖对齐肩膀，肘内收，胸部上提，手臂推地，向后伸展脊柱，延伸下颌，屈双膝，脚掌与头部尽量相触；目视上方。吸气时抬起胸部，呼气时脊柱后展。保持五至七次呼吸，然后还原。

【禁忌】腰背部不适人群不宜练习。

【注意事项】头部与脚掌尽量相触，胸腔上提，脊柱后展，头部不可过度后仰，保持脖颈自然放松。

【功效】促使胰脏、肝脏等器官加强活动；增强脊柱的柔韧性，缓解背部酸痛，有效地活动了胸部、肩部、颈部、面部和头部，活跃表皮血液；另外对女性月经不调有辅助疗效。

（二）单手鸽王式

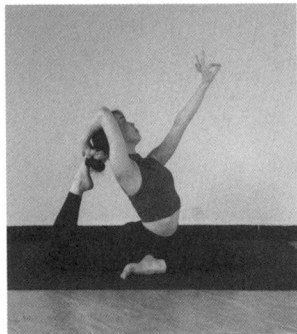

【动作要领】金刚坐，身体前倾，两手置于肩下方，两臂、大腿垂直地面，左腿向前移至两手之间，左膝指向正前方，左足跟抵近耻骨，右腿伸直压实地面，屈右膝，躯干向右转，屈右膝，右手反手抓握右脚，转肩，肘尖指向上方，躯干向正前方，左臂向前上方伸展，结智慧手印；胸腔上提，脊柱后展，尽量以头触脚；目视上方。吸气时胸腔上提，呼气时脊柱后展。保持五至七次呼吸，还原，换另一侧腿练习。

【禁忌】膝部和髋部受伤者，背部或肩部受伤者勿做。

【注意事项】双膝成一直线，大腿、臀部贴地，脚掌触头，肘关节向上，胸腔上提并打开，脊柱后展。

【功效】灵活脊柱，加强腰背力量，伸展前侧肌群，促进血液循环，消除腹部赘肉，防止内脏下垂，改善胃肠功能，消除便秘；具有放松身体和关节的效果；对胆小、容易冲动或神经质的人有帮助。

（三）单腿鸽王式

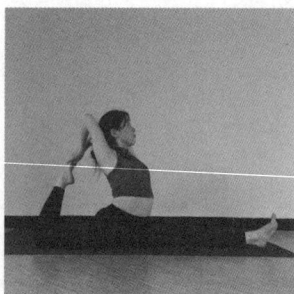

【动作要领】 金刚坐准备，身体前倾，两手置于肩下方，两臂、大腿垂直地面，左腿向前移至两手之间，右腿保持原地不动，左脚跟向前滑动至臀部落地；躯干微右转，屈右膝，右手反手抓握右脚，转肩，肘尖指向上方，躯干朝向正前方，左臂向前上方伸展，屈肘，抓握右脚，胸腔上提，脊柱后展，尽量以头触脚。吸气时胸腔上提，呼气时脊柱后展。保持五至七次呼吸，然后还原，换另一侧练习。

【禁忌】 膝部、髋部受伤者，背部、肩部受伤者勿做。

【注意事项】 髋部中正向前，臀部贴地，肘关节向上，胸腔上提，脊柱延伸后展，伸直腿，勾脚尖。

【功效】 灵活脊柱，加强腰背力量，伸展前侧肌群，促进血液循环，消除腹部赘肉，防止内脏下垂，改善胃肠功能，消除便秘；具有放松身体和关节的效果，对胆小、容易冲动或神经质的人有帮助。

三、侧弯类

（一）侧鸽式

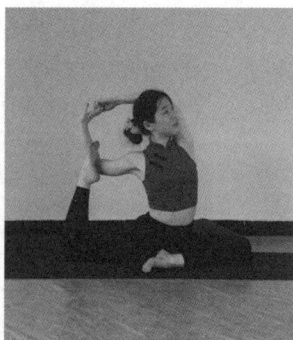

【动作要领】 金刚坐准备，身体前倾，两手置于肩下方，两臂、大腿垂直地面，左腿向前移至两手之间，左膝指向正前方，左足跟抵近耻骨，右腿伸直压实地面，上体微左转，屈左膝，左脚置于同侧肘窝处，两手于体前相扣，两前臂端平成一直线；两臂上抬绕至头后，脊柱立直；头转向右侧，目视前方。吸气时伸展，呼气时沉髋保持。保持五至七次呼吸，然后还原，换另一侧腿练习。

【禁忌】 膝部和髋部受伤者，背部或肩部受伤者勿做。

【注意事项】 前后膝关节在一直线上，侧腰充分伸展，两肘与背部在同一平面，髋尽量朝前，不挤压腰。

【功效】 促进骨盆区域血液循环，拉伸臀部和腿部肌群，灵活肩、髋、膝、踝关节，缓解脊柱压力。

（二）海狗式

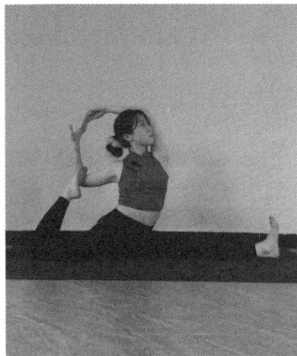

【动作要领】金刚坐准备，身体前倾，两手置于肩下方，两臂、大腿垂直地面，左腿向前移至两手之间，右腿保持原地不动，左脚跟向前滑动，至臀部落地；上体微右转，屈右膝，右脚置于同侧肘窝处，两手于体前相扣，两前臂端平成一直线；两臂上抬绕至头后，脊柱立直，伸直腿，勾脚尖；头转向左侧，目视前方。吸气时伸展，呼气时沉髋保持。保持五至七次呼吸，然后还原，换另一侧练习。

【禁忌】生理期、孕期、髋关节不适者不宜练习。

【注意事项】髋部摆正，收腹挺胸腔，延展脊柱，侧腰充分伸展，双肘与背部在一同平面，前方腿与后方腿的大腿成一直线并贴地，伸直腿，勾脚尖。

【功效】促进骨盆区域血液循环，充分伸展体侧肌群、腿部肌群，灵活身体各个关节。

（三）扭头触膝式

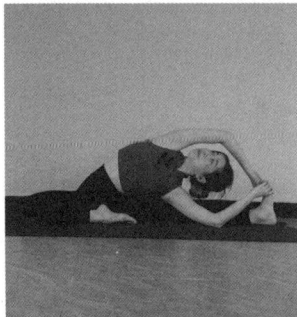

【动作要领】手杖式准备，屈右膝，髋外展，脚跟靠近会阴，左腿向左侧打开与躯干在同一平面；吸气，两臂侧平举，呼气，躯干向左侧伸展并弯曲，左手外旋，虎口向上，抓握左脚；左肘置于左腿内侧，右臂向上伸展，右手抓握左脚，挺直腰背，身体向右上方扭转；目视上方。吸气时展臂，呼气时加深侧弯、扭转。保持五至七次呼吸，然后还原，换另一侧练习。

【禁忌】经期、腹泻者不宜练习。

【注意事项】打开髋关节、膝关节、肩关节，两腿及臀部不离开地面，两臂与后背在一个平面内，尽量向上翻转，下方手臂的肘落地，侧腰贴腿。

【功效】灵活脊柱，拉伸两侧躯干，缓解背部不适，促进血液循环，按摩腹部。拉伸腿部后侧，塑造腿型，缓解坐骨神经痛，灵活脊柱，消除腰部脂肪，增强肾脏。

（四）门闩式

【动作要领】金刚坐，跪立，将左腿向左侧打开，脚尖

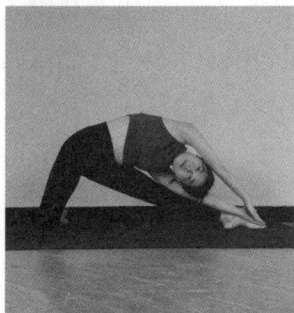

指向正左方，脚跟与右膝在一直线上，右大腿垂直于地面；吸气，两臂侧平举，延展脊柱；呼气，身体向左侧侧屈，左手掌心向下放于左脚背，右臂外旋上举贴耳，充分侧屈，使双手掌贴合，体侧贴近左腿。吸气时延展脊柱，呼气时身体充分侧屈。保持五至七次呼吸，然后还原，换另一侧腿练习。

【禁忌】膝关节严重受伤者不宜练习。

【注意事项】拉长侧腰，收紧左腰，骨盆保持中立。躯干与两大腿在同一平面，屈膝支撑腿与地面保持垂直，双手合掌贴于一侧脚面。

【功效】强健脊椎及脊椎旁侧肌肉，按摩腹部及盆腔器官，强健各肌肉及手脚趾关节，减少腰、腿脂肪，消除背部酸痛，按摩腹脏器官。

四、倒置类

（一）头肘倒立式

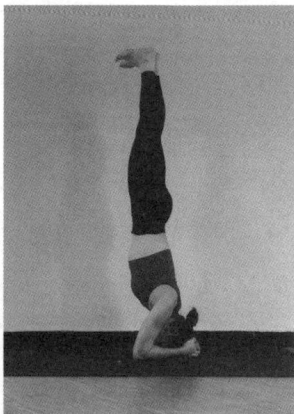

【动作要领】金刚坐，身体前倾，双手十指交叉，两肘分开，与肩同宽、置于前方地面，头顶触地，头后侧抵在双手掌内；吸气，脚尖回勾，伸直双膝，抬起臀部，脚尖前移使臀部升至最高点；呼气，屈双膝，双脚离地，大腿贴向腹部，收紧腰、背、腹部肌肉，背部保持与地面垂直；伸直双膝，直至躯干与地面垂直。保持五至七次呼吸，然后还原。

【禁忌】背部损伤、视网膜剥离、青光眼、疝气、头痛、心脏病、高血压、经期、颈部损伤、低血压者，不要将头倒立式放在练习的开始。没有任何瑜伽练习经历的初学者请在练习一段时间后，并在有经验的瑜伽导师指导下正确练习。

【注意事项】两肘分开与肩同宽，身体成一直线垂直于地面，脚尖回勾，脚心向上。双腿向上延伸，核心始终保持收紧，臀部无需过度收紧，小臂始终压实地面，腋窝打开，脊柱延展。

【功效】改善血液循环，加强颈、肩部力量，提高稳定性及专注力；刺激内分泌腺，脑垂体和松果体；强健手臂、腿和脊椎，防止静脉曲张，缓解腿部疲劳和疼痛；帮助缓解更年期症状、对哮喘、脱发、失眠有辅助治疗作用。

（二）无支撑肩倒立式

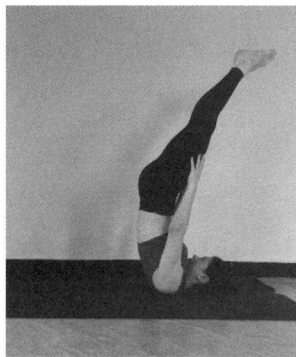

【动作要领】仰卧，两臂下压，腹部用力抬起双腿，臀部、背部抬离地面；同时屈肘，与肩同宽，双手掌推送腰背部，使躯干、双腿成一直线与地面垂直，勾脚尖，下颌微收抵住锁骨；重心移至双肩，双手向上伸直，两臂贴近两腿外侧，绷脚背；目视双脚方向。保持五至七次呼吸，然后还原。

【禁忌】肩颈有疾病患者，最好不要练习这个体式，身体有严重亚健康疼痛，有高血压、低血压者，在医生的建议下和专业的老师指导下练习。

【注意事项】背部伸展，手臂、双腿伸直向上且在一条直线上，躯干腹部保持平衡。

【功效】加强颈、肩部力量，放松背部肌群，促进血液循环，增加血流量，滋养面部肌肤，强化神经丛，强化各脏腑的功能，能增强背肌、腹肌及腰部的力量。舒缓腿部的压力和张力，减轻心脏的负担，预防静脉瘤。此外，对治疗焦虑及失眠也有显著的功效，亦可强化松果体的功能。

五、平衡类

（一）坐姿抓趾平衡二式

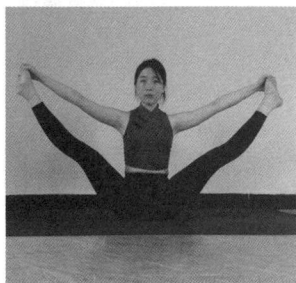

【动作要领】手杖式准备，屈双膝，以食指、中指、大拇指抓握大脚趾，吸气伸直双腿向上，呼气，双腿向两侧打开，挺直腰背，与两臂、两腿在同一平面，目视前方。保持五至七次呼吸，然后还原。

【禁忌】背部受过伤的人需注意动作幅度，尾骨长的人可垫毛巾。

【注意事项】伸直双膝，身体在同一平面，背部保持平直，坐骨压实垫面，不要塌腰，收住核心，不要用腰部代偿。

【功效】改善背部不良体态，提高身体的平衡感，促进脊柱与脊神经健康，增强双腿柔韧性。培养平衡力，伸展后背与双腿后侧肌肉。

（二）鹤禅式

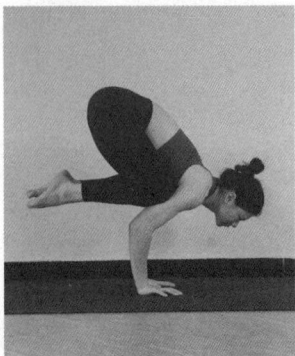

【动作要领】山式站姿准备，两脚分开，与髋同宽，呼气屈膝下蹲，两手置于两脚前方，两膝抵住腋窝；吸气身体前移，肘微屈，同时双脚抬离地面，大脚趾相触，小腿与地面平行，目视鼻尖。保持五至七次呼吸，还原。

【禁忌】孕妇，高血压、心脏病、脑血栓患者，手腕受伤者不宜练习。

【注意事项】膝关节抵住腋窝，头和脚在同一水平面，背部展平肘内收、指向正后方。

【功效】提升全身肌肉的力量，特别是核心、手臂及髂腰肌的力量，同时提高身体的平衡性和专注力。

（三）八曲式

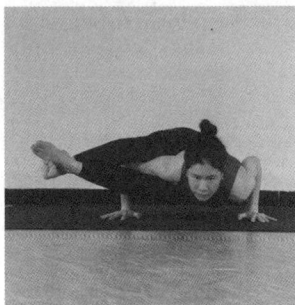

【动作要领】山式站姿准备，两脚分开，与肩同宽，屈膝下蹲，右臂移至两脚之间，双手落地，右大腿放置在右上臂上方，左脚放在右脚上方，两脚踝交叉；吸气屈双肘成90度，重心前移至手臂上，臀部抬起，向右侧伸直双腿，目视前方，呼气，保持动作。保持五至七次呼吸，然后还原，换另一侧练习。

【禁忌】如有手腕、手肘或肩部的炎症及女性经期请勿练习。

【注意事项】双腿向侧方伸直，肘关节成90度，两肩平展。将双手虎口处压实地面，重心向前推，靠腰腹力量将臀上抬。

【功效】加强手臂及腰腹力量，灵活脊柱，提高平衡力与专注力。

（四）舞蹈式

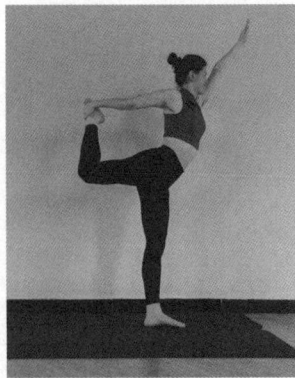

【动作要领】山式站姿准备，屈右膝向后，右手抓握右脚踝，两膝并拢，保持平衡；吸气，左臂抬起贴于左耳向上伸展，胸腔上提，延展脊柱，抬起右腿向后伸展；呼气，身体后展，目视前方。保持五至七次呼吸，然后还原，换另一侧腿练习。

【禁忌】膝盖有伤和腰痛患者慎练。

【注意事项】腿部向上抬，髋部不可外翻，后伸腿大腿平行于地面，手从外侧抓脚踝，胸腔打开，脊柱向上伸展，腰部不要有挤压。

【功效】提高平衡能力与专注力，强化双臂、肩部、背部、髋部与腿部力量，舒展胸腔，延伸脊柱；促进身体血液循环，让血液充分流向内脏和腺体，使其更加健康，发展集中能力与耐心，决断力。

（四）独身者式

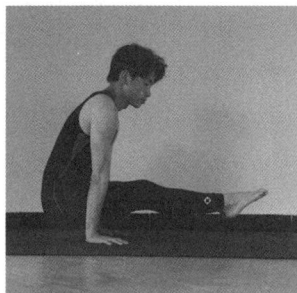

【动作要领】手杖式准备，吸气，绷脚背，两臂支撑下压地面；呼气，收腹及大腿、使臀部、双腿抬离地面，两腿伸直并平行地面，目视前方。保持五至七次呼吸，然后还原。

【禁忌】孕妇，高血压、心脏病、手腕受伤者不宜练习。

注意事项：背部伸展、两腿伸直、平行于地面，绷脚背，手臂伸直，两肩下沉，腘绳肌拉伤的练习者可选择双腿微屈膝。

【功效】增强双臂力量，强化腰腹部肌肉力量，有利于消除腹部赘肉。

（五）站立锁腿式

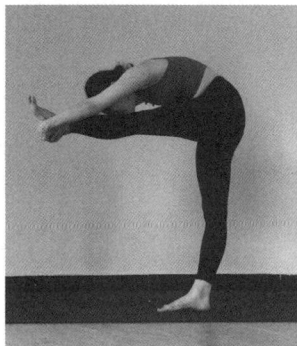

【动作要领】山式站姿准备，吸气，屈左膝上提，双手十指相扣抓握左脚，延展脊柱；呼气，伸直左腿，身体前屈，腹、胸、额依次贴左腿，肘内收。保持五至七次呼吸，然后还原，换另一侧练习。

【禁忌】腰椎有严重疾病者，年龄偏大者不宜练习。

【注意事项】骨盆中正，两腿成90度，腹、胸、额贴一侧腿，背部充分伸展，支撑腿避免过伸，保持腰背的延展，不弓背。

【功效】提升平衡能力及专注力，加强背部、髋部与腿部的肌肉力量，缓解臀腿僵硬，纠正腿形，美化腿部线条。

（六）单手蛇式

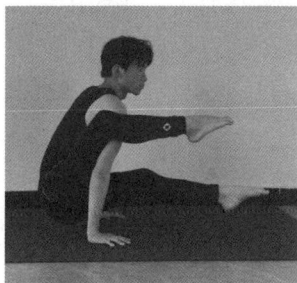

【动作要领】手杖式准备，吸气，屈右膝，右大腿置于右侧上臂外侧靠近肩部，双手支撑地面；呼气，收腹，臀部与左腿抬起，左腿与右小腿平行于地面，两脚尖向前；目视前方。保持五至七次呼吸，然后还原，换另一侧练习。

【禁忌】上肢有伤、高血压、心脏病者不宜练习。

【注意事项】腰腹部核心收紧，重心不要往臀后方沉，下方腿及上方小腿平行于地面，脚背绷直，伸展脊柱。

【功效】增强腰部、腹部、手臂力量，伸展下肢，发展身体平衡能力和专注力。

（七）双臂支撑式

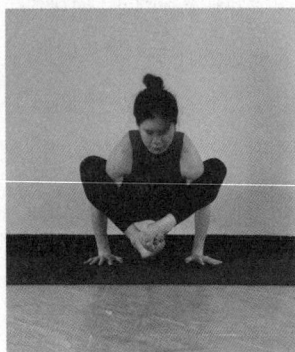

【动作要领】山式站姿准备，两脚分开略比肩宽，屈膝下蹲，两手从两膝内侧向后手掌贴地，指尖向前，大腿内侧置于大臂外侧，呼气，收腹，两脚抬起，并在体前脚踝相交，双手掌撑地，保持平衡；抬头，目视前方。保持五至七次呼吸，然后还原。

【禁忌】孕期，生理期、手腕有伤者不宜练习。

【注意事项】稳定胸腔激活腹部肌肉以帮助支撑下背部，手臂、背部伸展，两肩下沉，两腿贴靠在两上臂上，两脚交叉。

【功效】强健手臂，增强身体的平衡与协调性，按摩腹腔内脏器官，刺激强化消化腺体，提高消化系统机能。

（八）反半月式

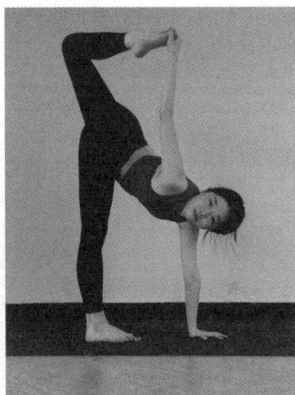

【动作要领】山式站姿准备，吸气，两臂经体侧向上伸展至头上方；呼气，髋屈曲，两手置于两肩下方，两臂、两腿垂直于地面；吸气，屈右膝向后，左手向后抓握右脚内侧，拉动右腿向上；呼气，上身躯干向左侧扭转，左侧支撑腿与右侧支撑手臂保持伸直；右脚向上继续抬升，带动左臂继续向上伸展，使两臂成一直线垂直于地面，头转向左侧。保持五至七次呼吸，还原，换另一侧练习。

【禁忌】腿臀肩背受伤者应避免练习，经期及孕期者应在专业老师的辅助下练习。

【注意事项】脚掌踩实地面，大腿肌肉收紧，骨盆中正，两臂成一直线与地面垂直，支撑腿膝关节伸直，但要避免过伸，上方大腿与支撑腿成一直线垂直于地面。

【功效】增强消化系统功能，缓解胃肠不适，强化腿部肌群，增强脊柱的灵活性。

六、其他类

（一）蛙式

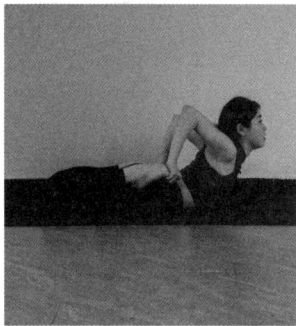

【动作要领】俯卧，下颌触地，两脚分开与肩同宽，屈双膝，两手于体后分别抓握两脚背前端，将两脚压向臀部两侧，同时胸腔与头部上抬，肘关节指向正上方；目视前上方。保持五至七次呼吸，还原。

【禁忌】踝膝关节伤者及腰椎间盘突出者慎练。

【注意事项】两手下压时注意控制力度，防止因过度而损伤膝关节；两肩下沉，肘关节向上，头不要过度后仰。在体式中保持脊柱延展，力量向上，同时骨盆保持中立位，不翻髋。

【功效】加强颈部和背部肌肉的力量，灵活肩关节，锻炼膝关节，增强踝关节的柔韧性。

（二）神猴式

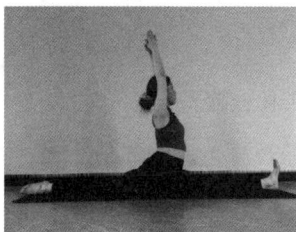

【动作要领】金刚坐，身体前倾，两手置于肩下方，两臂、大腿垂直于地面；左腿向前移至两手之间，右腿保持原地不动，左脚跟向前滑动，至臀部落地，吸气，两手经体侧上举至头上方合掌，手臂伸直；呼气，沉髋，目视前方。保持五至七次呼吸，还原，换另一侧练习。

【禁忌】髋部、膝盖、腰部不适者不宜练习。

【注意事项】骨盆中正，两腿伸直贴地，两臂与躯干垂直向上伸展，胸腔上提，肩胛骨内收下沉，前侧脚尖向上。

【功效】拉伸大腿、腹股沟，有利于塑造腿部线条，缓解坐骨神经痛，增强臀部肌肉，促进髋部与腿部血液循环。

七、七级体式以站坐跪卧躺全方位练习序列课

（1）调息：金刚坐姿

（2）热身：关节热身与拜日式系列

（3）站立系列：舞蹈式—站立锁腿式—站立单腿前屈式—反半月式—鹤禅式—八曲式—双臂支撑式

（4）跪立系列：门闩式

（5）坐姿与其他系列：龟式—闭莲式—坐姿抓趾平衡二式—扭头触膝式—侧鸽式—单手鸽王式—神猴式—单腿鸽王式—海狗式—半莲花捆绑前屈式—单手蛇式—独身者式

（6）倒立系列：头肘倒立式—无支撑肩倒立式

（7）俯卧系列：全眼镜蛇式—蛙式

（8）仰卧系列：莲花鱼式—轮式—莲花肩倒立式—身腿结合式

（9）瑜伽休息术：教师口令引导或者播放瑜伽休息术引导词

步骤二　教学观摩

一、呈现完整设计方案

请扫码观看阅读教学设计方案。

"七级体位标准"
教学设计方案

二、观摩、讨论与反思

1. 呈现讨论话题

（1）教学设计方案是否包括呼吸与冥想、热身体式、主体体式和放松？

（2）体式教学的顺序是按什么进行编排的？编排是否合理？是否涵盖七级体位标准中所有类型的体式？

（3）教学设计方案中采取的教学方法和示范面是什么？

（4）教学设计方案中所安排的内容是否能达到锻炼效果？

（5）教师对体式的编排是否适合有一定基础的练习者？

（6）目前不能完成的体式能否独立设计出锻炼方案？

2. 观摩课堂教学

请大家把"教学感悟"写在自己的课堂笔记本上，并及时记录观摩过程中自己的想法。

3. 分组讨论交流

组内交流

（各小组成员围绕讨论话题对教学活动进行讨论与评价，并记录本小组的共同观点。）

_____

_____

_____

集体交流

（各小组派一名同学代表本组同学发言，其他小组交流评价意见，并记录每个话题的讨论结果。）

_____

_____

_____

4. 教师评价总结

记录教师评价与总结的内容

_____

_____

_____

_____

步骤三　教学设计

准备在瑜伽俱乐部试教的同学，请与本组同学合作修改七级体位标准教学内容，形成新的设计方案，并进行教学准备。

请从以下方面进行思考与修改。

（1）在课前，是否应该先了解上课会员的基础水平，从而有针对性地选择内容进行教学？

（2）是否需要提前熟悉所要教学的体式的动作要领、注意事项和功效？

（3）在安排体式动作时，应考虑如何给会员进行有针对性的手法辅助？

（4）根据教学实践经验，对于初学者无法完成的动作是否有可替代动作？

（5）教学活动内容的设计是否充分考虑辅具的使用？

（6）教学过程中应考虑声音大小是否能覆盖所有人，语言的表述是否准确？

（7）教学过程中教师是否考虑示范面以及站位的问题？

（8）完成难度体式需要具备的身体素质以及达成难度体式的练习序列如何合理安排？

步骤四　教学实施

一、明确各组合作学习要求

1. 现场教学的小组

（1）详细记录教学过程对照原教学设计，在不吻合处做上记号，待教学活动结束之后，讨论变动与调整的原因，以便在讨论时做出解释。

（2）讨论开始前要先派一名同学作为代表（一般是试教的那位同学），说明本组是如何合作设计教学内容的，活动准备过程中的小组合作体现在哪些方面等。

2. 观摩活动的小组

（1）详细记录教学过程，对照原教学设计，在不吻合处做上记号，以便在讨论反思环节进行提问与思考。

（2）对教学中精彩的地方和需要修改的地方做上不同的记号，以便在讨论反思环节能够清楚地表达自己的观点。

二、实施与观摩

执教者现场教学，其他同学观摩教学并做好笔记。

三、讨论与反思

记录自己的现场观摩感悟	记录执教者的总结与自评

记录小组评价的内容

_____

_____

_____

_____

记录教师评价与总结的内容

_____

_____

_____

_____

步骤五 总结提升

健身瑜伽七级体位法（二十四式）

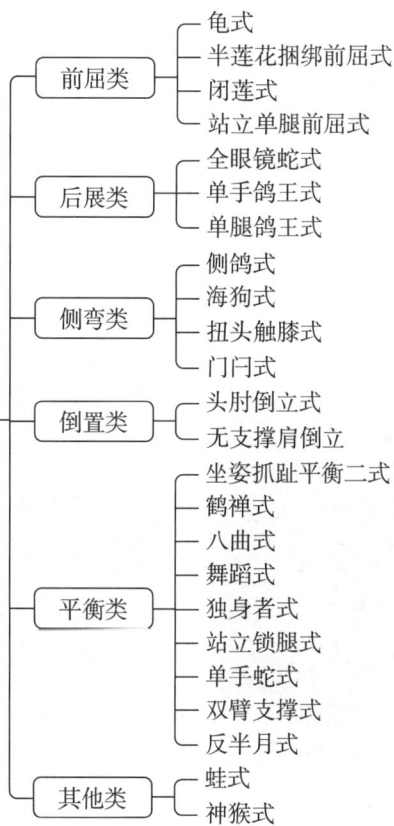

- 前屈类
  - 龟式
  - 半莲花捆绑前屈式
  - 闭莲式
  - 站立单腿前屈式
- 后展类
  - 全眼镜蛇式
  - 单手鸽王式
  - 单腿鸽王式
- 侧弯类
  - 侧鸽式
  - 海狗式
  - 扭头触膝式
  - 门闩式
- 倒置类
  - 头肘倒立式
  - 无支撑肩倒立
- 平衡类
  - 坐姿抓趾平衡二式
  - 鹤禅式
  - 八曲式
  - 舞蹈式
  - 独身者式
  - 站立锁腿式
  - 单手蛇式
  - 双臂支撑式
  - 反半月式
- 其他类
  - 蛙式
  - 神猴式

任务十八　八级体位标准（二十四式）

实施步骤

步骤一　要领讲解

一、前屈类

（一）站立龟式

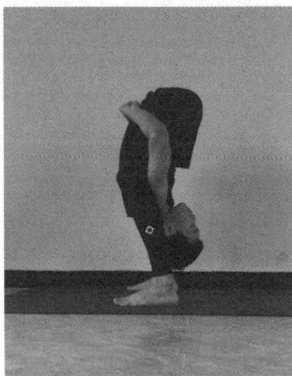

【动作要领】山式站姿准备，两脚分开略比肩宽，吸气，两臂经体侧向上伸展至头顶上方，呼气，屈髋，两臂、两肩、头部经两腿中间向后穿出；两手经大腿后侧向外环抱后腰部并相扣，收紧腹部，伸直双膝；目视肚脐方向。保持五至七次呼吸，还原。

【禁忌】肩膀、肘部或髋关节有问题者，不练；经期或孕期者，不练；有椎间盘问题和急性背痛者，不练。

【注意事项】意识放于髋部并放松，肩膀放松不要耸肩，两手在后腰部相扣，膝关节不能超伸，前屈时保持脊柱的延展。

【功效】有效加强下肢、腰背部肌肉伸展，灵活双肩，按摩腹部脏器；改善消化系统和呼吸系统的功能，放松颈部、头部和肩膀，通过增加大脑的血液流动来增强记忆力；伸展双腿，尤其对大腿和腘绳肌有益，同时臀部、背部、肩膀和胸腔也会得到很好的舒展。

（二）坐姿单腿绕头式

【动作要领】手杖式准备，屈左膝，髋外展，两手抓左脚置于颈后侧，背部挺直，两手在胸前合掌；抬头，目视前方。保持五至七次呼吸，还原，换另一侧练习。

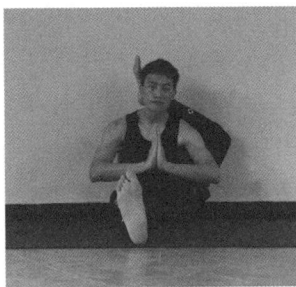

【禁忌】患有坐骨神经痛的人不练；孕妇也应避免练习该体式；有膝盖，臀部，背部或颈部问题者，谨慎练习。

【注意事项】脊柱保持延展，胸腔打开，前伸腿后侧与臀部不要离开地面，上方脚置于颈后侧，脊柱尽量向上伸展。

【功效】灵活髋关节，强化脊柱，增强背部肌群力量；加快腿部血液循环，消除水肿，修缮腿部线条，并使背部肌肉的力量增强；有效收缩腹部，增强消化功能。

（三）双腿绕头合十式

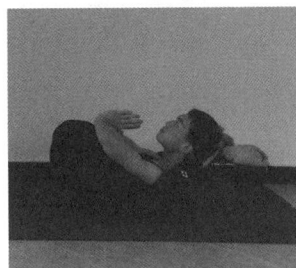

【动作要领】仰卧，屈右膝，髋外展，两手抓右脚置于颈后侧，屈左膝，髋外展，将左脚置于颈后，两脚踝交叉，两手在胸前合掌；目视前方。保持五至七次呼吸，然后还原。

【禁忌】坐骨神经痛或骶骨感染的人不宜练习。

【注意事项】两腿在肩后，两脚在颈后交叉，保持颈部舒展，脊柱前推的感觉，髋部放松，不要掰小腿。

【功效】灵活髋关节，按摩腹部，增强消化功能，强壮大腿及背部肌群。

二、后展类

（一）单腿轮式

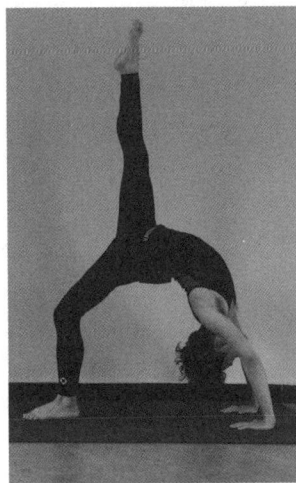

【动作要领】仰卧，先完成轮式；将右脚移至两脚中间，屈左膝大腿贴向腹部，伸直左腿并垂直于地面。吸气时向上伸直一侧腿，呼气时保持动作。保持五至七次呼吸，最后呼气时屈膝还原，换另一侧练习。

【禁忌】手腕无力者，高血压、眩晕症患者不练。患严重腰椎疾病者不宜练习此式。

【注意事项】胸腔展开，将胸腔推出去，重心移动时脚不要动，膝盖朝向胸口。保持髋部中正，脊柱均衡后展，上方腿与地面垂直，脚尖指向上方，头部不可过度后仰。

【功效】伸展身体前侧，强化腿部肌肉，灵活脊柱，促进头部血液循环。

（二）蛙式二式

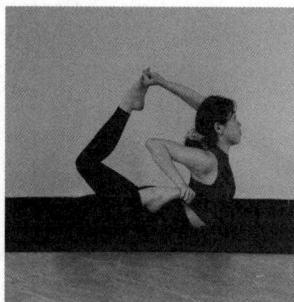

【动作要领】俯卧，下颌触地，屈左膝，左手外旋向后抓握左脚，旋转左肩使左肘尖指向前方；屈右膝，右手虎口向下，抓握右脚背，屈右肘并使肘关节指向后上方，将右脚向下压至右臀外侧；头和胸部抬离地面，向后向上伸展，左臂上举拉动左腿向上伸展，同时右手进一步将右脚尽量压向臀部右侧地面；目视前方。保持五至七次呼吸，还原，换另一侧练习。

【禁忌】膝关节、踝关节损伤者，高血压、腰椎、心脏有问题者，不练。

【注意事项】练习时需打开胸腔，膝关节向上，头部不可过度后仰，绷脚背，小腿互相靠近，维持脊柱中立位。

【功效】加强背部肌肉力量，按摩腹部，灵活膝关节和踝关节，伸展脊柱与肩胛，消除肩关节僵硬，锻炼膝关节。

（三）双手鸽王式

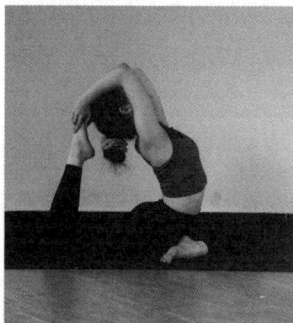

【动作要领】金刚坐准备，身体前倾，两手置于肩下方，两臂、大腿垂直地面，左腿向前移至两手之间，左膝指向正前方，左足跟抵近耻骨，右腿伸直压实地面，屈右膝，右手反手抓握右脚，转肩，右肘尖指向上方；左臂向前上方伸展，抓握右脚，胸腔上提，脊柱向后伸展，尽量以头触脚；目视前方。吸气时胸腔上提，呼气时脊柱后展。保持五至七次呼吸，还原，换另一侧腿练习。

【禁忌】孕妇、脊椎病患者、严重心脑血管疾病患者不宜练习。

【注意事项】两膝成一直线，大腿、臀部贴地，上方脚掌触头，两肘尖向上，胸腔上提，脊柱向后伸展；由于胸部完全扩张和腹部的收缩，因此呼吸会变得急促，请尽力保持正常的呼吸。

【功效】灵活脊柱，加强腰背力量，消除腹部赘肉，伸展前侧肌群，促进血液循环；防止内脏下垂，改善胃肠功能，消除便秘及强化背部；强化大腿及小腿曲线，消除手臂多余的赘肉。

（四）双手鸽王二式

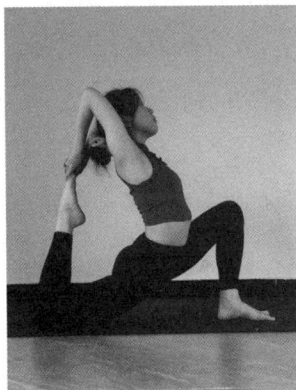

【动作要领】金刚坐准备，跪立，左腿向前迈一大步，两手置于脚两侧，沉髋；屈右膝，右臂外旋向后抓握右脚，转肩右肘尖指向上方；左臂向前上方伸展，屈左肘抓握右脚，胸腔上提，脊柱向后伸展，以头触脚；目视前方。吸气时胸腔上提，呼气时脊柱向后伸展。保持五至七次呼吸，还原，换另一侧练习。

【禁忌】严重背部问题、颈部或肩部问题者，有心脏问题者，高血压患者，不练。

【注意事项】髋部保持中正、下沉，两小腿垂直于地面，胸腔上提并向后伸展，两肘尖向上，头部不可过度后仰，注意手、脚和胸腔的配合，保持重心稳定。

【功效】灵活脊柱和髋关节，加强腰背力量，消除腹部赘肉，伸展前侧肌群，促进血液循环；防止内脏下垂，改善胃肠功能，消除便秘及强化背部。强化大腿及小腿曲线，消除手臂多余的赘肉。

三、扭转类

（一）套索式

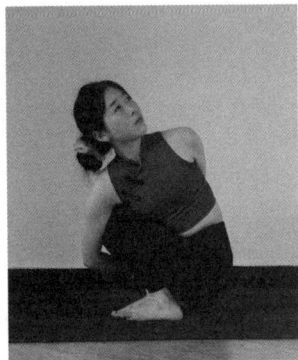

【动作要领】山式站姿，双手臂侧平举，屈膝下蹲，身体向左侧扭转，右腋窝抵住左膝外侧，右臂内旋、屈肘绕两腿向后，同时左臂内旋向背后伸展，两手在背后相扣，颈部胸腔向左侧扭转；目视左上方，吸气时延展脊柱，呼气时身体扭转。保持五至七次呼吸，还原，换另一侧练习。

【禁忌】颈椎和脊柱疾病患者，心血管疾病患者，孕妇，不练。

【注意事项】脚掌不离地，两手在体后相扣，膝关节与脚尖在同一方向，肩膀放松后展，尽量保持脊柱的扭转状态。

【功效】可以增强脚踝的力量和弹性，增强脊柱、肩膀的灵活性；按摩腹部器官，有助于改善消化系统功能。

（二）双手扭转式

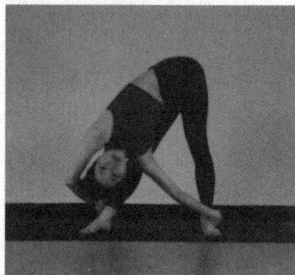

【动作要领】山式站姿，两脚分开两倍肩宽，脚尖向前，两臂侧平举，髋屈曲，左手抓握右脚踝，身体向左侧扭转，右手抓握左脚踝；扭转时将两肩、背部靠向左腿；目视上方。吸气时延展脊柱，呼气时身体扭转。保持五至七次呼吸，还原，换另一侧练习。

【禁忌】有严重背部问题或脊柱疾病问题者，有严重心脏病或血压问题者，孕妇，不练。

【注意事项】两膝伸直但不可过伸，背部贴向左腿前侧，保持脊椎的扭转，不可过分转动颈部。

【功效】按摩内脏器官，增强脊柱弹性。

（三）扭转倒立式

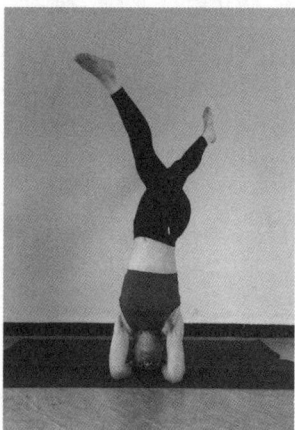

【动作要领】金刚坐姿，先完成头肘倒立；两腿前后分开，右腿在前，保持平衡；以腰部为轴向左侧扭转，两腿左转90度，绷脚背，吸气时准备，呼气时身体扭转。保持五至七次呼吸，还原，换另一侧练习。

【禁忌】颈椎患病者，做过大型眼部手术者，在经期期间者，不练。

【注意事项】伸直两腿并收紧腿部肌肉，保持脊柱中立，注意重心稳定，绷脚背。

【功效】伸展腰背肌肉，强壮腿部肌肉，刺激增强内脏器官，锻炼髋关节。

（四）莲花头倒立扭转式

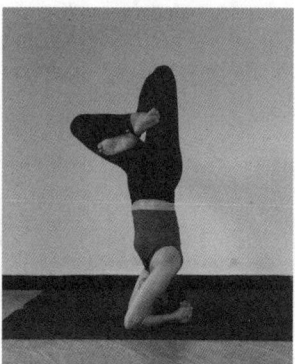

【动作要领】金刚坐，先完成头肘倒立；屈右膝，右脚背放于左大腿根部，再屈左膝，左脚背放于右大腿根部，完成全莲花；展髋，膝关节向上延展，大腿与地面垂直，两腿、髋部同时向右侧转90度。吸气时准备，呼气时身体扭转。绷脚背保持五至七次呼吸，还原。

【禁忌】患有高血压与严重心脑血管疾病者不宜练习。

【注意事项】两肘与肩同宽，保持坐骨与头部在垂直线上，以腰部为中心转髋，髋部扭转90度，扭转时不可塌腰，脊柱中立。动作结束时先屈髋，再弯曲膝关节，脚尖点地回到金刚坐姿。

【功效】促进头部血液循环，灵活髋、膝关节，伸展腰背部，按摩内脏。

四、倒置类

头手倒立式

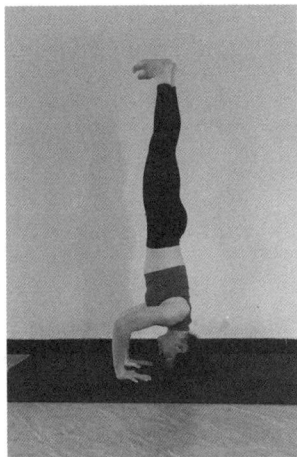

【动作要领】金刚坐，身体前倾，两手撑地，头顶置于两手中线前方一点，前臂垂直地面，肘关节成90度，脚尖回勾；伸直双膝，抬起臀部，脚尖前移使臀部升至最高点，屈双膝，两脚离地，大腿贴向腹部，收紧腰、背、腹部肌肉，背部保持与地面垂直；伸直双膝，直至躯干与地面垂直。保持五至七次呼吸，还原。

【禁忌】患有高血压与严重心脑血管疾病者不宜练习。

【注意事项】两手分开与肩同宽，身体成一直线垂直于地面，手臂与头形成三角稳定，保持颈部的直立，脚尖回勾，脚心向上。

【功效】改善血液循环，加强颈、肩部力量，提高稳定性及专注力。

五、平衡类

（一）蝎子式

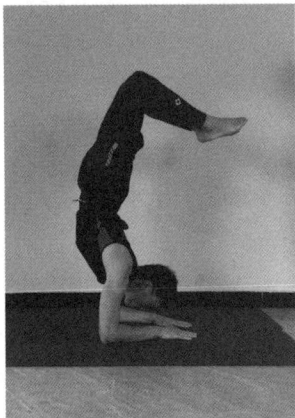

【动作要领】金刚坐准备，先完成头肘倒立，屈双膝，脊柱后展，两手分开，两掌平放于地面，头部抬起，终极体式为脚掌心贴合头顶。保持自然呼吸，保持五至七次呼吸，回到头肘倒立，还原。

【禁忌】背部与腰部做过大型手术者，患有高血压与严重心脑血管疾病者不宜练习。

【注意事项】两肘分开与肩同宽，肘关节成90度，脚掌心尽量贴近头顶。目视斜前方，颈椎自然放松，头顶不要贴地，腰部收紧发力。

【功效】改善血液循环，加强颈、肩部力量，提高稳定性及专注力。

（二）公鸡式

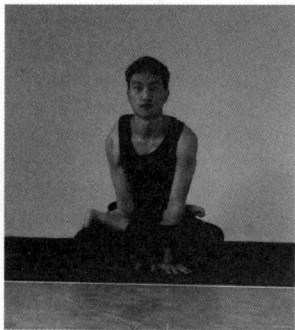

【动作要领】全莲花坐准备，两手依次穿过同侧大小腿之间靠近膝关节位置，手臂支撑下压，两膝上抬至肘处，收腹，臀部离开地面，脊柱伸展目视前方。吸气时准备，呼气时上抬。保持五至七次呼吸，还原。

【禁忌】脚踝、膝盖有损伤者，脑血栓患者，腕管综合征患者，不宜练习。

【注意事项】两腿与地面平行，尽量抬升，两臂伸直，背部充分伸展，保持身体平衡，收紧核心肌群，避免过度伸展。

【功效】增强手臂与肩部肌群的力量，提高平衡能力与稳定性。

（三）侧乌鸦式

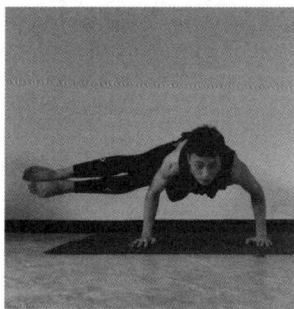

【动作要领】山式站姿准备，屈膝下蹲，两臂贴于左腿外侧，两手分开，略比肩宽并撑地，双膝并拢贴于右上臂上方；屈肘，重心落于两臂，两肘屈曲成直角，将两脚抬离地面，两腿上下重叠伸直；目视前方。吸气时准备，呼气时抬起两腿。保持五至七次呼吸，还原，换另一侧练习。

【禁忌】腰部、肩部或膝盖有损伤者，高血压或心脏病患者，孕妇，不宜练习。

【注意事项】两肘屈成90度，从腰椎开始扭转，臀部不可抬起过高，两腿伸直与地面平行，脚背绷直。扭转的过程中胸部要扭转充分，膝盖应处于一个平面，腹部保持稳定。

【功效】强壮两腿、手臂，灵活肩膀，加强两臂、手腕力量和灵活性，伸展腿后部肌群，消除疲劳，恢复精力，增加身体的协调性。

（四）单腿起飞式

【动作要领】山式站姿准备，屈右膝，右脚置于左大腿根部；屈左膝，身体前倾，两手分开，与肩同宽、按压地面，同时右小腿胫骨置于两上臂后侧，重心移至两手，左腿向后

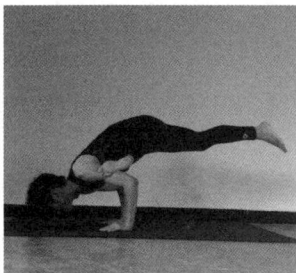

伸直上抬并与地面平行，伸展颈部；目视前下方。吸气时重心前移，呼气时抬腿向后。保持五至七次呼吸，还原，换另一侧练习。

【禁忌】腰部、背部或膝盖有损伤者，高血压或心脏病患者，孕妇，不宜练习。

【注意事项】两肘关节成 90 度，尽量保持头、躯干与后展腿在同平面；练习过程中保持大腿前侧、髋外展，注意延展脊背，双肩下沉，小腿尽量靠近双侧腋窝。

【功效】加强手臂、背部、臀部肌群力量，增强平衡能力。

（五）双手蛇式

【动作要领】山式站姿准备，两脚分开，略比肩宽，屈膝下蹲，两手从两膝内侧向后穿出，两手分开，略比肩宽，手掌贴地，指尖朝前，大腿内侧放于上臂外侧；屈双肘成 90 度，两手撑地，两腿向两侧伸直抬起，绷脚背，使两腿、背部、头部与地面平行。吸气时准备，呼气时抬起两腿。保持五至七次呼吸，还原。

【禁忌】腰椎间盘突出患者，严重的背部或关节问题者，孕妇，不宜练习。

【注意事项】两肘屈成 90 度，手肘向外打开，稍微内扣；背部伸展，不要过度弓背收紧核心，膝关节伸直，头部、两腿与背部平行于地面，绷脚背。

【功效】强化胸、腹部组织，锻炼手臂、背部与两腿肌肉，提高身体平衡与协调能力，增强腕关节和肩部稳定性。

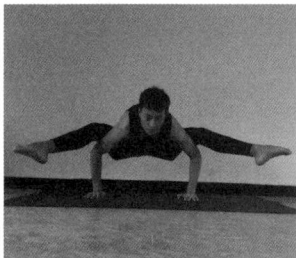

（六）单腿站立平衡式

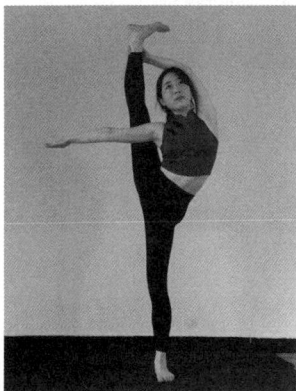

【动作要领】山式站姿准备，两手扶髋保持稳定，屈右膝，右手于腿内侧抓握右脚踝，髋外展；右腿伸直，两手抓握右脚，使右腿向上靠近身体，左腿伸直稳定重心；终极体位时，右臂也可侧平举以保持平衡；目视前方。保持五至七次呼吸，还原，换另一侧练习。

【禁忌】脊椎病患者，高血压或心脏病患者，膝关节损伤或腰部问题者，不宜练习。

【注意事项】上伸腿在肩后，两腿上下垂直地面，脊柱伸展；注意肩膀不要前推，脚掌不要向外翻，臀部不要抬起，两肩保持同一水平线。

【功效】提高专注力与身体平衡能力，强健腿部肌群，灵活髋关节。

（七）侧手抓趾式

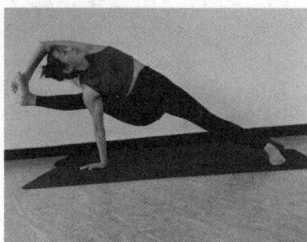

【动作要领】金刚坐准备，先完成下犬式，右脚向前迈至右手外侧，右肩下沉置于左腿下方，右手置于右脚外侧；左脚左转 90 度，脚掌踩地，抬左手，抓右脚，抬离地面置于右前臂位置；转动左肩，手肘上提，打开胸腔，拉动右腿伸直，髋部下沉让两腿成一直线；转头，目视上方。保持五至七次呼吸，还原，换另一侧练习。

【禁忌】脊椎病患者，高血压或心脏病患者，孕妇，不宜练习。

【注意事项】手肘上提打开胸腔拉动右腿伸直，髋部下沉使两腿成一直线。上伸腿在肩后，支撑手臂与地面垂直，脊柱伸展。

【功效】加强手臂肌肉和腕关节的力量，拉伸侧腰，强壮腿部肌群，减少腰部脂肪；促进全身血液流动与新陈代谢，提升身体的协调性和平衡力。

（八）孔雀式

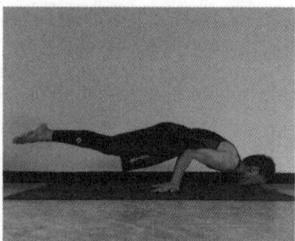

【动作要领】金刚坐准备，身体前倾，两手掌置于两膝正前方地面，指尖指向膝盖，屈肘，肘部与前臂并拢，腹部落在两肘上，胸部落在上臂上；重心前移，两腿并拢向后伸直，抬至与地面平行；目视前下方。保持五至七次呼吸，还原。

【禁忌】腰椎间盘突出严重患者，膝盖有伤者，脊椎病患者，孕妇，不宜练习。

【注意事项】头部、背部和两腿成一直线，手指尖向后。注意肩关节和地面的高度，防止过低。

【功效】加强全身肌肉力量和协作能力，充分按摩腹部，增强腕关节稳定性。

（九）莲花孔雀式

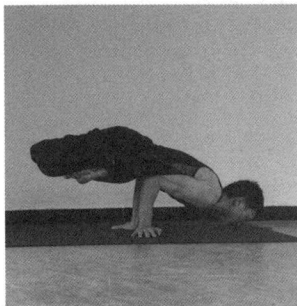

【动作要领】全莲花坐准备，两手在身体前侧支撑，臀部抬起，两膝支撑，身体前倾；两手掌置于身体前方地面，指尖指向膝关节，屈肘，肘部与前臂并拢，腹部落在双肘上，胸部落在上臂上；重心前移，两膝抬起使身体与地面平行；目视前下方。保持五至七次呼吸，还原。

【禁忌】高血压患者，心脏疾病患者，脊椎病患者，孕妇，不宜练习。

【注意事项】头部、背部和两腿在同一平面，手指尖向后。双手肘关节靠在一起，手指向后，比肩膀略宽，绷紧背部。

【功效】加强全身肌肉力量和协作能力，充分按摩腹部，增强腕关节稳定性，灵活膝、踝关节。

（十）半莲花抓趾侧板式

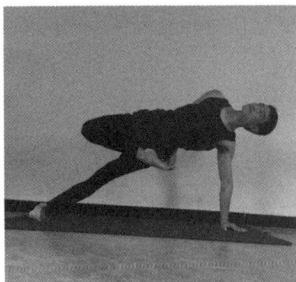

【动作要领】手杖式准备，屈左膝，左脚置于右大腿根部，左臂内旋向体后抓握左脚，右手向右后侧撑地，身体转向右侧，使右侧臀、腿、脚外侧均贴于地面；右手臂和右腿同时发力，抬起身体，使头、躯干、右腿到右脚踝成一条直线；转头，目视上方。吸气时抬起身体，呼气时还原。保持五至七次呼吸，还原，换另一侧练习。

【禁忌】膝关节、踝关节、肩关节有损伤人群，骨质疏松患者，不宜练习。

【注意事项】注意髋部端正，身体尽量保持在同一平面，支撑手臂与地面垂直，下方支撑腿勾脚尖。

【功效】强壮手臂，缓解骶骨的疼痛，改善骶骨的僵硬状况，灵活肩、膝、踝关节。

（十一）舞王式

【动作要领】山式站姿准备，屈右膝向后抬起，右手外旋、虎口向下抓握右脚，转肩使右肘尖指向上方；左臂向上伸展，屈肘，抓握右脚；胸腔上提，脊柱后展，右脚尽量靠近头部后侧，保持身体平衡；目视前上方。保持五至七次呼吸，还原，换另一侧练习。

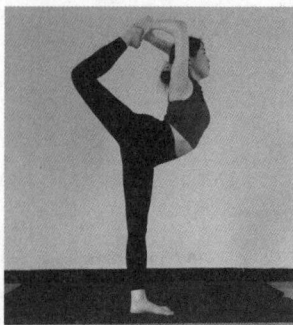

【禁忌】腰部、膝盖、肩膀有损伤者，高血压、心脏病患者，孕妇或生理期女性不宜练习。

【注意事项】髋部不可外翻，胸腔充分打开，延展脊柱，头触脚，两肘尖向上，避免膝关节过伸。

【功效】扩展胸部，加强肩、背、髋、腿及手臂肌群力量，提高平衡能力与专注力。

（十二）起飞式

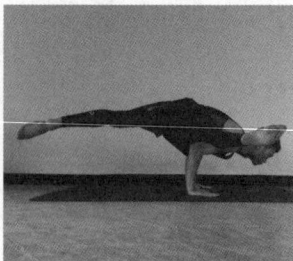

【动作要领】金刚坐，身体前倾，两手撑地，屈肘，同时抬左腿向前置于右上臂后方，重心前移，右腿向后抬离地面，两上臂平行于地面，两腿伸直，伸展颈部，保持平衡；目视前下方。保持五至七次呼吸，还原。

【禁忌】腰部、背部或颈部有伤病者，患有严重的心脏疾病或呼吸疾病者，高血压或低血压者，不宜练习。

【注意事项】头部、背部和后展腿成一条直线，两腿伸展成90度，两肘关节成90度。避免掌根发力，每个手指的指腹与虎口下压发力，保持核心收紧，延展背部。

【功效】强壮手臂、背部与腿部肌群，提高专注力与平衡能力。

六、八级体式以站坐跪卧躺全方位练习序列课

（1）调息：武士坐姿

（2）热身：关节热身与拜日式系列

（3）站立系列：站立龟式—舞王式—单腿站立平衡式—双脚扭转式—双手蛇式—侧乌鸦式—单腿起飞式—套索式

（4）仰卧系列：双腿绕头合十式—单腿轮式

（5）俯卧系列：蛙式二式

（6）坐姿系列：坐姿单腿绕头式—双手鸽王式—双手鸽王二式—单腿绕头合十式—公鸡式—扭转倒立式—莲花头倒立扭转—头手倒立—蝎子式—孔雀式—莲花孔雀式—半莲花抓趾侧板式—侧手抓趾式

（7）瑜伽休息术：教师口令引导或者播放瑜伽休息术引导词

步骤二 教学观摩

一、呈现完整设计方案

请扫码观看阅读教学设计方案。

"八级体位标准"
教学设计方案

二、观摩、讨论与反思

1. 呈现讨论话题

（1）教学设计方案是否包括呼吸与冥想、热身体式、主体体式和放松？

（2）体式教学的顺序是按什么进行编排的？编排是否合理？是否涵盖八级体位标准中所有类型的体式？

（3）教学设计方案中采取的教学方法和示范面是什么？

（4）教学设计方案中所安排的内容是否能达到锻炼效果？

（5）教师对体式的编排是否适合有一定基础的练习者？

（6）目前对于学生不能完成的体式能否独立设计出锻炼方案？

2. 观摩课堂教学

请大家把"教学感悟"写在自己的课堂笔记本上，并及时记录观摩过程中自己的想法。

3. 分组讨论交流

> **组内交流**
>
> （各小组成员围绕讨论话题对教学活动进行讨论与评价，并记录本小组的共同观点。）

集体交流

（各小组派一名同学代表本组同学发言，其他小组交流评价意见，并记录每个话题的讨论结果。）

_____

_____

4. 教师评价总结

记录教师评价与总结的内容

_____

_____

_____

_____

步骤三　教学设计

　　准备在瑜伽俱乐部试教的同学，请与本组同学合作修改八级体位标准教学内容，形成新的设计方案，并进行教学准备。

　　请从以下方面进行思考与修改。

　　（1）在课前，是否应该先了解上课会员的基础水平，从而有针对性地选择内容进行教学？

　　（2）是否需要提前熟悉所要教学的体式的动作要领、注意事项和功效？

　　（3）在安排体式动作时，应考虑如何给会员进行有针对性的手法辅助？

　　（4）根据教学实践经验，对于初学者无法完成的动作是否有可替代动作？

　　（5）教学活动内容的设计是否充分考虑辅具的使用？

　　（6）教学过程中应考虑声音大小是否能覆盖所有人，语言的表述是否准确？

　　（7）教学过程中教师是否考虑示范面以及站位的问题？

　　（8）完成难度体式需要具备的身体素质以及达成难度体式的练习序列如何合理安排？

步骤四 教学实施

一、明确各组合作学习要求

1. 现场教学的小组

（1）详细记录教学过程对照原教学设计，在不吻合处做上记号，待教学活动结束之后，讨论变动与调整的原因，以便在讨论时做出解释。

（2）讨论开始前要先派一名同学作为代表（一般是试教的那位同学），说明本组是如何合作设计教学内容的，活动准备过程中的小组合作体现在哪些方面等。

2. 观摩活动的小组

（1）详细记录教学过程，对照原教学设计，在不吻合处做上记号，以便在讨论反思环节进行提问与思考。

（2）对教学中精彩的地方和需要修改的地方做上不同的记号，以便在讨论反思环节能够清楚地表达自己的观点。

二、实施与观摩

执教者现场教学，其他同学观摩教学并做好笔记。

三、讨论与反思

记录自己的现场观摩感悟

记录执教者的总结与自评

记录小组评价的内容

记录教师评价与总结的内容

步骤五　总结提升

前屈类
- 站立龟式
- 坐姿单腿绕头式
- 双腿绕头合十式

后展类
- 单腿轮式
- 蛙式二式
- 双手鸽王式
- 双手鸽王二式

扭转类
- 套索式
- 双脚扭转式
- 扭转倒立式
- 莲花头倒立扭转式

倒置类
- 头手倒立式

健身瑜伽八级体位法（二十四式）

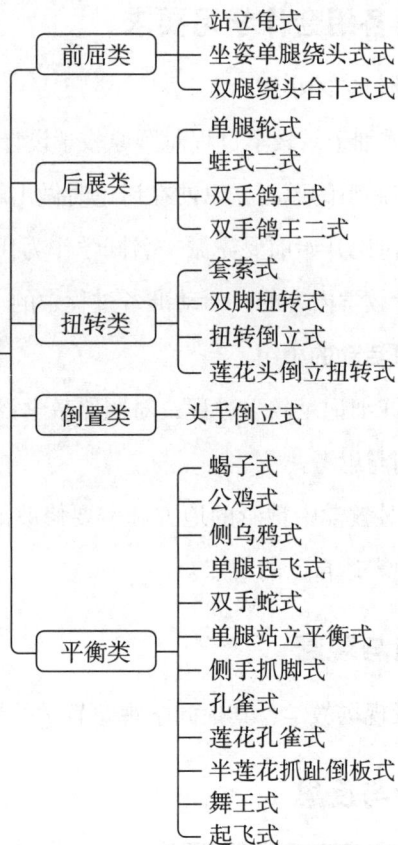

平衡类
- 蝎子式
- 公鸡式
- 侧乌鸦式
- 单腿起飞式
- 双手蛇式
- 单腿站立平衡式
- 侧手抓脚式
- 孔雀式
- 莲花孔雀式
- 半莲花抓趾倒板式
- 舞王式
- 起飞式

任务十九 九级体位标准（二十四式）

实施步骤

步骤一 要领讲解

一、前屈类

卧龟式

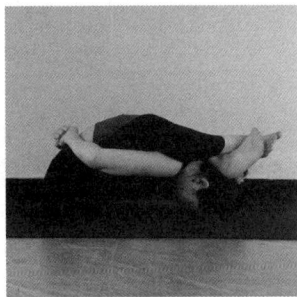

【动作要领】手杖式准备，屈右膝，髋外展，两手抓右脚置于颈后侧，再将左脚置于颈后，两脚踝交叉；两手支撑地面，屈肘，前额触地，两手内旋在背后相扣。吸气时脊柱延展，呼气时两脚颈后交叉。保持五至七次呼吸，还原。

【禁忌】肩膀、肘部或髋关节有问题者；不练；经期或孕期者也不建议练习；有椎间盘问题和急性背痛，尤其是下背部痛者，也不适合练习。

【注意事项】先掌握单腿绕头之后再练习此体式；前额触地，两脚颈后交叉，两手在背后相扣，意识放于髋部让它放松，肩膀放松不要耸肩。

【功效】增强髋、膝、踝关节灵活性，强壮大腿及背部肌群，有助于增强消化系统、生殖系统与排泄系统的功能。

二、后展类

（一）满弓式

【动作要领】俯卧，头、胸部抬起，屈右膝，右臂外旋向后，右手虎口向下抓握右脚趾尖，转肩、手肘向上；屈左膝，同样方式抓左脚，转肩手肘向上；吸气，两手、两腿同时向

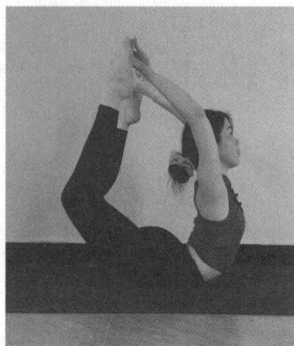

上伸展，两脚分开，与髋同宽，胸腔上提，脊柱充分后展，直至手与脚抬升到极限；抬头，目视前上方。保持五至七次呼吸，还原。

【禁忌】有慢性背痛、颈椎问题或腰椎间盘突出症的人不练。

【注意事项】脊柱均匀伸展，头部不要过分后仰，两手、两脚分开，与髋同宽；背部不发力，借助腿部的肌肉使背部被动地后弯，双手捉脚踝，双脚尽量避免分开。

【功效】使脊柱富有弹性，促进腹部器官血液循环，改善消化功能，缓解肩部僵硬。

（二）束轮式

【动作要领】仰卧，弯曲双膝，双脚分开与肩同宽，脚掌踩地，脚跟靠近臀部，双手指尖朝前放于双耳旁侧的地面，手肘朝上，吸气，胸腔上提，脊柱充分后展，臀部上抬，手臂伸直，头部离开地面；呼气，屈肘，使两前臂、头顶触地，两手十指交叉抱头，肘关节内收。保持五至七次呼吸，然后还原。

【禁忌】背部受伤者，手腕受伤者，患有颈部问题、肩膀问题、高血压的患者不宜练习。

【注意事项】脊柱充分伸展，两肘内收，与肩同宽；两脚分开，与髋同宽；脚尖、两膝关节均指向正前方。注意骨盆向后转动，臀部有控制的收紧并向两侧分开，腹部有控制收紧，打开胸腔，保持腹压稳定，脊柱延展。

【功效】增强脊柱弹性，拉伸腹部肌群，增强肩关节灵活性。

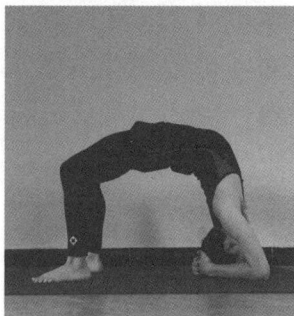

（三）双脚内收直棍式

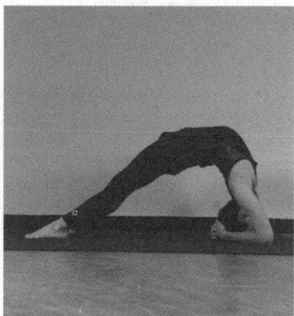

【动作要领】仰卧，弯曲双膝，双脚分开与肩同宽，脚掌踩地，脚跟靠近臀部，双手指尖朝前放于双耳旁侧的地面，手肘朝上，吸气，胸腔上提，脊柱充分后展，臀部上抬，手臂伸直，头部离开地面；呼气，屈肘使两前臂、头顶触地，两手十指交叉抱头，肘关节内收，两腿依次伸直，两脚并拢。保持五至七次呼吸，还原。

【禁忌】颈椎病、高血压患者，尽量避免这个体式，腰部有疼痛的人不宜练习。

【注意事项】两膝伸直，两脚并拢，肘关节内收，延展脊柱、打开胸腔、收紧臀部、大腿和小腿，双腿尽量靠近身体中线；颈、胸部和肩膀应该完全的伸展，骨盆区域尽可能的抬高。

【功效】增强脊柱弹性，缓解脊柱压力，促进血液循环。

（四）单腿束轮式

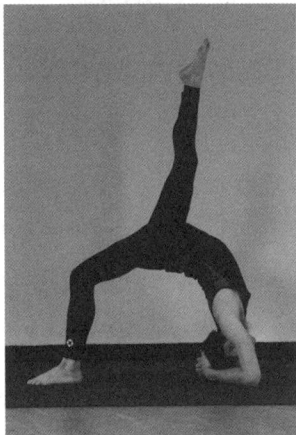

【动作要领】仰卧，弯曲双膝，双脚分开与肩同宽，脚掌踩地，脚跟靠近臀部，双手指尖朝前放于双耳旁侧的地面，手肘朝上，吸气，胸腔上提，脊柱充分后展，臀部上抬，手臂伸直，头部离开地面；呼气，屈肘，使两前臂、头顶触地，两手十指交叉抱头，肘关节内收，两脚并拢，屈右膝大腿贴近腹部，向上伸直腿并与地面垂直，脚尖向上伸展。保持五至七次呼吸，还原，换另一侧练习。

【禁忌】高血压患者，患有青光眼、视网膜脱离者，患有手腕问题、腕管综合征、背部问题者，尤其是椎间盘损伤患者不宜练习。

【注意事项】上方腿伸直，与地面垂直，肘关节内收，与肩同宽，两手交叉抱头，肘关节成90度，下方腿膝关节与脚尖指向正前方。

【功效】伸展脊柱与腿部肌群，矫正圆肩驼背，增强脊柱弹性，缓解脊柱压力，促进血液循环，减少腹部赘肉。

（五）全骆驼式

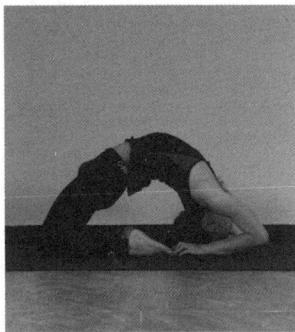

【动作要领】金刚坐准备，跪立，两腿分开与髋同宽，两手扶髋，身体后展；两手依次向上、向后，放在脚后方的地面，依次屈肘使前臂触地，手握两脚，头顶置于两脚之间的地面上。吸气时脊柱延展，呼气时两臂向下落地。保持五至七次呼吸，还原。

【禁忌】患有高血压或低血压者，偏头痛者，失眠或任何颈部或下背部受伤者不宜练习，腰部和脊椎有严重病患者慎做此式。

【注意事项】脊柱充分延伸，头不可过度后仰，两肘触地，与肩同宽。保持脊椎的自然曲线，避免骨盆前倾，两侧小腿平行，胸腔上提，颈椎向后伸展。

【功效】打开肩膀，伸展胸部；提升横膈膜，按摩心脏，增强心脏功能；伸展腹部肌肉，燃烧腹部脂肪；活动脊椎，增强整个脊椎区域；伸展盆骨，给骨盆输送新鲜的血液，补养生殖器官；伸展腿前侧的肌肉和韧带。

（六）飞轮式

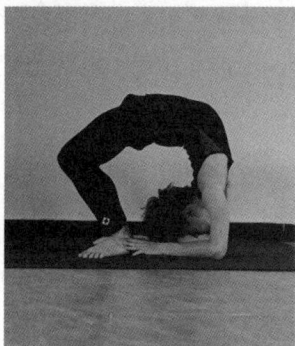

【动作要领】仰卧，弯曲双膝，双脚分开与肩同宽，脚掌踩地，脚跟靠近臀部，双手指尖朝前放于双耳旁侧的地面，手肘朝上，吸气，胸腔上提，脊柱充分后展，臀部上抬，手臂伸直，头部离开地面；依次屈肘使前臂触地，两脚靠近两手，两手抓握两脚踝；抬头，目视两臂之间，吸气时上提，呼气时后展。保持五至七次呼吸，还原。

【禁忌】膝盖、肩膀、颈部、背部受伤或腕管综合征者，有心脏问题，头痛或偏头痛，高/低血压的人不宜练习。

【注意事项】两膝与两脚等距，两膝、脚尖指向正前方，两肘内收，脊柱充分后展，双手贴近双手，抓住同侧脚踝，整个身体呈轮状。

【功效】使脊柱灵活有弹性，灵活双肩，刺激内脏，拉伸腹部，拉伸肱三头肌和肩膀后背，并增强肩膀和上背部力量。

（七）单腿飞轮式

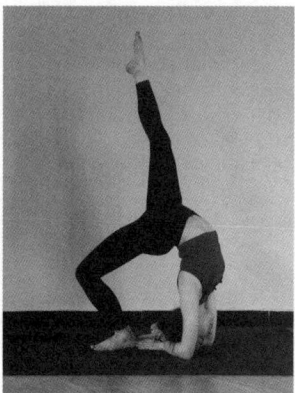

【动作要领】仰卧，弯曲双膝，双脚分开与肩同宽，脚掌踩地，脚跟靠近臀部，双手指尖朝前放于双耳旁侧的地面，手肘朝上，吸气，胸腔上提，脊柱充分后展，臀部上抬，手臂伸直，头部离开地面；依次屈肘使前臂触地，两脚靠近两手，两手抓握两脚踝；抬头，目视两臂之间。抬起左腿向上伸直，与地面垂直，绷脚背。吸气时上提，呼气时后展。保持五至七次呼吸，还原，换另一侧练习。

【禁忌】手腕/肩膀损伤、腰肌劳损、腹部发炎的患者不宜练习。

【注意事项】上升腿伸直、垂直于地面，支撑腿膝关节与脚尖指向正前方，两肘内收，髋部中正，胸腔上提，眼看眉心，脚掌蹬地。

【功效】强健腹部与腿部肌群，增强脊柱弹性，灵活双肩，刺激内脏，拉伸腹部，拉伸肱三头肌和肩膀后背，并增强肩膀和上背部力量。

三、倒置类

（一）手倒立式

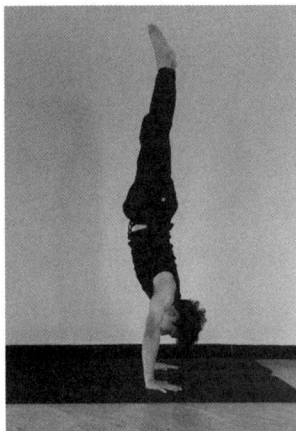

【动作要领】山式站姿，两臂经侧向上举过头顶，髋屈曲，两手分开，与肩同宽、置于两脚前大约一个手的位置，伸直双臂；提踵，身体重心前移至两手，腹部收紧，两腿向上提起，直至与地面垂直，双腿收紧并拢，双脚用力向上延展，臀部收紧，腹部内收，核心稳定，肋骨内收，尾骨顺向天花板的方向，双手用力推地，双肩充分地伸展，头顶指向地面，微抬头，目视两手之间。保持五至七次呼吸，还原。

【禁忌】手腕、手肘和肩膀受过伤的人，心血管疾病患者，怀孕期间的人不宜练习。

【注意事项】两手分开与肩同宽，手指张开，锁好肩肘，双腿和臀部收紧，躯干、两腿与地面垂直，脚尖向上。

【功效】促进身体协调性和平衡能力，增强手臂力量，稳定肩、肘、腕关节，提高核心力量；增加大脑血液供应，防止腹部及臀部下垂，有效地减少面部皱纹，延缓衰老。

（二）孔雀起舞式

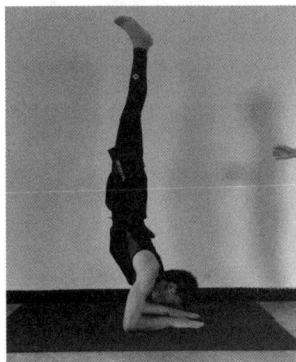

【动作要领】金刚坐姿。身体前倾，抬起臀部，两肘、前臂和手掌触地，与肩同宽，肘关节成90度，颈部伸展，头部向上抬起；两腿依次向上抬起、并拢伸直，绷脚背，躯干稍后展，保持平衡；目视两手之间。吸气时身体前倾，呼气时两腿向上抬起。保持五至七次呼吸，还原。

【禁忌】患有高血压，心脏病，头痛，背部、肩膀或者颈部损伤者，月经期者，不宜练习此体式。

【注意事项】两肘间的距离与肩同宽，两前臂互相平行，双手、小臂、手肘推向地板，保持肩胛和双肩内收上提，抬头。

【功效】强化肩部、手臂和背部肌群，伸展腹部肌肉，伸展肩膀、颈部、胸部和小腹部，提高平衡能力，使大脑平和并缓解压力和轻度情绪低落。

（三）脸颊敬畏式

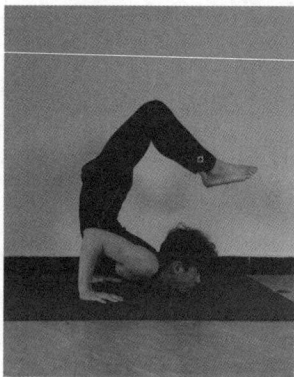

【动作要领】金刚坐姿准备，身体前倾，臀部上抬，两手置于肩下方，屈双肘，身体重心前移，下颌、胸部贴地，上臂夹住肋骨两侧，颈部伸展；吸气，依次抬腿向上伸直，只有下颌、两手触碰地面，两腿并拢伸直；呼气，身体重心移向胸腔与下颌之间，屈双膝，两脚脚掌触及头顶；目视前下方。保持五至七次呼吸，还原。

【禁忌】颈椎病、心血管疾病患者与怀孕期间的人不宜练习。

【注意事项】两肘夹紧肋骨，前臂垂直地面，两腿并拢，两脚脚掌触及头部，重心切勿过分集中于下颌。颈部伸展，肘部夹紧肋骨，重心前移，下巴与双手注意距离。

【功效】增强脊柱弹性，强化手臂、腹部肌肉力量，增强身体平衡协调能力，增强核心以及腿部的肌肉；除了对身体有益处，还可以使心灵平静并减轻压力。

（四）反蝗虫式

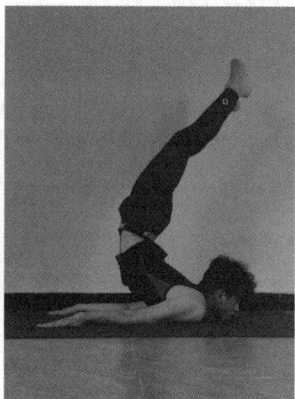

【动作要领】俯卧，下颌贴地，屈双肘，把手掌放在胸部两侧，手指指向头的方向；吸气，屈膝，同时臀部向上提，两腿依次有控制地抬升向上伸展，伸直膝关节，绷脚背，双腿向头上方延伸，身体重心放在下颌与两肩之间，保持平衡；呼气，将两臂依次向后伸直，掌心朝下，目视前方。保持五至七次呼吸，还原。

【禁忌】患有颈椎病、高血压、腰椎间盘突出者，月经期的人，不宜练习。

【注意事项】手放髋部下方腰背发力，起脚提臀顺着重心走，重心前移。脊柱均匀后展，两腿伸直并拢，两臂分开与肩同宽、伸直，掌心贴地。

【功效】增强脊柱弹性，强化手臂、腹部肌肉力量，增强身体平衡协调能力；增强核心以及腿部的肌肉。除了对身体上有益处，还可以使心灵平静并减轻压力。

（五）反蝗虫二式

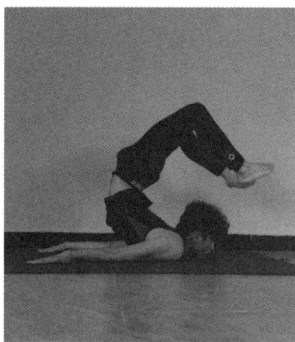

【动作要领】俯卧，下颌贴地，屈双肘，把手掌放在胸部两侧，手指指向头的方向，吸气，屈膝，同时臀部向上提，两腿依次有控制地抬升向上伸展，躯干后展并向头上方延伸，身体重心放在下颌与两肩之间，保持平衡；呼气，屈膝，两脚掌心触及头部，将两臂向后伸直，掌心向下；目视前方。保持五至七次呼吸，还原。

【禁忌】患有颈椎病、高血压、腰椎间盘突出者，月经期的人，怀孕期的人不宜练习。

【注意事项】脊柱均匀后展，脚掌触及头部，两膝并拢，两臂伸直，与肩同宽，掌心向下贴地。手放髋部下方，臀肌后背发力，重心前移同时肋骨上提，脚缓慢往前放。

【功效】增强脊柱弹性，强化手臂、腹部肌肉力量，增强身体平衡协调能力，增强核心以及腿部的肌肉；除了对身体上有益处，还可以使心灵平静并减轻压力。

四、平衡类

（一）单腿绕头支撑式

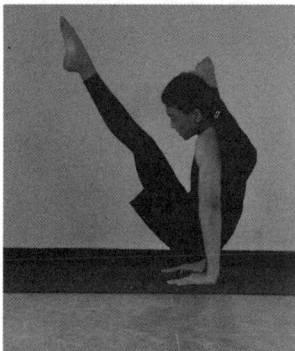

【动作要领】手杖式准备，吸气，屈左膝，髋外展，两手抓左脚置于颈后侧，背部向上延展；两手置于臀部两侧压实地面；呼气，收腹，抬起臀部，右腿随之提升至最大限度，绷脚背，保持平衡，目视前上方。保持五至七次呼吸，然后还原，换另一侧腿练习。

【禁忌】坐骨神经疾病患者，臀部背部颈部有问题者，怀孕期间的人不宜练习。

【注意事项】脊柱尽量延展，骨盆中正，手臂垂直于地面。将小腿伸向胸部有助于打开髋部和腿筋，手臂与背部向上发力。

【功效】加强手臂与腹部肌肉力量，增强平衡力，灵活髋关节，强化脊柱，增强背部肌群力量。

（二）单腿绕头侧板式

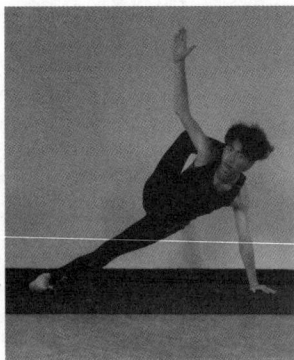

【动作要领】手杖式，屈右膝，髋外展，两手抓右脚置于颈后侧，脊柱延展，两手按压左臀旁侧撑地，使身体从地面抬起；抬右手离地向右转，伸直左腿，左脚外侧贴地；右臂向上伸直与地面垂直，掌心向前，延展背部；抬头，目视前方。保持五至七次呼吸，还原，换另一侧练习。

【禁忌】急性心肌梗死者，严重心律失常及心动过速患者，妊娠及重度贫血患者不宜练习。

【注意事项】两臂成一条直线脊柱延展，支撑手臂不可过伸，手撑地的同时腰腹收紧，保持臀腰腿一条直线。

【功效】灵活髋关节，拉伸腿部肌群。

（三）站立单腿绕头式

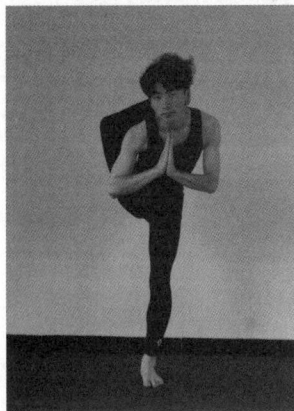

【动作要领】手杖式，先完成坐姿单腿绕头，两手置于臀部两侧压实地面，屈右膝，脚掌踩地，两臂支撑，伸直右腿站立，伸展脊柱，两手胸前合掌；抬头，目视前方。保持5五至七次呼吸，还原，换另一侧练习。

【禁忌】不适宜坐骨神经痛髋关节问题患者或疝气高血压患者，眩晕患者应避免练习。

【注意事项】上方脚置于颈后，脊柱向上伸展，支撑腿伸直，颈椎与腰椎要同时建立稳固的根基和腿部力量。

【功效】提高平衡能力与专注力，按摩腹部，加强腿部及背部肌群，灵活髋关节。

（四）单腿起重机式

【动作要领】金刚坐准备，先完成下犬式，左脚向前迈步，使脚尖靠近左手掌根，屈右肘，使右膝抵于上臂后侧靠近腋窝处，使右脚离地；手肘内收，身体重心前移，左脚离地使左腿伸直，脚面与地面平行；目视前下方。保持五至七次呼吸，

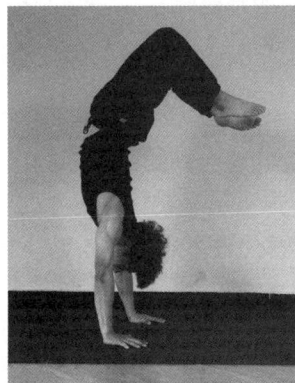

还原，换另一侧练习。

【禁忌】手腕、手部或下背部受伤者，不适合练习该体式，孕期者也不适合练习。

【注意事项】肘关节成90度内收；抬起的腿伸直，与地面平行，后抬腿伸直，背部伸展。肩关节屈曲、内收、外旋；肘关节、腕关节伸展；弯曲腿的髋关节屈曲、内收，伸直腿的髋关节伸展、内旋。

【功效】强化腹部肌群，增强手臂力量，增强平衡能力和专注力。

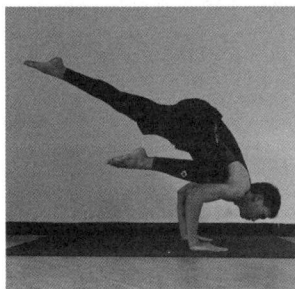

（五）瑜伽拐杖式

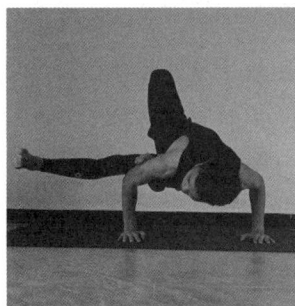

【动作要领】手杖式准备，屈右膝，髋外展，将右脚置于左大腿上方；屈左膝下蹲，身体向左侧扭转90度，两手于身体左侧撑地，屈肘90度，右脚踩于右上臂上，靠近腋窝；吸气，重心前移，抬起臀部，躯干平面与地面平行，右膝朝上，右小腿垂直地面；呼气，左腿向躯干右侧伸直，脚尖回勾，保持身体平衡；转头，目视左脚方向。保持五至七次呼吸，还原，换另一侧练习。

【禁忌】肩、膝关节受伤者，高血压、怀孕期者不宜练习。

注意事项：双手略比肩宽，肘关节成90度，右大臂、腋窝踩实，脊柱充分伸展，伸直腿平行于地面，脚尖回勾，屈肘向下时腰腹要同时发力。

【功效】加强手臂力量拉伸、强化腰背部肌肉，按摩腹内脏器。

（六）蝎子二式

【动作要领】山式站姿准备，两臂经侧向上举过头顶，髋屈曲，两手分开，与肩同宽、置于两脚前大约一个手的位置，伸直双臂；提踵，身体重心前移至两手，腹部收紧，两腿向上提起，直至与地面垂直，双腿收紧并拢，双脚用力向上延展，臀部收紧，腹部内收，核心稳定，肋骨内收，尾骨顺向天花板的方向，双手用力推地，双肩充分伸展，头顶指向地面，微抬头，目视两手之间。屈双膝，上提胸腔，脊柱后展，抬头，两脚脚掌触向头部，两膝和脚踝尽量并拢；目视前方。保持五至七次呼吸，还原。

【禁忌】手腕肩关节受损者，心血管疾病患者，月经期的人不宜练习。

【注意事项】保持手倒立稳定性，打开下胸和胯，顺势抬头，接放腿后，放松腿部，肘关节不可过伸，两脚掌尽量触头，脊柱均匀伸展。

【功效】增强平衡能力，扩展胸腔，拉伸腹部肌肉，增强脊柱弹性，增强肩部、手臂和手腕力量。

（七）侧起重机式

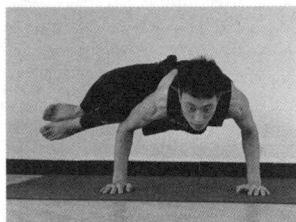

【动作要领】金刚坐准备，身体前倾，两手撑地，头顶置于两手中线前方一点，前臂垂直地面，肘关节成90度，脚尖回勾；伸直双膝，抬起臀部，脚尖前移使臀部升至最高点，屈双膝，两脚离地，大腿贴向腹部，收紧腰、背、腹部肌肉，背部保持与地面垂直；伸直双膝，直至躯干与地面垂直。屈双膝，髋屈曲，将两腿收向腹、胸部，向右侧扭转躯干，将左大腿放置右上臂后侧、靠近腋窝，保持平衡，收腹，吸气，抬起头部；目视前下方。保持五至七次呼吸，还原，换另一侧练习。

【禁忌】高血压患者，怀孕者，手腕肩关节受损者不宜练习。

【注意事项】两膝并拢，大小腿尽量贴合，脊柱保持延展，两肩保持在同一平面；右手尽量支撑靠近大腿中线，另一只手可外旋，肘关节可找肋骨借力，重心缓慢前移。

【功效】增强手臂肌肉力量，锻炼腹部肌肉。

（八）上公鸡式

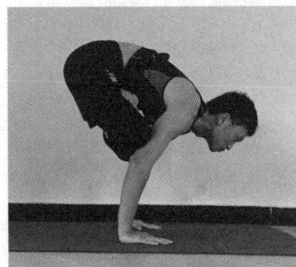

【动作要领】金刚坐准备，身体前倾，两手撑地，头顶置于两手中线前方一点，前臂垂直地面，肘关节成90度，脚尖回勾；伸直双膝，抬起臀部，脚尖前移使臀部升至最高点，屈双膝，两脚离地，大腿贴向腹部，收紧腰、背、腹部肌肉，背部保持与地面垂直；伸直双膝，直至躯干与地面垂直。再

将两腿盘成全莲花，髋屈曲，将小腿置于上臂后侧，靠近腋窝处；将臀部下沉，抬头向上，两臂伸直，再次提两腿靠近腋窝处，颈部伸展，尽可能地将头抬高；目视前下方。保持五至七次呼吸，还原。

【禁忌】患有腕管综合征、高血压，怀孕或患有任何类型的心脏病，有脑血栓，脚踝和膝盖受伤的人也不建议练习该体式。

【注意事项】两腿抵于腋窝，两臂伸直，脊柱充分延展。训练前需热身将髋部打开，腿卡紧大臂和腋窝，臀部缓慢向下和抬头时，手掌要找到撑地的感觉。

【功效】脊柱得到完全伸展，强化手臂和腹部器官，建立稳定和平衡，提高专注力，刺激您的消化系统，缓解经期不适和髋部疼痛，放松双腿。

（九）侧公鸡式

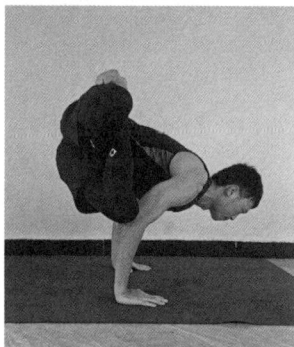

【动作要领】金刚坐准备，身体前倾，两手撑地，头顶置于两手中线前方一点，前臂垂直地面，肘关节成90度，脚尖回勾；伸直双膝，抬起臀部，脚尖前移使臀部升至最高点，屈双膝，两脚离地，大腿贴向腹部，收紧腰、背、腹部肌肉，背部保持与地面垂直；伸直双膝，直至躯干与地面垂直。保持自然呼吸；再将两腿盘成全莲花，躯干向右转，髋屈曲，放低两腿使左大腿放于右上臂外侧；保持身体稳定后，抬头，伸直两臂并提高臀部，颈部向前伸直。保持五至七次呼吸，还原。

【禁忌】患有高血压、心脏或肺部问题、背痛、疝气、痔疮、胃溃疡、脾脏肿大或膝盖受伤的人不练。手腕无力或手腕受伤、肘关节或肩膀无力的人不宜练习这个体式。

【注意事项】肘关节成90度，两肩保持在同一平面。放下莲花时屈髋收腹，左膝盖靠近右手肘，膝盖手肘互推。

【功效】脊柱完全伸展，增强腰部柔韧性，按摩内脏器官，增强手臂肌肉力量。

（十）起飞二式

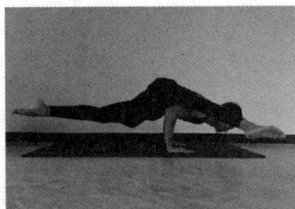

【动作要领】金刚坐准备，先完成斜板式，屈右膝，右脚经颈外侧迈至右手正前方；屈右肘，右上臂抵于右膝后侧；屈左肘，左肘抵于左侧肋骨，身体前移，两肘屈成90度，内收，夹住肋骨两侧，右腿伸直抬起；身体重心继续前移，将左腿伸直抬起，目视前方。保持五至七次呼吸，还原，换另一侧练习。

【禁忌】高血压患者、身体有剧烈疼痛者、腕管综合征患者、严重骨质疏松症者不宜练习。

【注意事项】两腿伸直，背部平展，肘关节成90度，前脚需尽量靠近肩膀，在起脚同时，向前送重心、屈肘。

【功效】强健手臂，增强核心及大腿肌肉力量，提高平衡能力。

（十一）单臂支撑孔雀式

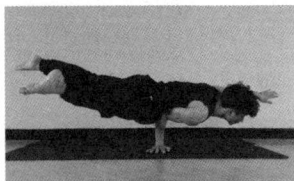

【动作要领】金刚坐准备，抬起臀部、身体前倾并向右转45度，两手分开与肩同宽按压地面，吸气，屈双肘，将腹部落于右侧上臂；呼气，两腿向后伸直、抬起，可将两腿微分；吸气，将身体重心移至右手，稳定后，抬起双腿；呼气，左手抬起向侧方伸直；目视前下方。保持五至七次呼吸，还原，换另一侧练习。

【禁忌】手腕损伤、高血压、颈椎病、腰椎间盘突出的人，建议不要练习这个体式。

【注意事项】手肘内旋，大臂向内夹紧，腹部抵住大臂位置并有意识让侧腰向内旋，两腿可微分开上扬，支撑手臂屈肘成90度，尽量保持后背平直。

【功效】增强身体的协调性与平衡能力，强化核心力量，锻炼肘、腕关节。

五、九级体式以站坐跪卧躺全方位练习序列课

（1）调息：莲花坐姿

（2）热身：关节热身与拜日式系列

（3）站立系列：手倒立式—蝎子二式

（4）坐姿系列：卧龟式—全骆驼式—孔雀起舞式—脸颊敬畏式—起飞二式—单腿绕头支撑式—单腿绕头侧板式—站立单腿绕头式—单腿起重机式—瑜伽拐杖式—侧起重机式—上公鸡式—侧公鸡式—单臂支撑孔雀式

（5）俯卧系列：满弓式—反蝗虫式—反蝗虫二式

（6）仰卧系列：束轮式—双腿内收直棍式—单腿束轮式—飞轮式—单腿飞轮式

（7）瑜伽休息术：教师口令引导或者播放瑜伽休息术引导词

步骤二 教学观摩

一、呈现完整设计方案

请扫码观看阅读教学设计方案。

"九级体位标准"
教学设计方案

二、观摩、讨论与反思

1. 呈现讨论话题

（1）教学设计方案是否包括呼吸与冥想、热身体式、主体体式和放松？

（2）体式教学的顺序是按什么进行编排的？编排是否合理？是否涵盖八级体位标准中所有类型的体式？

（3）教学设计方案中采取的教学方法和示范面是什么？

（4）教学设计方案中所安排的内容是否能达到锻炼效果？

（5）教师对体式的编排是否适合有一定基础的练习者？

（6）目前不能完成的体式能否独立设计出锻炼方案？

2. 观摩课堂教学

请大家把"教学感悟"写在自己的课堂笔记本上，并及时记录观摩过程中自己的想法。

3. 分组讨论交流

组内交流

（各小组成员围绕讨论话题对教学活动进行讨论与评价，并记录本小组的共同观点。）

_____

_____

_____

集体交流

（各小组派一名同学代表本组同学发言，其他小组交流评价意见，并记录每个话题的讨论结果。）

_____

_____

_____

4. 教师评价总结

记录教师评价与总结的内容

_____

_____

_____

_____

步骤三　教学设计

准备在瑜伽俱乐部试教的同学，请与本组同学合作修改九级体位标准教学内容设计，形成新的设计方案，并进行教学准备。

请从以下方面进行思考与修改。

（1）在课前，是否应该先了解上课会员的基础水平，从而有针对性地选择内容进行教学？

（2）是否需要提前熟悉所要教学的体式的动作要领、注意事项和功效？

（3）在安排体式动作时，应考虑如何给会员进行有针对性的手法辅助？

（4）根据教学实践经验，对于初学者无法完成的动作是否有可替代动作？

（5）教学活动内容的设计是否充分考虑辅具的使用？

（6）教学过程中应考虑声音大小是否能覆盖所有人，语言的表述是否准确？

（7）教学过程中教师是否考虑示范面以及站位的问题？

（8）完成难度体式需要具备的身体素质以及达成难度体式的练习序列如何合理安排？

步骤四　教学实施

一、明确各组合作学习要求

1. 现场教学的小组

（1）详细记录教学过程对照原教学设计，在不吻合处做上记号，待教学活动结束之后，讨论变动与调整的原因，以便在讨论时做出解释。

（2）讨论开始前要先派一名同学作为代表（一般是试教的那位同学），说明本组是如何合作设计教学内容的，活动准备过程中的小组合作体现在哪些方面等。

2. 观摩活动的小组

（1）详细记录教学过程，对照原教学设计，在不吻合处做上记号，以便在讨论反思环节进行提问与思考。

（2）对教学中精彩的地方和需要修改的地方做上不同的记号，以便在讨论反思环节能够清楚地表达自己的观点。

二、实施与观摩

执教者现场教学，其他同学观摩教学并做好笔记。

三、讨论与反思

记录自己的现场观摩感悟

记录执教者的总结与自评

记录小组评价的内容

记录教师评价与总结的内容

一、瑜伽动作创编的原则

（一）针对性原则

瑜伽成套动作的编排应根据不同年龄、性别、职业、能力、爱好、身体、季节变化等情况，以及发展或改善身体某部分的需要，创编各种形式的瑜伽动作，旨在达到练习者的目的，具有很强的针对性。

（二）合理性原则

瑜伽动作的选择与设计要科学合理安排，尊重人体发展规律，安全可靠，避免损伤。一套完美的瑜伽动作要科学合理地设计每一个动作，它不是简单的各种体式随意组合，而是在动作编排时要注意能量的提升和正确的回收，注意不同类别动作之间的衔接、连贯，如跪姿到站姿之间的衔接。另外，难易动作编排也要科学合理。

（三）整体性原则

瑜伽编排的整体性原则要求一套完整的瑜伽练习应包括身体各个关节、部分的练习，能体现不同身体素质的练习，更要有生理和心理都能得到锻炼的内容，这些内容除了包含体式外，还有调息、冥想、意念等。

（四）循序渐进性原则

编排一套完整的瑜伽动作，应针对不同水平的瑜伽练习者选择不同难度的瑜伽姿势，例如做 Vinyasa（瑜伽的串联体位）时，要达到呼吸、动作和意念的完美结合，达到力量、稳定性、柔韧性的平衡统一，这些要求对于初学者、身体素质较弱者和修行瑜伽时间较短的人根本无法完成，因此在编排时应遵循动作从易到难，练习深度由浅至深的原则。

（五）多样性原则

现代的瑜伽在不同的体式中如站立、坐姿、俯卧、仰卧、平衡等各种体式可以任意组合叠加，可以形成多种练习套路。另外，在目前的健身行业里，也出现了多种流派，包括阿斯汤嘎瑜伽、流瑜伽、活力瑜伽、艾扬格瑜伽、高温瑜伽、阴瑜伽、理疗瑜伽等，这些不同流派的瑜伽，针对的功效也各不相同，有动态的也有静态的，有快的也有慢的，身体在这种紧张与舒缓的交替中获得能量，使肌肉的弹性与伸缩性，关节的灵活性与身体的柔韧性得到改善，因此编排者在设计课程时应遵循劳逸结合、动静结合的原则。

（六）趣味性原则

兴趣是最好的老师，所以在设计成套瑜伽动作时要注重趣味性的设计，应尽量做到易跟随、适合大众，做到全面性的前提下，但又有侧重点；将简单的体式做难，将难的体式简单化；在体式上可以安排不同风格和流派的瑜伽，使动作保持新鲜感，从而最大限度地调动瑜伽练习者的积极性和热情。

二、瑜伽课程编排方法

（一）根据姿势类型编排

瑜伽体式按照姿势类型分类为站姿、坐姿、跪姿、俯卧、仰卧等，若有些体式无法被清晰地归类，则统一归为过渡体式一类。一般初级瑜伽课的编排，就按照这些分类进行挑选组合。

（二）根据体式的难易编排

健身瑜伽一百零八式是按照由易到难的顺序进行一至六级分类，在一节课堂中，可根据授课对象的基本情况，选择不同难度的体式进行组合编排。

（三）根据体式的强度进行编排

按照健身瑜伽一百零八式由易到难的顺序选择不同强度的体式进行组合编排。

（四）根据课程主题编排

将课程进行不同主题的分类，如肩颈主题、腰骨盆主题、开髋主题、瘦腿主题等。以编排一节肩颈主题为例，要围绕着肩颈主题的瑜伽体式，首先将与肩颈有关的瑜伽体式进行一个归类，其次在结合方法一进行不同姿势的肩颈主题体式的二次分类。最后，再选择组合。

（五）根据功效和功能分类编排

每一个瑜伽体式都有其特有的功效和功能，在编排时可以按照康复类、修复类、增强力量类、增强柔韧性类、增强核心类等功能和功效进行分类，分类好之后再根据授课对象的需求，将这些不同功效和功能的体式有选择性组合在一起或单独编排以增强某一类功能和功效为主的课程。

（六）根据授课对象的具体情况编排

坚持"以人为本"，以授课对象的具体实际情况为本是最基本也是最重要的原则和依据，也是所有瑜伽教练最难把握的。私教一对一的授课，可能比较容易去做到"以人为本"，但团课中，每个人的具体情况是完全不同的，这就需要我们通过与授课对象多沟通，以便我们更好地编排适合他们的课程。

三、瑜伽课程编排步骤

（一）瑜伽呼吸和冥想

放在课开始部分，时间约为 10 分钟。具体步骤为：

（1）调整坐姿（采用什么坐姿、动作要领、禁忌等）

（2）调息 3—5 分钟（强调呼吸做法、要点、比例、功效等）

（3）蓝图冥想 3—5 分钟

（4）唤回意识（通过呼吸来唤醒）

（5）唤醒身体（如双手搓热捂住眼睛）

（二）瑜伽热身体式

时间约为 15 分钟，在这里可以选择练习一遍瑜伽坐姿关节热身和一遍传统瑜伽拜日式或者 2 遍传统瑜伽拜日式。热身体式可以参照健身瑜伽实践篇第一节中的瑜伽热身体式。

（三）瑜伽体式

哈它瑜伽认为体式是练习的首要阶段，它可以带来身心的安定、健康，身体保持轻盈，内心保持稳定。在一堂 75 分钟的瑜伽课中，瑜伽体式时间大约在 35—45 分钟。

瑜伽体式编排要求：

（1）整套体式在 8—15 个；

（2）从仰卧—俯卧—跪/坐—站—仰卧的顺序开始；

（3）站立体式不低于 4 个；

（4）后仰体式不宜停太久；

（5）不同类别体式之间的衔接、连贯（如跪—站之间衔接连贯）；

（6）所有后仰体式都必须得到充分的放松（不一定要用放松体式来放松）；

（7）避免体式的相反性：深度后仰与深度前曲不能相连接（如骆驼式与前曲式不能连

在一起），应用相似的体式来过渡；

（8）不要用扭转的体式来结束整套练习；

（9）注意能量的提升和正确的回收（用身体去感觉）；

（10）每套体式必须包括6种基本类型。例如，锁腿式—手枕式—蝗虫式—下犬式—猫式—简易鸽子式—下犬式—战士二式—三角伸展式—三角侧伸展式—半三角扭转式—桥式—摇摆式。

（四）瑜伽放松术

瑜伽放松指的是有意识地放松，它作为一堂瑜伽课的最后一个部分，可以让体式中获得的能量在身体得以循环，使身体得到彻底的放松，避免疼痛和紧张在身体的累积。练习步骤：摊尸式—调息—密集放松式—蓝图冥想—呼吸调回意识—唤醒身体。整个过程大约十分钟。其中最重要的步骤是密集放松式，可以从头到脚放松，而可以从脚到头进行放松。在这个环节的放松过程中要注意：放松按顺序进行，单次放松的身体部位不要超过两个，放松的感觉要出来，放松的部位要有针对性，主要的部位要讲详，这个环节大约5分钟。十分钟的休息式等于2—3小时的深沉睡眠，可以有效缓解高血压患者的紧张和焦虑，帮助摆脱神经质、烦躁和容易激动的情绪。

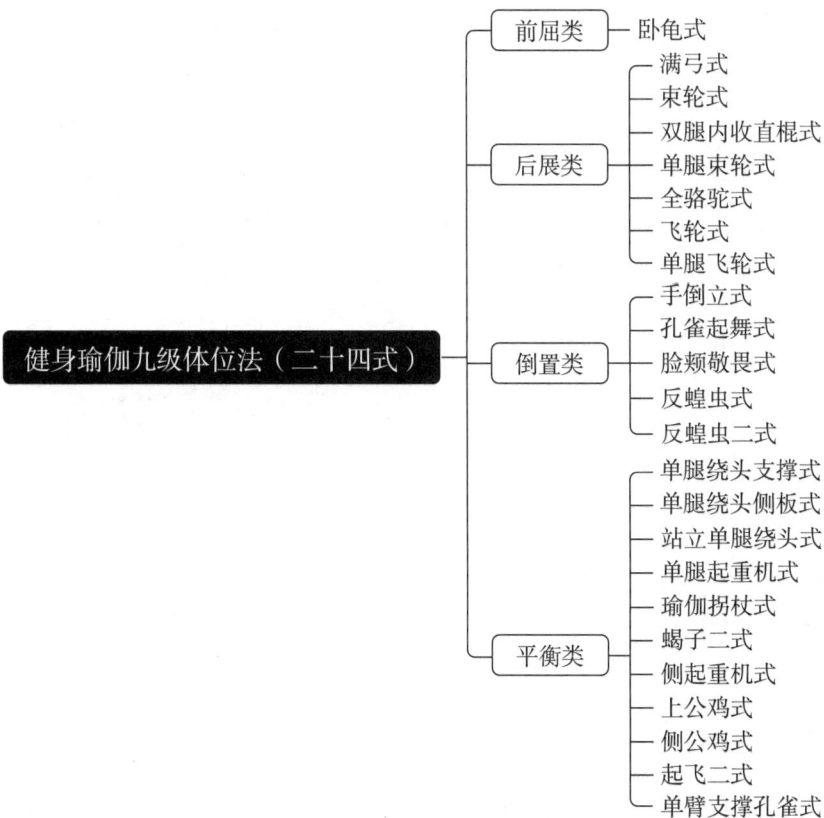

健身瑜伽九级体位法（二十四式）

前屈类——卧龟式

后展类——满弓式、束轮式、双腿内收直棍式、单腿束轮式、全骆驼式、飞轮式、单腿飞轮式

倒置类——手倒立式、孔雀起舞式、脸颊敬畏式、反蝗虫式、反蝗虫二式

平衡类——单腿绕头支撑式、单腿绕头侧板式、站立单腿绕头式、单腿起重机式、瑜伽拐杖式、蝎子二式、侧起重机式、上公鸡式、侧公鸡式、起飞二式、单臂支撑孔雀式

项目小测与教学应用

一、思考题

（1）瑜伽常用的冥想坐姿有哪些？

（2）瑜伽体式如何命名以及按功能分类为哪些？

（3）文化体式是如何分类的？

（4）健身瑜伽基本体式共有几式，共分为几级，每一级体式有几式？

（5）简述瑜伽课程编排的原则和方法？

（6）请简述一节 75 分钟瑜伽课程的编排步骤。

二、教学题

（1）掌握一至九级体位法的动作要领及注意事项，并能辅助他人进行练习。

（2）请以小组为单位，一人充当教学者，其余人充当练习者，完成一节 60 分钟或 75 分钟初级瑜伽课堂教学。

思政园地

健身瑜伽体位标准分为九个等级，每个等级都涵盖了前屈、后弯、扭转、倒置和平衡等多种类别。前屈类体式要求身体折叠、低头谦卑的姿态，象征谦逊与自省；后弯类体式强调胸腔打开与脊柱延展，隐喻开放包容的胸怀；扭转类体式是通过脊柱的螺旋运动促进身体排毒，象征灵活变通与自我革新；平衡类体式的动作需专注与稳定，体现专注与持之以恒的品质，教学中通过单腿平衡或双人配合动作，融入团队协作意识；倒置类体式动作较为困难，可以在教学中引导学生克服恐惧、敢于挑战自我。

特色篇

项目五　理疗瑜伽

学习目标

●知识目标：了解姿势评估的定义、目的；知道影响姿势评估的原因；掌握评估的时间、地点以及使用的评估设备；重点掌握拍照的技巧和如何画线；掌握全身体态问题的评估方法。

●能力目标：学会运用各种解剖软件、画线软件、拼图软件等来帮助解决体态评估问题；具备对个案前后左右四个面的照片进行精准解读与整合评估；能针对个案评估的结果进行针对性的训练；能完整上一堂私教课。

●素质目标：培养学生细致观察、精益求精的职业素养；培养学生团队协作能力；锻炼学生沟通表达能力。

项目知识导图

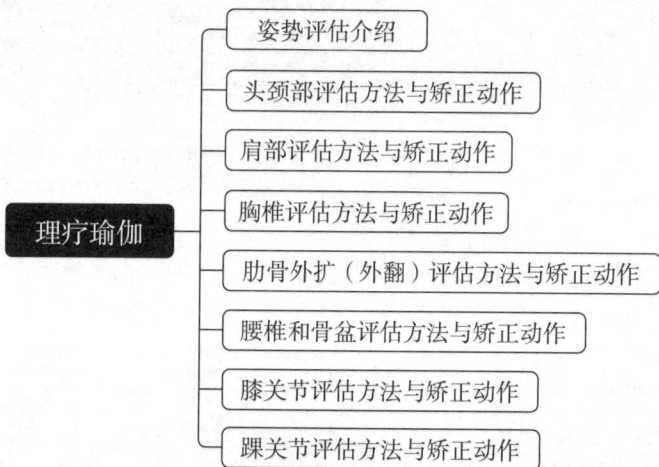

```
                              姿势评估介绍
                              头颈部评估方法与矫正动作
                              肩部评估方法与矫正动作
                              胸椎评估方法与矫正动作
          理疗瑜伽            肋骨外扩（外翻）评估方法与矫正动作
                              腰椎和骨盆评估方法与矫正动作
                              膝关节评估方法与矫正动作
                              踝关节评估方法与矫正动作
```

课程思政

项目模块	具体内容	思政教育点
理疗瑜伽	姿势评估与体态矫正	改掉生活中不良的生活习惯，预防疾病，调理亚健康状态；保持健康的生活态度和健康的生活方式；提升生活和学习质量

任务二十 姿势评估介绍

一、姿势评估介绍

（一）姿势的定义

让任何一个人来示范不良的姿势,几乎每个人都露出懒洋洋的样子,如肩膀下垂往前缩、驼背、胸椎过度向后弯的状态。若是要求示范良好的姿势,大多数人都会摆出像军人般的立正姿势,打直身体、抬起下巴、肩膀向后挺。所以姿势这个词描述的是身体的整体位置,是一种有意或无意地稳定自己的躯体和调整肢体摆放位置的方式。从艺术的角度来说,这个词描述的是为了美丽而故意摆弄的。

一个人必须将身体某些部位维持在正确的排列线上才能有良好的姿势；不良的姿势如脊柱侧弯、含胸、圆肩等,可能会引起肌肉关节疼痛、关节活动度受限或广泛性的不适。

（二）影响姿势的原因

以下是几个影响姿势的原因（见表 5-1 ）。

表 5-1 影响姿势的原因

影响因素	原因举例
结构性或解剖学	脊柱侧弯,上肢或下肢的长骨长度差异,增生的肋骨、椎体、组织弹性增加。
年龄	姿势随着年龄改变是显而易见的,孩童的姿势与其他年龄层的姿势有显著的不同。
生理性	警觉、活力充沛时和觉得呆滞、疲倦时,姿势会有暂时性的微小改变；当疼痛不舒服时,会采取某些姿势来缓解不适,可能是暂时,也可能因长时间维持相同姿势而变成长久的姿势；怀孕的生理变化是暂时性的(如下背痛),但有时候会引起永久性的代偿姿势变化。
病理学	骨头与关节的疾病会改变姿势,软骨病可能会有膝内翻的情况；骨折愈合时骨头排列不良,可能会导致骨骼轮廓改变；中风的病人可能受某些肢体张力上升、某些肢体张力下降所苦；年长者可能会因为骨质疏松症影响身高,而造成弯折身体的姿势；绝经后的妇女可能会有驼背的现象。
职业	久坐者和高活动者之间的姿势差异。
娱乐	喜欢激烈运动与喜欢平缓运动的人之间的姿势差异。
环境	人们感觉寒冷与感觉温暖时会呈现不同的姿势。
社会与文化	从小习惯交叉着腿坐或蹲坐的人的姿势会与从小习惯坐在椅子上的人不同。
情绪	通常潜意识下,因某些情绪而采取某些姿势是暂时性的,但也有可能因为这种情绪时常发生而变成习惯性,如思考一个悲伤者的姿势与一个发怒者的肌肉张力,害怕疼痛的个人可能会采取防卫姿势。

（三）施行姿势评估的目的

1. 获得资讯

第一，施行姿势评估最重要的就是了解关于个案的更多资讯，如下方三个例子可说明这一点。

例一，治疗一般大众，经常会遇到受腰痛和颈痛所苦的病人，大部分的人都相信是久坐的工作性质让他们的姿势变得糟糕，他们长时间伏案工作或开车。故判断造成他们不适的主因，是由于工作时的习惯动作或其他因素导致，这是很有帮助的。辨别出主要原因，就可以知道改变工作的姿势，是否可能解决个案的问题。

例二，您正在治疗运动员或从事高活动性的工作者，有一位三十岁的男性来找您，主诉反复发生的膝盖疼痛。他是一位跑者，下肢的姿势可能让他的疼痛加剧吗？他是否可能有扁平足、膝外翻或者是长短脚的问题？跑者这些姿势可能是造成膝盖疼痛的原因吗？观察您的个案，发现他的姿势大致良好，有没有可能是跑步训练的质或量造成这个问题？施行姿势评估，可让您排除解剖学上的因素。

例三，评估一位 49 岁肩膀疼痛恶化的女性，您在评估过程中，注意到她肩部的肌肉体积较小。若个案未曾有外伤病史，那肩膀肌肉萎缩（伴随着关节活动度下降）的一个可能原因是沾黏性关节囊炎。您观察得到的讯息可以帮助您得到一个可能的诊断，这个诊断可再经由适当的测试来确定或排除。有一点很重要的是，姿势评估只是评估过程的一部分，若要确定诊断，必须用最新的评估方法思考所有的环节。

姿势评估亦可用来厘清皮肤上观察到的疤痕等标记。有些个案会习惯疤痕的存在而忘记自己做过的手术(如阑尾切除术)，或者小时候接受过骨折治疗，可能也不会提起这段病史。个案可能忘记了这件事，或者不确定这些病史是否跟现在的问题有关。作为瑜伽老师，注意并提及这些老旧伤痕是获得额外资讯的好方法，有时候也能证明它们与目前的问题有关。

2. 节省时间

施行姿势评估的第二个理由，是可以在冗长的过程中节省时间。它可能可以较快速地证明某些事情和个案目前的问题有关。个案躺着接受治疗时，较难观察身体各部位的关系，但若个案站起来，有些问题就会马上变得明显。以下有两个例子。

例一，您是一位运动按摩治疗师，正在治疗一位身材适中、健康状况大致良好的打字员，她抱怨右侧肩膀前方疼痛。施行站姿和坐姿姿势评估之后，发现她的右侧肩胛骨较为往前内侧缩。在坐姿之下难以发现这个情况，因为坐姿下两侧肩胛骨都会自然地呈现这个姿势。

例二，您的个案是一位抱怨左侧脚踝疼痛的年长男性，由前侧和后侧的姿势观察知道他双下肢并没有平均承重，而是偏重在他觉得有问题的左脚，左脚的小腿肌肉较右侧稍微大一点。经过询问后，个案回忆起小时候右侧脚踝曾经发生骨折，从此便因担心而不敢使用右下肢承重。即使个案知道骨折已经治愈了，但仍较为依赖左下肢承重。这个发现可以解释个案左侧脚踝的疼痛吗？他有脚踝关节炎吗？或只是单纯因为关节承重增加累积的压力所致？个案在站姿下被观察到左侧小腿肌肉微增厚，这个情况在个案的坐姿下或是接受关节活动度测试时，都不容易被发现。在承重的姿势下观察，可以获得某些特定的资讯。

3. 建立基准值

施行姿势评估的第三个理由，就是可以建立基准值，即用来衡量治疗效果的标准。若个案因骨盆位置不正导致下背肌肉疼痛，您采取了一些运动和牵引治疗来调整他的骨盆位置，日后无疑需要在某些过程中再次进行评估，以确认疼痛是否改善，以及疼痛改善是否可以归功于骨盆位置的调整。

4. 整体治疗

将个案视作整体来治疗而不是将之区分为一个坏掉的膝盖、一个冰冻肩或一个挥鞭症候群[①]（whiplash syndrome），所以将个案的姿势列入记录是比较合乎逻辑的。

（四）谁要接受姿势评估

姿势评估主要是针对一般民众，需要接受姿势评估的是体态较为健康、较有活力的人，或是体态较不健康者、静态久坐者，而非那些经常住院的、突然受伤的或是长期卧床的病人。若您是健身教练，主要目标可能是增加肌力。若您是瑜伽老师，主要目标可能是延长肌肉，因为姿势评估可以帮助辨别肌力不平衡之处，以便为您的个案设计更科学合理的锻炼。但是，对于某些个案来说就不适合进行姿势评估，例如：

（1）焦虑的个案；

（2）因为疼痛或疾病而无法站立的病人；

（3）无法稳定地由坐到站或由站到坐的个案；

（4）无法理解评估目的，或不同意进行评估的个案；

（5）接受其他形式评估更能获得益处的个案。

（五）何地进行姿势评估

进行姿势评估时通常需要让个案只穿内衣，所以温暖的诊间或治疗室是最适合的地点。当然，在某些情况下，必须长时间让个案坐着来观察其工作时的姿势，用以获得最重要的

---

① 挥鞭症的损伤大多发生于坐在行驶或停驻中交通工具上的人，被有速度的另一交通工具由后撞上，造成颈部与头部因为重量支撑性质不一，颈椎急速向后，接着又立即回弹，是车祸时最常发生于乘客身上的情况。挥鞭症的损伤所产生的一系列症状称挥鞭症候群。

资讯。在这种情况下，就必须让个案衣着完整。虽然坐姿下观察比较无法掌握个案各个关节的位置，但是借此得到坐姿的整体印象，可用来判断个案的肌肉骨骼疼痛起因是否为不良的坐姿。

（六）姿势评估施行时间

先了解病史再施行评估。例如一个个案表示他站太久会有眩晕的问题，您或许就会加快施测速度、让其拿着辅具，或就近摆放一张椅子，也可能决定不进行评估。

有些治疗师倾向于在每次治疗时都施行姿势评估，当然，这要视病人的治疗频率和治疗的性质而定。如果治疗是一次性的，就必须在治疗前后施行姿势评估；若是病人须长时间接受一连串的治疗，那最好的施行时间就是刚开始和治疗计划完成前夕。有时候并不需要每项姿势评估都施行，甚至根本不需要进行姿势评估。若个案接受密集治疗后，问题均已得到改善，您必然想要进行姿势评估，以印证不良姿势是否得到改善。

二、姿势评估事前准备

（一）所需设备

下方所列设备对学习姿势评估很有帮助（建图5-1）。

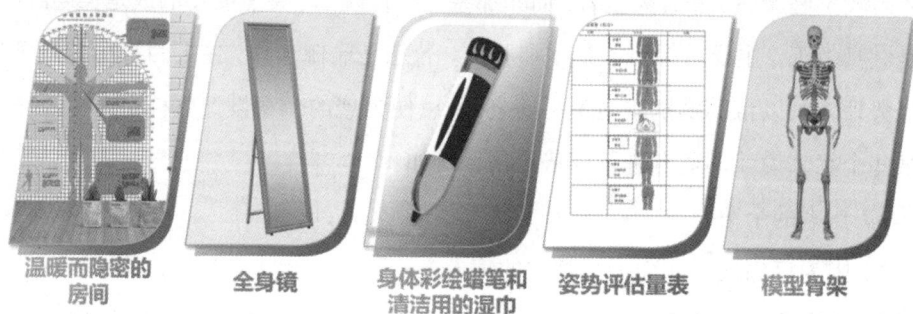

| 温暖而隐密的房间 | 全身镜 | 身体彩绘蜡笔和清洁用的湿巾 | 姿势评估量表 | 模型骨架 |

图5-1　姿势评估所需设备

（二）所需时间

若您是新手，可能需要花上半小时的时间来完成后方、侧面以及前方的姿势评估。熟练之后，就可以用少于五分钟的时间由各个角度评估整个身体。技巧熟练的评估者可以快速地完成评估，且不仅只观察到明显偏离标准姿势的位置。若个案有进行中或悬而未决的问题存在，或是为复健计划评估，必须慎重评估，厘清姿势不平衡是否已经或将可能在未来造成某些问题。某些个案可能需要花较长时间评估。

（三）姿势评估步骤

（1）上身穿贴身运动内衣，下身穿短裤，赤足评估。若头发会遮盖脸或颈部，请将头发扬起。若是女性个案，建议穿着普通的内衣，而不是运动内衣，因为运动内衣会遮盖背部的肩胛骨和脊椎，增加观察的难度。因为需要观察个案的日常站姿，所以请个案按照平时的习惯站立，不要指导个案把脚掌并拢或用任何特定的站姿站立。

（2）关于个案身体状况的一般问题（见表 5-2）。

表 5-2　关于个案身体状况的一般问题

所有的站姿	重量平均分散于两脚或偏重于某一侧？个案看起来平衡或不平衡？个案看起来前摇后晃或向某方向倾斜吗？
身体各部分的排列	身体各部分和其他部位的联结看起来平衡吗？头部安稳地位于胸部之上吗？胸部安稳地位于骨盆之上吗？四肢的左右两边和身体的距离相等吗？
骨头	骨头出现不正常外形？任何骨头出现畸形、弯曲或缺损？
关节	关节是否位于正中、放松姿势？或者是有任何变形情况？有任何关节发生水肿的情况吗？
肌肉	身体左右两侧的肌肉体积平均吗？有任何肌肉异常地壮硕或萎缩吗？有任何肌肉张力增加或减少的情况吗？
皮肤	有任何区域发炎、变色或干燥吗？有任何疤痕、瘢点或挫伤吗？
生理状态	个案看起来舒适吗？个案能够轻松地维持姿势吗？有任何地方出现紧绷的情况吗？

（3）照顾个案的情绪。多数人在只穿内衣站立着被评估时，心理上会感到不舒服，所以个案和瑜伽教练之间的互相信任和密切关系尤为重要。

（四）标准姿势

头颈部的理想排列是在最小的肌肉作用下将头部维持在一个良好的平衡位置。在侧面，参考线恰好经过耳垂，并且颈部呈现出正常的、向前弯曲的形态。在背面，参考线与头部的中线和颈椎棘突相吻合。头部不向上或向下倾斜，并且不向旁倾斜或旋转，下颌不回缩。

肩部的理想排列，从侧面看参考线途经肩关节。肩胛骨平躺在上背部，大概在第 2 和第 7 胸椎间，大约相距 10 厘米。

上背部是在理想排列的情况下，胸段脊柱稍向后凸。

骨盆和下背部在标准中立位即两侧髂前上棘在同一水平面，并且髂前上棘和耻骨联合在同一垂直面。髂前上棘和髂后上棘大概处在同一平面。

标准的侧面观参考线通过下肢经过髋关节中心稍后方和膝关节轴线的稍前方，并且代表了这些关节的稳定位置。

标准的重力参考线经过外踝的稍前方，大致经过足弓的最高点与踝关节的外侧。一般来说，踝关节背屈伴随膝关节伸展大约 10 度。

在标准姿势中，足的位置即两足分开大约 7.5 厘米，足尖分开，两脚之间角度小于等于 20 度。

（五）拍照

1. 拍照时间与使用的工具

（1）拍照时间：第一次体验课前和课程结束后，以及以两周或一个月为周期进行拍照。

（2）拍照工具：用手机或平板电脑进行拍照。

2. 拍照方法

（1）确保屏幕露出学员的全部身体。

（2）不能仰拍或俯拍。摄像头正对学生肚脐的正中间，以确保照片在中立位。

（3）保持人体在屏幕的正中间，不要歪斜。可以参照手机下面的平行线，这条线与瑜伽垫应该在一条水平线上。

（4）把手机位置摆正之后，让学员原地踏步。一方面观察学生的步态，另一方面让学生在踏步中放松身体。

（5）对四个面（前、后以及两个侧面）进行拍照。

（六）拼图

1. 拼图软件名称

美图秀秀或其他可以拼图的软件。

2. 使用方法

（1）打开美图秀秀软件，点击拼图功能，选择刚才拍的前后左右四张照片，选择排列模式。

（2）分别调整 4 张图片大小，让每张人像"顶天立地"，确保照片上下一致，大小一致。可以参考后侧瑜伽垫的边缘，让其与照片下端水平线平行，模特垂直站立在地板上。最后点击保存（见图 5-2）。

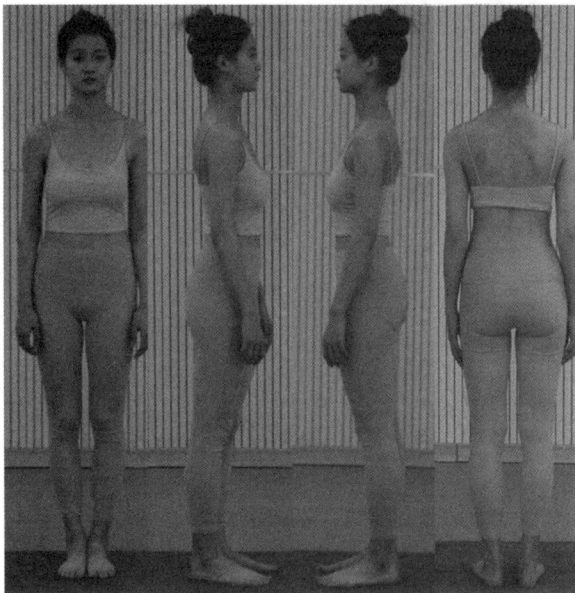

图 5-2　姿势评估拍照

（七）画线

1. 画线软件名称

Annotable 或其他可以画线的软件。

2. 画线方法（见图 5-3）

（1）点击 Annotable，选取需要画线的照片。

（2）点击左下绿色圆点，出现一条白色直线，这里可以调节线条的粗细。选择细线，然后点红色圆点，调整线条颜色为红色。

（3）长按这条红线，这条线是自动垂直的，先将这条线移动到学员正面图，下端置于双脚踝中间，上端置于头顶。这条线就是身体正面的中垂线。

（4）用相同的方法操作第二幅图，从双脚踝的中间定位背面的中垂线。

（5）第三、第四幅图，分别以外踝的前 1/3 为起点定位中垂线。注意两幅图的起点位置一致。

（6）可选择画线的部位：肩膀高度、双手高低、肩胛骨下角的水平线。

（7）画线完成后，在右上角点击保存按钮。

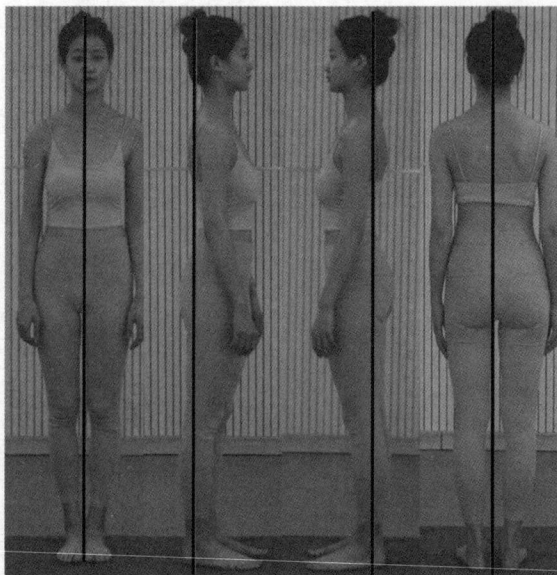

图 5-3 姿势评估画线

任务小测与实操

一、思考题

（1）举出三个影响姿势的原因。

（2）举出两个施行姿势评估的目的。

（3）在本文中提到两个不适合进行一般姿势评估的例子，请说明原因。

（4）在多数的案例中，为何在姿势评估前先了解病史那么重要？

（5）在分析身体的各个部位以及他们如何联结在一起时，为何对个案进行整体观察那么重要？

（6）举例四项姿势评估需要的工具。

（7）举例 5 个可帮助自己注意到个案各个姿势、排列、骨头、关节、肌肉、皮肤或生理状况的问题。

二、实操题

找一个同学，或者让别人给你拍四张照片（前、后以及两侧）并进行拼图以及画线。

任务二十一 头颈部评估方法与矫正动作

实施步骤

步骤一 资讯提供

一、头颈部侧倾的姿势评估与矫正动作

（一）评估方法

从后侧观察耳垂是否等高；从前面观察头部的位置，鼻是否位于中线，鼻是否与胸骨柄及剑突连成一线。

微课：头颈部侧倾的
姿势评估与矫正动作

> **教学提示**
>
> 有些个案会本能地将头发往上、往外侧抓起。评估时避免个案做出这样的动作，因为这样会影响对个案头部、颈部和肩膀的位置的判断。我们要观察的是个案自然的姿势（双手垂放在身体侧边，轻松地站着）。

（二）解剖学分析

耳朵双侧不等高的原因可能是颈椎侧倾，即侧倾侧的肌肉缩短，对侧肌肉被延长。例如，若头部侧弯到右边，提示右边的斜方肌上部纤维、右侧肩胛提肌、右侧枕下肌群、右侧胸锁乳突肌和右侧斜角肌可能也都较紧，具体见表 5-3。

表 5-3 头颈部侧倾的解剖学分析

侧倾	缩短的肌肉	拉长的肌肉
右侧	右侧斜方肌上部纤维、右侧肩胛提肌、右侧胸锁乳突肌、右侧斜角肌	左侧斜方肌上部纤维、左侧肩胛提肌、左侧胸锁乳突肌、左侧斜角肌
左侧	左侧斜方肌上部纤维、左侧肩胛提肌、左侧胸锁乳突肌、左侧斜角肌	右侧斜方肌上部纤维、右侧肩胛提肌、右侧胸锁乳突肌、右侧斜角肌

（三）案例分析

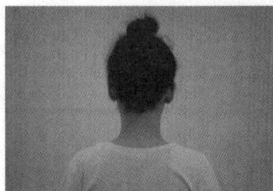

观察左边图片，将你的观察写在下面：

_____

你的发现代表什么：

_____

（四）矫正思路

（1）松一松与拉一拉：对缩短一侧的肌肉进行适当的松解和拉伸，当肌肉达到适当的长度后，头部可能将拥有足够的空间以回归至中立位置；

（2）紧一紧：为了提升肌肉的力量和稳定性，对颈椎两侧的肌肉同时进行侧屈力量的练习。即加强缩短一侧的支撑能力，并同时增强被拉长一侧的侧屈力量，以有效地将头部拉回到中立位置；

（3）改一改：在核心和肩带稳定的基础上，用正确的运动模式训练颈椎，维持颈椎稳定的活动能力。

（五）矫正动作

1. 松一松与拉一拉

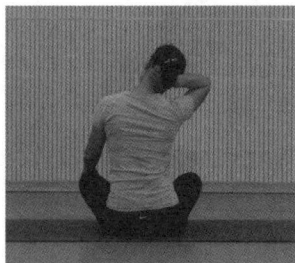

【动作要领】以松解左侧缩短的肌群为例：当松解左侧时，用右手包住颈部左后侧抓握，包括枕下肌群、颈椎中段和下段的斜方肌、肩胛提肌。也可一边抓握，一边头向右侧做侧屈（以拉长右侧），做5—8个。用左侧手抓握左侧斜方肌松解。

【功效】松解并拉伸同侧被缩短的肌群，包括同侧枕下肌群、同侧肩胛提肌、斜方肌、胸锁乳突肌，将有助于提高这些缩短肌肉的灵活性和延展性。

2. 紧一紧

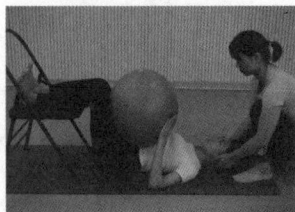

【辅具】椅子1把，瑜伽大球1个。

【动作要领】预备姿势：仰卧中立位，大小腿成90度，将脚踝置于椅面之上，瑜伽球放于腹部上，双手稳稳向下托住瑜伽球，使其紧贴大腿面，练习者将头部靠在辅助者的手掌心（即与地面距离一个手掌的高度），略收下巴，辅助者用另一只手轻柔地拖住并牵拉学生颈部向上延伸至头顶，充

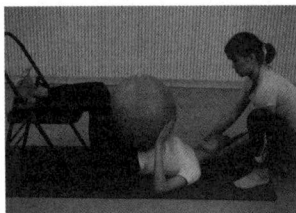

分拉伸颈部的后侧肌肉。

被动练习：练习者不发力，由辅助者帮助完成头部向左、向右侧屈。动态重复 3—5 组。

主动练习：练习者主动完成头部向左、向右侧屈。动态重复 3—5 组。

抗阻练习：让头部保持在胸腔的正上方（略抬离地板一个手掌高度或者想象后脑快要离开地板）。辅助者把手放在练习者右耳朵旁侧给予向左的力，练习者头向右侧做对抗，保持 5 秒。换侧练习。

【注意事项】对于有明显的肩内扣或者驼背的学生，躺下来后容易仰下巴，可用手托在头下面，先保持脖子后面放松与延展状态，将头保持在中立位后再完成动作练习。

二、头颈部旋转的姿势评估与矫正动作

（一）评估方法

从后面观察哪一侧边耳朵或面颊露出较大的范围，也可从正面观察判断颈椎是否有旋转的情况。

微课：头颈部旋转的姿势评估与矫正动作

（二）解剖学分析

头颈部向右侧旋转，原因可能是左侧胸锁乳突肌、左侧斜角肌、右侧肩胛提肌、右侧夹肌缩短，具体见表 5-4。

表 5-4　头颈部旋转的解剖学分析

旋转	缩短的肌肉	拉长的肌肉
右侧	左侧胸锁乳突肌、左侧斜角肌、右侧肩胛提肌、右侧头夹肌、右侧颈夹肌	右侧胸锁乳突肌、右侧斜角肌、左侧肩胛提肌、左侧头夹肌、左侧颈夹肌
左侧	右侧胸锁乳突肌、右侧斜角肌、左侧肩胛提肌、左侧头夹肌、左侧颈夹肌	左侧胸锁乳突肌、左侧斜角肌、右侧肩胛提肌、右侧头夹肌、右侧颈夹肌

（三）案例分析

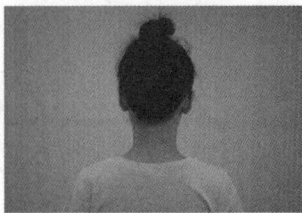

观察左边图片，将你的观察写在下面：

_____

你的发现代表什么：

_____

（四）矫正思路

本教材处理的头回旋指的是胸廓没有旋转状态下的回旋。以纠正颈椎右回为例，通过向左旋转拉长左侧斜方肌和左侧的胸锁乳突肌（这两个肌肉功能为对侧旋转），同时练习向左旋转的主动力量，最后进行功能性练习。

（五）矫正动作

1. 松一松与拉一拉

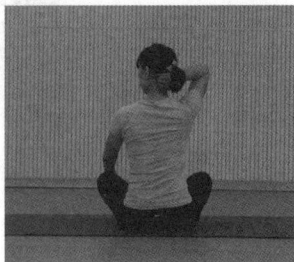

【动作要领】以颈椎右回旋为例，松解左侧上颈段：首先，将右手四个手指放置在枕下肌群的左侧，同时确保手指也包裹住颈后左侧的斜方肌肌束。让头部向左回旋，同时手指以三至五成的力度向右侧拨动。当头部向左侧旋转至最大活动度后，再缓慢返回至中立位，重复此动作5—8组。

【小贴士】颈部松解可以遵循上颈段、中颈段、下颈段的顺序，全程的拨动频率需与颈部的旋转节奏保持一致。

【注意事项】在进行头部旋转动作时，请确保身体保持正直坐姿，避免头颈前伸；同时，请放松喉咙，并使用下巴带动鼻尖进行水平旋转；在操作过程中，应确保手掌与颈部不滑动于皮肤表面，而是尽量作用于肌肉的深层；若手掌较为滑腻，可蘸取适量水分于手指上以提高拉长和松解的效果。

2. 紧一紧

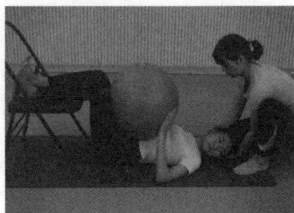

【动作要领】被动练习：辅助者用左手稳固握住枕骨下面，右手包住头颅，左手用适度力带动头部被动旋至左侧最大活动范围，头缓慢原路回正后换侧练习，每侧3—5组。如果有明显旋转卡压或不适，应停止该动作，或者松解再尝试。

主动练习：辅助者托住头给予一点承托作用，保持头中立位，练习者主动使用下巴向右施力，带动头部向右侧水平

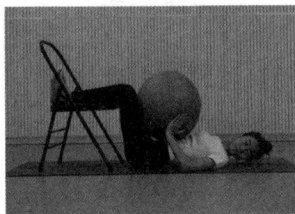

旋转。旋转到位后，再缓慢地将头部返回至中立位，再向左侧旋转，根据自己力量做3—5组。逐步锻炼颈部肌肉的力量和稳定性。

加强版练习：观察练习者能做到主动旋转并且可以主动把头抬离地板的能力后，让练习者独立把头抬离地面，并做头向左、向右旋转，重复做3—5组。

【注意事项】整个过程中确保头部保持与地板一个手掌高度，避免头前屈，旋转时确保鼻尖带动头部水平旋转，并且注意肩胛骨稳定下压，核心持续处于激活状态。

【功效】激活颈深屈肌，同时在核心激活与肩带稳定的基础上训练颈椎在中立位中主动侧屈的力量训练，同时稳定地打开关节活动度，改善侧屈与回旋受限。

三、头前引的姿势评估与矫正动作

（一）评估方法

从侧面观察颈椎，颈椎前凸弧度是否过大或平坦。

（二）解剖学分析

颈椎前凸角度增加，可能是颈部屈肌太弱而伸展肌缩短。

此姿势与胸椎后凸角度有关，胸椎后凸与肋间肌、胸小肌及肩的内收肌和内旋肌群缩短，胸椎伸展肌、斜方肌中部和下部纤维薄弱相关。相反，若颈椎异常平坦时，即意味着颈部屈肌缩短而伸展肌太弱。具体见表5-5。

微课：头前引的姿势
评估与矫正动作

表5-5　颈椎曲度改变的解剖学分析

颈椎曲度	缩短的肌肉	拉长的肌肉
前凸增加	斜方肌上部肌纤维、肩胛提肌、头夹肌、颈夹肌、颈半棘肌、头半棘肌、胸锁乳突肌	头长肌、颈长肌
平坦	头长肌、颈长肌	斜方肌上部肌纤维、肩胛提肌、头夹肌、颈夹肌、颈半棘肌、头半棘肌、胸锁乳突肌

（三）案例分析

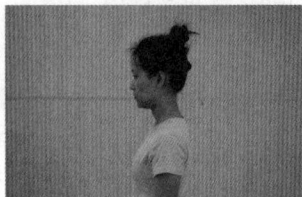

观察左边图片，将你的观察写在下面：

_____

你的发现代表什么：

_____

（四）矫正思路

松解枕骨下肌，胸锁乳突肌；创建颈椎后伸的滑动性；建立颈椎后伸的力量；激活颈深屈肌的支持能力；功能性整合性练习。

（五）矫正动作

1. 松一松

（1）松解枕下肌群

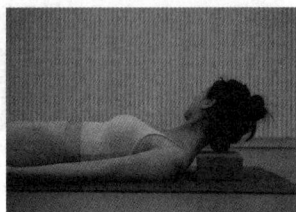

【辅具】瑜伽砖1块，花生球1个。

【动作要领】仰卧，头下方垫砖，将花生球放在枕骨下肌（枕骨下肌在下发际线往上大约2指的位置），卡住枕骨下肌，头左右旋转（注意不要抬起下巴），感受枕骨下肌群的酸胀感。松解30—60秒。

【注意事项】如果两侧酸感不一致可能是颈椎有侧倾、回旋等两侧肌张力失衡的情况，可以在酸感较强的一侧多做松解。

【功效】松解因为头前伸而导致上颈段缩短的枕骨下肌群，平衡枕下肌群两侧张力、疏通颈部的血液循环。

（2）松解颈部后侧肌群

【动作要领】左手手掌贴放固定住后脑勺，右手握住颈椎后侧；反复揉捏和抓握，给三至五成力度，舒服即可，可以上下移动位置进行松解，松解时长30秒，左右手交替完成。

【注意事项】颈部的手掌完全贴实脖子后面的软组织，揉捏的时候把肌肉、表皮都抓握和捏起来。

【功效】释放颈部后侧的软组织张力，改善颈椎僵硬，改善颈椎的活动度与关节突之间的滑动性，为后面的曲度重建练习做准备。

2. 拉一拉

（1）创建颈椎后伸的滑动性

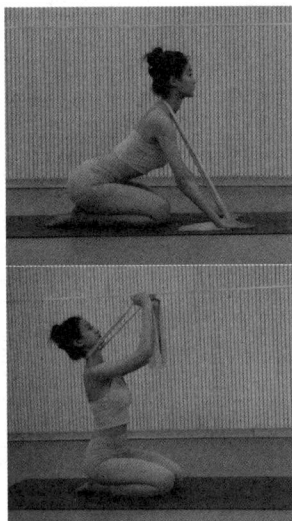

方法一：颈椎后伸滑动性练习

【辅具】弹力带一条。

【动作要领】金刚坐准备，弹力带套在颈椎下颈段，双手向前抓紧弹力带（手不要离弹力带太远、大小臂尽量保持在 90 度），颈部对抗弹力带向后。吸气，双手抓紧弹力带向前向上提起颈椎，呼气，还原。动态练习 8—10 组或者 30 秒。

【注意事项】如果跪坐脚背不舒适，可以选择站立或坐椅子；动态练习时，尽量沉住肩膀，始终保持带子向前推的力度不松。

【功效】创建关节的活动性，同时拉伸颈椎前侧；改善颈椎的僵硬，活化颈椎后部软组织张力，重建颈椎生理曲度，改善因久坐引起的颈椎劳损现象。

方法二：颈胸联动练习——猫伸展式变体

【辅具】弹力带一条。

【动作要领】金刚坐，弹力带套在下颈段位置，身体向前，双手撑地，分开与肩同宽，虎口卡住伸展带，臀部向后坐在脚跟上。吸气，胸椎一节节后伸，带动着颈椎向后伸展，胸骨向前向上去找下巴，下巴找天空。呼气，颈椎、胸椎逐节回到中立位。动态练习 8—10 组或 30 秒。然后将弹力带套在中颈段位置重复以上练习。

【注意事项】始终保持双肩远离耳朵，放松喉咙和面部表情；带子如果太紧，需适当调整。

【功效】创造颈胸联动性，起到活化胸椎的作用。

（2）颈部后侧肌肉力量练习

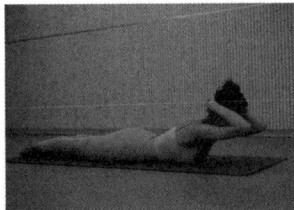

方法一：主动抗阻训练

【动作要领】俯卧中立位准备，双手十指交扣抱住头后侧，通过肩胛内缘向下的力带动双肘向上展开。头与手对抗时，双手有一个向远拉扯的力，保持 5—8 次呼吸，重复 3 组。

【注意事项】始终保持双肩下沉，颈椎延展拉长。

【功效】加强颈椎后侧伸展的力量和背部肌肉后伸的力

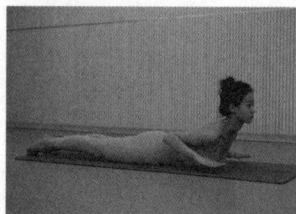

量，强化颈胸联动的能力，对于有肩胛骨外扩、翼状肩及驼背非常有针对性。

方法二：辅助抗阻 W 手动作

【动作要领】俯卧中立位准备，保持头向上对抗的力，将头、胸微离开地板 3—5 厘米。吸气，双手向前伸，掌心朝下，呼气，做 W 手动作。动态练习 5—8 个，做 3 组。

【注意事项】如有肩关节不适或者肩膀弹响则说明可能肩膀头向前点头，可以让手掌心抬高及肩胛骨下沉；如还有肩关节不适则暂停这个练习。

【功效】激活头部后伸，纠正肩胛带、胸椎以及颈椎之间的互动和联动，创建颈椎和胸椎联动向后伸的能力，建立竖脊肌、菱形肌的力量

教学提示

辅助者将一只手放于练习者后脑勺，给予向下推的力，练习者保持头向上对抗的力。

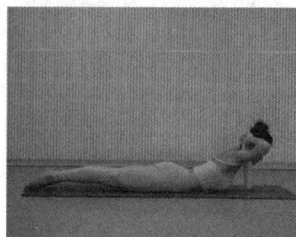

方法三：平替训练动作

【辅具】弹力带 1 条。

【动作要领】俯卧中立位准备，将弹力带套在胸椎中段上，双手抓住弹力带（大小臂 90 度），双手十指交扣放在后脑勺，吸气，肘关节向上抬离地面做躯干和头部的后伸，呼气，胸腔落于地面上。动态练习 5—8 个，做 3—5 组。

【注意事项】保持双肩下沉，肩胛骨有意识向上顶弹力带，肘关节向两侧展开，头与手始终保持对抗的力，收紧腹部。

【功效】同上，此动作可以改善斜方肌耸肩代偿的动作模式，可以在任何主题的课程里面设计该体式。

（3）激活颈深屈肌的支持能力

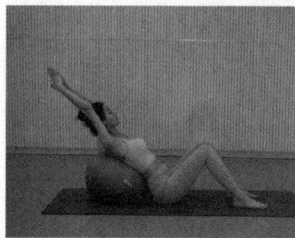

【辅具】瑜伽大球 1 个。

【动作要领】保持蹲姿，然后将身体紧靠在瑜伽球上，并用双手从后紧握球体，背慢慢地往后靠，臀部滑坐在地板上，紧贴球面腿部向前伸至大小腿 90 度。调整脖颈到中立位，双手十指交扣抱住后脑勺，吸气，大拇指交扣，掌心合十往头

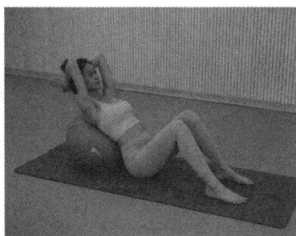

顶方向伸直，呼气手臂还原至枕骨位置，动态练习 3—5 次，训练 3—5 组。

【注意事项】颈部力量薄弱的人，球的位置不能太靠后；颈部力量较好的人，可以将球向后挪，加深训练的难度。

【功效】激活颈前屈肌、加强颈部肌肉稳定性；此动作可以纠正一切起身或仰头（如起床、起身、后弯等需要头后仰姿势）的发力习惯。

步骤二 教学观摩

一、呈现完整设计方案

请扫码观看阅读教学设计方案。

"头颈评估方法
与矫正动作"
教学设计方案

二、观摩、讨论与反思

1. 呈现讨论话题

（1）针对头前引、头侧倾和头旋转三种体态的评估是否准确？

（2）根据评估结果对头前引、头侧倾和头旋转三种体态涉及缩短和拉长的肌肉是否判断准确？

（3）头前引、头侧倾和头旋转三种体态的矫正思路是否准确？

（4）教学设计方案中所安排的动作内容是否能达到改善效果？

2. 观摩课堂教学

请大家把"教学感悟"写在自己的课堂笔记本上，并及时记录观摩过程中自己的想法。

3. 分组讨论交流

组内交流

（各小组成员围绕讨论话题对教学活动进行讨论与评价，并记录本小组的共同观点。）

_____

_____

_____

集体交流

（各小组派一名同学代表本组同学发言，其他小组交流评价意见，并记录每个话题的讨论结果。）

_____

_____

4. 教师评价总结

记录教师评价与总结的内容

_____

_____

_____

_____

步骤三 教学设计

准备在课堂上试教的同学，请与本组同学合作修改头颈评估与矫正动作教学内容设计，形成新的设计方案，并进行教学准备。

请从以下方面进行思考与修改。

（1）找一位身边的人作为个案，对头颈问题进行精准评估。

（2）针对体态问题，设计有针对性的训练动作。

（3）提前熟悉所要教学的体式的动作要领、注意事项和功效。

（4）教师手法松解是否到位？会用力过猛吗？是否有达到松解的效果？

（5）教师的教学指导是否到位，是否充分使用辅具？

（6）除了课堂上教师给的调整思路，是否还有其他可替动作？

步骤四　教学实施

一、明确各组合作学习要求

1. 现场教学的小组

（1）详细记录教学过程对照原教学设计，在不吻合处做上记号，待教学活动结束之后，讨论变动与调整的原因，以便在讨论时做出解释。

（2）讨论开始前要先派一名同学作为代表（一般是试教的那位同学），说明本组是如何合作设计教学内容的，活动准备过程中的小组合作体现在哪些方面等。

2. 观摩活动的小组

（1）详细记录教学过程，对照原教学设计，在不吻合处做上记号，以便在讨论反思环节进行提问与思考。

（2）对教学中精彩的地方和需要修改的地方做上不同的记号，以便在讨论反思环节能够清楚地表达自己的观点。

二、实施与观摩

执教者现场教学，其他同学观摩教学并做好笔记。

三、讨论与反思

记录自己的现场观摩感悟	记录执教者的总结与自评

记录小组评价的内容	记录教师评价与总结的内容

步骤五　总结提升

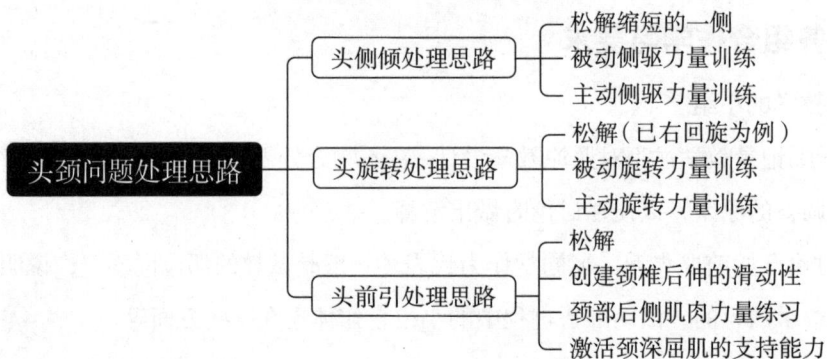

```
                                          ┌── 松解缩短的一侧
                          ┌─ 头侧倾处理思路 ─┼── 被动侧驱力量训练
                          │               └── 主动侧驱力量训练
                          │               ┌── 松解（已右回旋为例）
头颈问题处理思路 ───────────┼─ 头旋转处理思路 ─┼── 被动旋转力量训练
                          │               └── 主动旋转力量训练
                          │               ┌── 松解
                          └─ 头前引处理思路 ─┼── 创建颈椎后伸的滑动性
                                          ├── 颈部后侧肌肉力量练习
                                          └── 激活颈深屈肌的支持能力
```

项目小测与教学应用

一、思考题

（1）头侧倾、头旋转和头前引的评估方法有哪些？

（2）请简述头侧倾、头旋转和头前引的解剖学分析？

（3）头侧倾、头旋转和头前引的处理思路有哪些？

二、教学题

（1）给身边的同学、朋友或亲人进行头颈部评估并尝试矫正。

（2）请以小组为单位，一人充当教学者，其余人充当练习者，从头颈问题中选取其中一种进行矫正动作教学。

任务二十二　肩部评估方法与矫正动作

实施步骤

步骤一　资讯提供

一、高低肩姿势评估与矫正动作

微课：高低肩姿势
评估与矫正动作

（一）评估方法

从正面和后面观察两边肩膀高度。

第一种从骨性标志判断高低肩，观察肩胛骨上角、下角和锁骨的位置；第二

种是两边肩胛骨高度一样，但斜方肌高度不等，考虑是否有单侧斜方肌的紧张；第三种是脊柱侧弯引起的高低肩。针对不同类型的高低肩处理思路也是不一样的。本书主要讲的是脊柱在中立位情况，一侧锁骨位置明显高于水平线，肩胛骨相对另一侧上提，解决耸肩的问题。

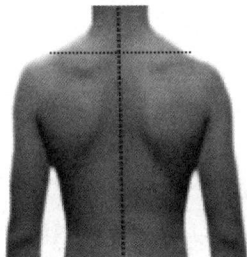

（二）解剖学分析

肩胛提肌和斜方肌上部肌纤维缩短可能会导致同侧肩膀高于另外一侧。若肩胛骨上抬，也会出现这一侧的肩胛下角比另外一侧高。如当左侧肩膀抬高，同侧肩胛提肌和斜方肌上束是缩短的。具体见表5-6。

表5-6　高低肩的解剖学分析

高低肩	缩短的肌肉	拉长的肌肉
肩左倾（左肩低、右肩高）	右侧斜方肌上部肌纤维、右侧肩胛提肌	右侧前锯肌、右侧斜方肌下部纤维
肩右倾（右肩低、左肩高）	左侧斜方肌上部肌纤维、左侧肩胛提肌	左侧前锯肌、左侧斜方肌下部纤维

（三）案例分析

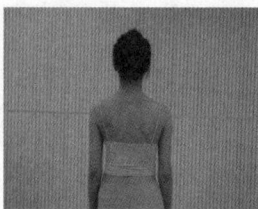

观察左边图片，将你的观察写在下面：

_____

你的发现代表什么：

_____

（四）矫正思路

（1）松解颈部后侧的斜方肌上束和肩胛提肌；

（2）灵活肩胛骨及活化背部肌肉；

（3）训练斜方肌下束和背阔肌，找到肩胛骨主动下拉的力量；

（4）在生活中学会正确沉肩。

（五）矫正动作

1. 松一松

位置在松解斜方肌上束、肩胛提肌，松解颈部后侧的斜方肌上束和肩胛提肌（参照头侧屈松解方法）。

2. 拉一拉

（1）手法辅助灵活肩胛骨

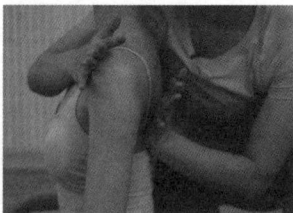

【动作要领】练习者选择舒服的坐姿坐好，辅助者单膝跪立在练习者左侧面，左手放在练习者右侧肱骨内缘胸小肌的位置，注意避开肩膀头。右手卡在肩胛骨上壁，四个手指放在腋窝后侧，大拇指轻轻包住肩胛骨。辅助者以右侧手掌为主要发力点，用右侧手掌把学生右侧肩胛骨往后往下拉。左手轻轻给一点往后送的力量。两边肩胛骨各做8—10个。

【注意事项】如果前侧肩膀有疼痛，辅助时前侧手不给额外的力量，只起到固定肩膀前侧的作用。在做的过程中注意询问练习者的感受。

【功效】让肩胛骨在后背上有活动的能力，通过肩胛骨的活动带动肩胛骨表层皮肤和深层肌肉做伸展。

（2）灵活肩胛骨及活化背部肌肉

【动作要领】盘坐于瑜伽垫上，保持中立位，双臂屈肘

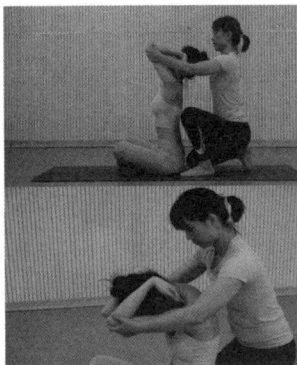

双手搭在肩膀上，手肘带动肩膀做绕圈的动作。

【进阶练习】加入脊柱后凸与伸展：手肘向前拉长，低头拱背；手肘拉长向上，背肌向后伸展；肘关节向两侧打开，肩胛骨后缩；肘关节带着肩胛骨往回夹向侧肋，肩胛骨下沉，颈根下沉远离双耳。

【注意事项】肩膀绕环幅度尽量大。

【功效】灵活肩胛骨，活化整个脊柱和背肌。

教学提示

辅助者单膝跪地于练习者后方，双手扶住练习者肘关节下面，帮助让肘关节从前、向上、向外、向下带动肩关节划一个大圈。

---

3. 紧一紧

方法一：弹力带系法

【辅具】弹力带 1 条。

【动作要领】辅助者把弹力带下端套在学生腋窝下，上端从学生肩膀向后穿，将背部两根弹力带交叉，然后把下面带子从上面交叉孔中拉出来。调节双肩带位置和长度。

【注意事项】双肩弹力带的压力应该是平均的，弹力带不要套在肩膀的位置，尽量套在颈根位置，将肩胛骨内侧缘往下拉。

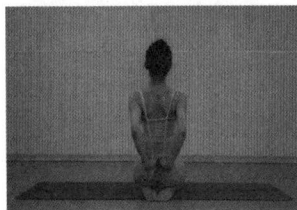

方法二：利用弹力带辅助肩胛骨下拉

【动作要领】跪坐，双手在体后抓住弹力带，大拇指套住弹力带，其余四指轻轻握拳，手背轻轻抵住骶骨位置，双手往下拉弹力带，吸气，脊柱一节节向上延展，头顶心向上。呼气，双肩向下，耳朵向上延展，感觉颈部的拉长，保持头往后靠，肩胛骨向后收缩，肱骨外旋，肘关节向中间收，肩胛骨内缘往下拉，肋骨向内收，保持5—8次呼吸。

【注意事项】使用肩式呼吸，通过肩式呼吸创造更多的空间把肩膀往下拉。已经学会沉肩动作后，建议使用侧肋式呼吸。

【功效】通过弹力带让肩胛骨被动下拉，同时在呼吸中找到背部皮肤和肌肉主动发力的感知。

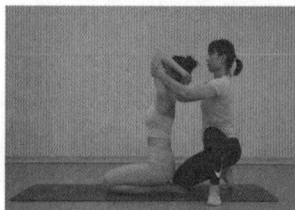

方法三：手臂向上拔高，抗阻沉肩

【动作要领】跪坐，屈肘双手抱住头部后侧，辅助者站在练习者身后，双手抓握住大臂，将练习者的手臂向前向上提拉，用力在五至七成。吸气时脊柱向上延展，肩胛骨放松，呼气时用肩胛骨发力把手臂拉向肩槽，同时把肩胛骨往下收向后背和脊柱，头部向后推手，肋骨内收，静态保持8—10次呼吸，做2—3组。

【注意事项】在动作中做胸腔侧肋式呼吸；不要过度用力把练习者的肩膀往上提，过度用力可能会导致更多肩胛骨的上提，甚至把肱骨拉出来。

【功效】通过抗阻找到肩膀下沉的觉知，训练肩胛骨下拉的力量，同时练习颈部后伸的力量。

方法四：斜板支撑中沉肩的练习

【辅具】瑜伽球1个。

【动作要领】跪立，瑜伽球放在大腿前侧进入四足位，大腿垂直地面，大腿往前吸住瑜伽球，大臂向后推向瑜伽球，可以帮助激活核心。辅助者用两根伸展带分别套在练习者腋窝深处，站立起来，把伸展带往中间靠拢并往前拉，练习者用肩胛骨下沉的力量将伸展带往后拉做对抗，保持5—8次呼吸。

【进阶练习】从四足位到斜板支撑。

【注意事项】整个过程始终保持肩胛骨下沉的力量，并收腹。

【功效】强化肩胛带力量的同时，强化前锯肌与菱形肌相互协调的关系。

方法五：眼镜蛇变体

【动作要领】俯卧，屈肘，双手放在肩膀正下方，五个手指完全张开并且铺平地板，骶骨下压地板，提盆底肌，避免腰骶挤压，脚尖向远伸，脚背向下压住地板。双肩先放松，然后从颈根下沉肩，重复练习5—8个。吸气，头顶向前延展，眼睛带着颈椎、胸椎、腰椎、下压骶骨逐节向上抬起，呼气时，沉肩拉长头顶心，让脊柱逐节向下落回地板，做5—8个。

【注意事项】大拇指向前碾住垫子，小手指向后碾住垫子，将大臂更好地收向侧肋，使肩胛骨内缘靠向脊柱的中线。

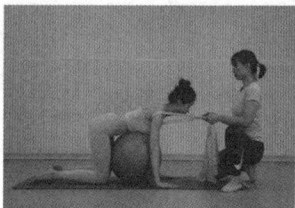

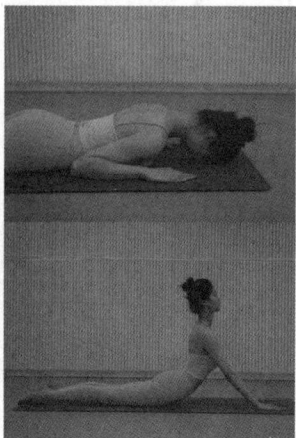

【功效】学习如何沉着肩膀在俯卧位中将上半身抬起，为日后练习蛇式、上犬式等手臂支撑类动作打下动作模式基础。

4. 改一改

通过功能性练习，纠正错误的动作模式，学会在生活中正确沉肩，避免斜方肌的代偿。

（1）正确从椅子上起身：肩膀下沉，手轻轻向下推椅子扶手，身体向上起身。如果没有扶手，只要注意不要耸肩即可。如果是纯熟的瑜伽习练者，可以用手对抗扶手，提盆底肌，收腹肌，用斜方肌下沉的力量推动身体起身。

（2）正确提重物：手拿重物，重物靠近自己的身体，稍屈膝，收住核心，提着盆底，沉着肩膀把重物向上提起。

（六）溜肩的矫正动作

溜肩是指肩胛骨和锁骨下沉，从前方看锁骨的高度低于水平线，这种体态按照溜肩思路处理。溜肩一侧的斜方肌上束和颈部后侧的肌肉是处于被拉长的状态，而斜方肌下束、前锯肌和背阔肌是缩短的状态以及胸腔前侧的胸大、胸小肌也是压缩的状态。所以处理的时候针对缩短的肌肉进行放松和活化，加强斜方肌上束的力量。

微课：溜肩的矫正动作

1. 松一松

（1）松解中背部

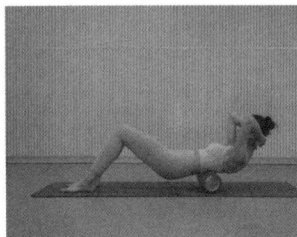

【辅具】泡沫轴 1 个。

【动作要领】坐在瑜伽垫上，把中背部靠在泡沫轴上，双手交叉放于头部后侧。保持颈部放松，将臀部向上抬高，在泡沫轴上做中背部前后的滚动练习，持续 30 秒。

【注意事项】如果使用的是非常柔软的泡沫轴，可以把泡沫轴移到腰部，对腰部进行放松。如果使用的是带浮点的狼牙棒，则不适合放在腰椎段。用辅具松解有任何疼痛不适都应该暂停，可选用其他方式松解。

【功效】使斜方肌下束、背阔肌及其对应的竖脊肌得到放松。

（2）松解肩胛骨下角

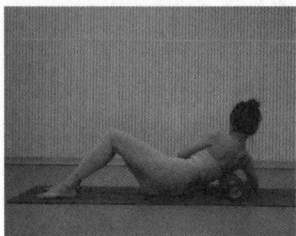

【辅具】泡沫轴1个。

【动作要领】将泡沫轴移动到肩胛骨下角，身体微转向右侧，右手肘屈，小臂支撑住地面。通过上半身向左向右的摆动松解肩胛骨下角周围的背部肌肉，松解30秒。

【注意事项】在松解过程中，可能感觉到有条索状的软组织，这属于正常现象。但如果感到不受力，请根据情况减轻重量支撑和静止在泡沫轴上保持自然的呼吸，如果肋骨位置有异样的疼痛感，请停止这个动作。

【功效】松解肩胛骨下角背部肌肉。

（3）筋膜球松解锁骨下肌、胸小肌以及腋窝下侧肋

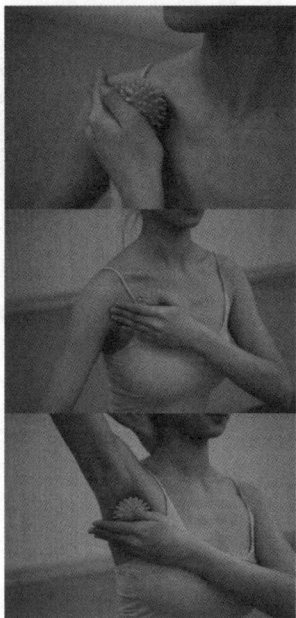

【松解锁骨下肌】在靠近锁骨末端的锁骨下缘，用手掌按住筋膜球在这里做滚动的松解。

【松解胸小肌】胸小肌位置是从肱骨内侧缘喙突连接在靠近胸骨柄的旁边，沿着胸小肌的方向，从外往里划圈，松解30～60秒。

【松解腋窝下侧肋】把筋膜球放在腋窝靠近腋窝下缘处，手握筋膜球一边往里按压一边向下滚动，感受筋膜球向肋骨深面挤压的感觉。松解30～60秒，然后换另一侧进行松解。

【注意事项】对于整个前锯肌都比较紧张的学生，筋膜球可以向下移动去松解整个侧肋，也可以用泡沫轴代替筋膜球来进行松解。

【功效】让锁骨下肌、胸小肌、肩胛骨外缘肌腱，背阔肌以及腋窝深层得到更多的放松。

2. 紧一紧

通过练习肩胛骨的上回旋去改善肩胛骨的下回旋。肩胛骨上回旋通常伴随手臂向上抬高的动作。对于溜肩体态的人来说，手臂上抬不单单是肱骨的上抬，

在手臂上抬时，肩胛骨跟随手臂做向上的回旋，同时肱骨向上抬高。

注意事项

如果有举手受限或肩膀疼痛的情况，可以将肱骨外旋举手，若没有缓解则说明可能有肩袖损伤，疼痛期请咨询老师再做这个练习，也可跳过。

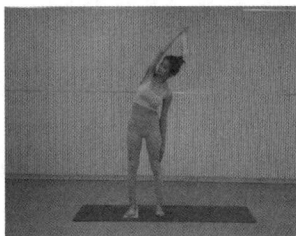

方法一：手拉弹力带伸展侧肋

【辅具】弹力带 1 条。

【动作要领】山式站立，右脚踩实弹力带一端，右手将弹力带另一端向上撑起来。吸气时，两侧肋向外扩张，同时肋骨逐节向上打开。呼气时，保持肋骨高度，将肋骨向中间收。吸气延长侧肋，呼气上半身倒向左侧，做单臂风吹树式，保持 5—8 个呼吸。吸气，对抗弹力带回到中立位，肩膀有控制地将手臂落回身体。

【功效】让肩胛骨下角和侧肋都得到很好的伸展，帮助建立侧肋和后背撑起肩胛骨的能力，纠正脊柱侧弯，拉伸脊柱被压缩的一侧，对因脊柱侧弯引起的高低肩有非常好的作用。

方法二：抗阻主动抬肩（激活斜方肌上束的力量）

【动作要领】辅助者站在练习者身后，双手手掌根分别压在练习者斜方肌上，四指轻轻搭在锁骨上，用大鱼际的力量压着斜方肌向下，练习者保持颈根下沉，用侧肋和肩胛骨下角（中背部）的力量往上托起肩头，与辅助者的手对抗，保持 5—8 个呼吸，然后放松。练习 5—8 次。

【注意事项】按压的力量在五至八成，按压的力越大，推起肩胛骨所需要的力就越大；整个过程注意不要扣肩，保持肩胛骨后缩。

【功效】激发斜方肌上束的力量，帮助改善侧肋以及背阔肌撑起肩胛骨的能力；对不会抬肩的人来说，是非常好的强化练习。

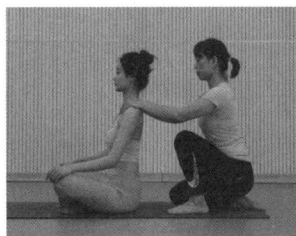

（二）改一改

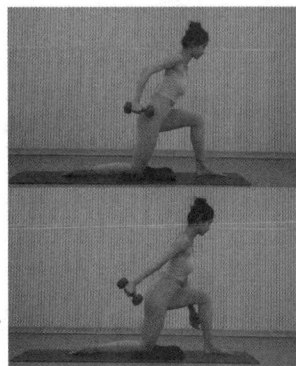

方法一：俯身手提壶铃

【辅具】哑铃 1 个，毛毯 1 张。

【动作要领】左脚在前单膝跪立，在膝关节下垫毛毯，前方大小腿垂直，膝关节对准第二三脚趾，肚脐朝向正前方，提盆底肌收腹。呼气，屈髋俯身向下，同时右臂屈肘向后拉起哑铃。动态练习 8—12 次，练习三组。

【注意事项】拉起哑铃时注意保持肩膀向上对抗的力，手腕放松。下落时注意保持肩膀高度。

【功效】训练斜方肌上束的力量、强化肩胛骨上提的力量、强化身体核心力量和稳定肩胛骨。

方法二：蝗虫式

【动作要领】俯卧，双手交叉放于头部后侧，吸气，让脊柱一节节向上伸展，感受肩胛骨内缘和下角埋进背部的感觉。呼气时颈根下沉，肘关节拉长，脊柱、胸骨逐节落下，重复做3—5个。

【注意事项】保持沉肩，斜方肌颈根下沉，侧肋延展向上，头与手拮抗。

【功效】溜肩往往伴随胸椎的后凸，通过蝗虫式对脊柱背肌向后的伸展，改善驼背和背部僵硬，从根本上改善溜肩体态。

教学提示

帮助建立肩胛骨上回旋的感觉，辅助者一只手托住练习者的同侧手肘，把手肘往练习者背肌的方向顶，使该侧肩膀骨内缘往下沉，练习者用同侧侧肋和肩胛骨外缘的力去做对抗。

二、肩胛骨外扩（上下回旋）的评估与矫正动作

（一）评估方法

观察肩胛内侧缘与椎骨棘突的相对位置，对比 a 和 b 的大小，判断肩胛骨是否有内收或外展的情况。正常情况下，肩胛骨上角与下角距离是一个拇指距离，当下角往外扩开远离了上角且距离超过一个拇指，则代表肩胛骨有上回旋。相反，当肩胛骨的下角过度缩向脊柱的中线，下角与上角的距离慢慢缩小，甚至下角比上角更靠近脊柱中线，则代表肩胛骨有下回旋。

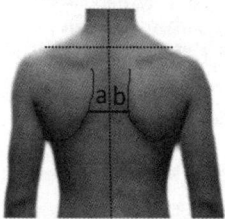

教学提示

若无法辨认出肩胛骨内缘，可以轻轻地触诊。在触诊时，让个案把手放到背后方便定位。请记得，个案做这个动作会改变肩胛骨的位置。您或许会发现，在肩胛骨下缘的皮肤上画一条水平线，有助于观察肩胛骨的位置。

（二）解剖学分析

肩胛骨外展通常提示菱形肌和斜方肌中部纤维较长且较弱，前锯肌和胸小肌缩短。肩胛骨内收少见，通常出现在采用军人站姿（抬头挺胸、肩膀往后下方压）的人群，可能会有菱形肌和（或）斜方肌中部纤维缩短的情况。

表 5-7 肩胛骨异常姿势的解剖学分析

肩胛骨异常姿势	缩短的肌肉	拉长的肌肉
肩胛骨外展	前锯肌、胸小肌	斜方肌中部、菱形肌
肩胛骨内收	斜方肌中部、菱形肌	前锯肌

（三）案例分析

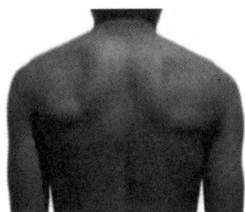

观察左边图片，将你的观察写在下面：

_____

你的发现代表什么：

_____

（四）矫正思路

（1）肩胛骨外展：松解前侧缩短紧张的胸小肌、胸大肌、前锯肌；训练后侧的菱形肌；

（2）肩胛骨内收：松解后面的菱形肌，训练前侧的胸小肌、胸大肌、前锯肌；

（3）肩胛骨的异常姿势与胸椎的形态有关。因此，在解决肩胛骨的问题之前，先活化胸椎、调整胸椎曲度、调整肋骨和胸廓的状态（驼背、平背），再训练肩胛带的稳定性。通过菱形肌、前锯肌一前一后的张力平衡来维持肩胛带的稳定；

（4）保持正确的肩胛骨状态回归生活，可以模拟不同生活形态体位的练习。

（五）矫正动作

1. 松一松

松解胸小肌、胸大肌、前锯肌。

2. 拉一拉

【动作要领】胸小肌附着于喙突上，因此，所有涉及手臂上举及水平外展的动作均能有效拉伸胸小肌。

【功效】创建胸椎的灵活性，同时拉伸胸小肌和前锯肌；通过扭转能够活化整个背肌并改善肩胛骨的外扩和后缩。

方法一：借助椅子伸展胸小肌

【辅具】瑜伽椅 1 把。

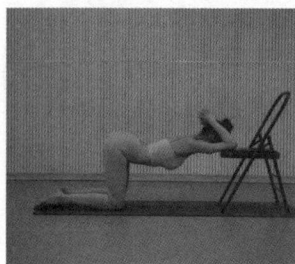

【动作要领】金刚坐准备，将肘关节搭在椅子上，双手十指交扣，把臀部抬高，腿向后撤直至大腿与地板垂直，将额头落在椅面。吸气，把手肘往前送，呼气，让胸骨、肋骨往后找向耻骨，耻骨向后拉，同时，把背部往下沉。保持5—8次呼吸。吸气时慢慢地把身体推起来，膝关节往前走，把臀部做到脚跟，退出体式。

【注意事项】保持肩胛骨往后缩，颈根下沉，中背部往下压。

【手法辅助】双手放在肩胛骨上，帮助把肩胛骨往后缩，手指轻压颈根帮助下沉，用双手指腹帮助肩胛骨内缘拨向两侧，并通过细微的对抗来帮助激活菱形肌后缩的力量。

方法二：通过扭转拉伸胸小肌、前锯肌

【辅具】瑜伽椅1把。

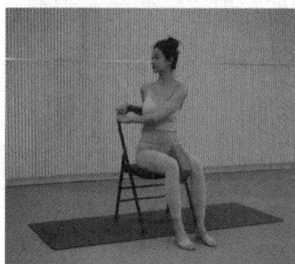

【动作要领】坐在椅子上，保持中立位，两腿之间夹砖。吸气，脊柱向上延展，呼气，固定住骨盆，躯干向右旋转，双手抓住椅子杆，让右侧的膝关节向前去找左膝，双腿的内侧夹住瑜伽砖两侧，坐骨均等地压实椅面。吸气，保持头顶心垂直向上拎高，呼气，双肩颈根往下沉，同时右侧的前锯肌、侧肋、肩胛骨一起收向脊柱的中线，保持5—8次呼吸。退出时，先吸气，手臂向上举过头顶，拇指勾在一起，掌心合十，肩胛骨后缩向脊柱的中线，带着脊柱上提，呼气，身体慢慢回正。换侧练习。

【注意事项】骨盆保持中正，双侧膝盖不要一前一后，两侧肩膀保持同高，保持收肋。

方法三：通过扭转并将手臂外展拉伸胸小肌

【辅具】瑜伽椅1把。

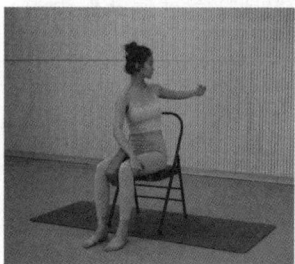

【动作要领】坐在椅子上，保持中立位，两腿之间夹砖。吸气，手臂向上伸展，勾大拇指，掌心合十，保持侧肋向上提升，同时把肩胛骨的内缘轻轻地收向脊柱的中线。呼气，身体向左扭转，同时左手向侧打开，掌心朝外，让手指尖向远去延伸，右手扶住左膝的外侧并将大腿向前去拉长。吸气，胸骨柄向右侧旋转，呼气，胸小肌向相反的方向彼此远离，眼看向左侧。保留5—8次呼吸后，身体慢慢回正。

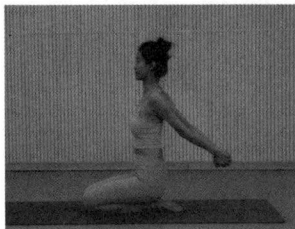

【注意事项】每次吸气时，胸骨应上提，每次呼气时，应稳定手指尖的位置，并让躯干向右旋转。

方法四：通过手臂后伸拉伸胸小肌

【动作要领】跪立在垫子上，双手向后十指交扣，保持大臂外旋，双手向远向上拉伸，收紧核心，微卷尾骨并将臀部向前顶，吸气把胸骨向前，呼气，肋骨下沉，肩胛骨略微后缩，面部皮肤微微地向后去找后脑勺，停留 5—8 次呼吸，然后放松。

【注意事项】注意骨盆和胸腔对位。

教学提示

抗阻练习可以找到手臂主动向远拉长的力量。方法：在上面动作的基础上，用双手捧住同伴的手，顺着大臂骨的方向给到三成的力，轻轻地向上顶。同伴双手对抗向远拉伸，注意手臂不能过度紧张。

---

3. 紧一紧

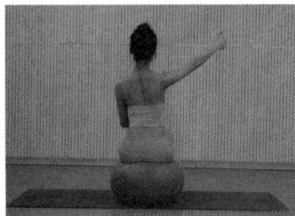

方法一：菱形肌基础版训练

【动作要领】坐在瑜伽球上，保持中立位，吸气，右臂在身体前方向上抬高 120 度，大臂外旋，握拳竖起大拇指。呼气，用右侧肩胛骨的后缩把手臂向后带向脊柱的中线，动态练习 12—15 次，换侧练习。共练习 3 组。

【进阶练习】用弹力带加入抗阻训练，若直臂完成不了，可选择屈臂完成，做 5—8 次，重复 2—3 组训练。

【注意事项】胸骨、肋骨沉向背部的方向。

教学提示

若找不到肩胛骨后缩的感觉，辅助者可以用手托住练习者的肱骨，引导其放松。然后，给到两到三成的力被动把肩胛骨往远拉，往后缩，几次之后，让练习者自己独立完成。

方法二：菱形肌加强版训练

【辅具】瑜伽椅 1 把，哑铃 1 个。

【动作要领】山式站立，右膝盖搭在椅子上，右手扶住

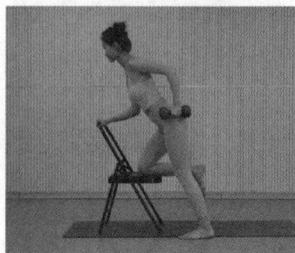

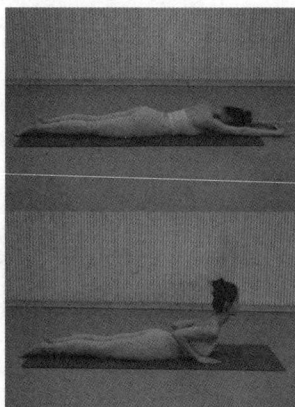

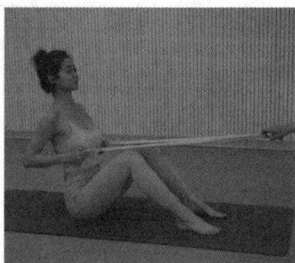

椅子，身体俯身向前，左手臂伸直持哑铃，呼气，沉肩、屈肘进行肩胛骨的后缩训练。完成8—12次，重复2—3组训练。

【注意事项】骨盆面朝正前方，肚脐朝向正下方。在持哑铃做肩胛骨后缩抗阻训练时，不要耸肩。

【功效】活化肩胛骨，建立肩胛骨前引后缩的功能位训练，同时强化肩胛骨后缩，拉伸前锯肌。

方法三：胸椎的后伸训练

【动作要领】俯卧中立位，双手向前伸直，先做沉肩练习8—10个，找到沉肩的感觉；再训练5—8次沉肩和肩胛骨后缩的感受，建立正确的运动模式。保持手臂向前伸直，吸气，抬头胸骨柄一节节向上抬，同时屈手肘夹向侧肋，停留3—5次呼吸，完成3—5组。呼气时，脊柱一节节落下，额头放在地板上，手臂向前伸直。

【注意事项】沉肩完成，避免斜方肌代偿。也可用弹力带做抗阻训练。

【功效】学习在脊柱伸展时，同时肩胛骨还能够后缩的能力，帮助完成后弯的一系列动作，同时解决肩胛带的问题。

方法四：划船式

【辅具】弹力带1条。

【动作要领】坐立在垫子或椅子上，保持中立位，弹力带一端固定住，吸气，手臂伸直，保持背部向上延展。呼气，屈肘带着弹力带往后，保持大臂夹住肋骨，并用菱形肌力量把肩胛骨拉向脊柱的中线，动态练习完成5—8个，做3—5组。

【注意事项】胸椎、腰椎不要后凸；大臂夹着肋骨完成动作；小臂放松，头不要前伸。

【功效】帮助改善背部肌肉脂肪的堆积，美化背部的曲线。有耸肩或沉肩的体态，划船可以作为最后的压轴练习。

三、翼状肩的姿势评估与矫正动作

（一）评估方法

从后面观察肩胛骨内侧缘和下角。

微课：翼状肩的姿势
评估与矫正动作

（二）解剖学分析

翼状肩是指肩胛骨内侧缘背离肋骨缘翘起，常伴肩胛下角突起。真正的翼状肩是因为胸长神经或前锯肌受损所导致，并不常见。若附着于肩胛骨前方的胸小肌缩短和斜方肌中部、菱形肌和前锯肌薄弱，使肩胛骨向前方倾斜，将会导致肩胛下角和内侧缘翘起，从而出现翼状肩。具体见表5-6。

表5-6 翼状肩的解剖学分析

缩短的肌肉	拉长的肌肉
胸小肌	斜方肌中部、菱形肌、前锯肌

（三）案例分析

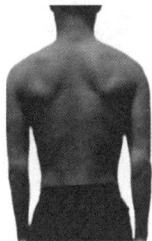

观察左边图片，将你的观察写在下面：

_____

你的发现代表什么：

_____

（四）矫正思路

（1）如果存在胸椎平直问题，要先解决胸椎平直。

（2）处理好胸椎平直后再进行松解胸小肌。

（3）通过做肩胛骨仰头动作去改善翼状肩的点头动作，同时拉伸前方胸小肌。

（4）建立背部肌肉和斜方肌下束的力量，向前向下和胸小肌共同配合完成肩胛骨沉肩的动作。

（5）在功能性练习中正确的习得肩胛骨仰头以及正确的沉肩和稳定肩胛带。

（五）矫正动作

1. 松一松

（1）松解胸小肌

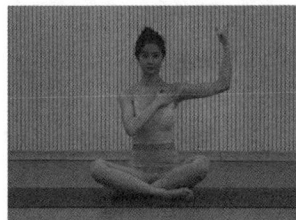

方法一：通过手臂转动松解和拉伸胸小肌

【动作要领】找到左侧胸小肌的起止点，用右手指固定住喙突，左手臂屈肘并做外展，想象锁骨在展开，胸小肌在向远端拉长，肩胛骨的内缘向前贴向胸腔，肩胛骨的外角打开；在做外展的同时，让右手指肚一点点地滑向喙突的位置，持续30秒。

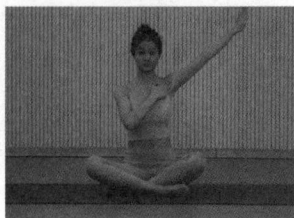

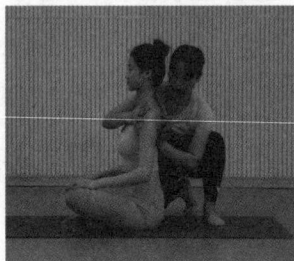

进阶练习：将左手臂改成伸直状态并向后充分绕环。

【注意事项】躯干保持稳定，不要边做外展，边扭转。

【功效】松解胸小肌，缓解因肩胛骨前倾引起的胸小肌紧张。

方法二：肩胛胸壁关节的松动

【动作要领】辅助者一只手放在练习者胸小肌的位置，另外一只手手掌根和小鱼际顶在肩胛骨的下角。压住肩胛骨下角往前推，前方手往后送，让肩胛骨被动进行仰头动作，持续30秒。

【注意事项】如有任何不适，务必暂停该动作；手是放在胸小肌的位置，不要碰到肱骨的前缘；如果有耸肩，在做肩胛骨仰头动作时，后方的手可以顺势让肩胛骨往前往下压；如果肩胛骨外扩，可以把大小鱼际的手掌根放在肩胛骨内缘上，被动让肩胛骨去做后缩；前方手不要压太紧，因为前方有胸腺、臂丛神经，让手掌心半空，手掌根去推着肌肉向后。

【功效】改善肩胛骨的僵硬，创造更好的活动性。同时，对胸小肌起到一定的松解作用。

2. 拉一拉

（1）胸小肌的拉伸

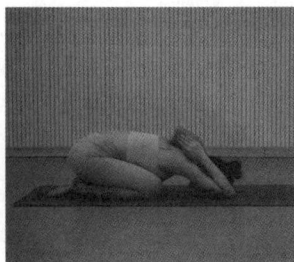

【辅具】瑜伽砖1块。

【动作要领】四足跪撑准备，屈肘，大臂在肩膀的正下方，两个手掌夹住砖，呼气臀部向后直至手臂伸直，额头落在地板上。吸气，屈肘夹砖，直至砖向后靠向背部，呼气，胸腔向下找地面，腹部前侧推向坐骨，坐骨向后，手肘往前、往远送，停留8—10次呼吸。吸气，慢慢把手落回到地板上，身体重心向前，掌心朝下，两个手臂依次伸直，沉着肩膀，把身体推起来，臀部往后坐回到脚跟上。

【注意事项】始终保持大臂外旋，肋骨内收。

【功效】释放胸小肌的紧张，改善胸椎的僵硬，改善翼状肩胛、肩胛骨外扩，打开胸腔前侧肋骨之间的空间，帮助改善驼背。

（2）胸椎的活化

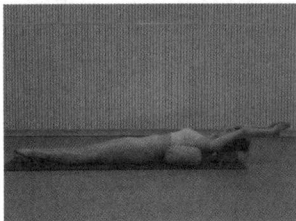

【辅具】抱枕 1 个，瑜伽砖 1 块。

【动作要领】坐立在抱枕前面（可以用卷的毛毯、砖、枕头替代）。双手放在臀部两侧，延展着脊柱慢慢地向后靠在抱枕上（位置在腋窝靠下位置），双手十指交扣抱住后脑勺，让手肘向两侧去打开，同时向远去伸展。将头放置在瑜伽砖上，双手解开，大拇指交扣，吸气，手臂向头顶方向伸展带动胸小肌的拉伸和前侧肋骨的打开，呼气，沉肋。保持 5—8 次呼吸。退出体式时，先抬头，双手十指交扣，抱住后脑勺，用胸骨带着身体起身。

【进阶练习】当学生具备一定的能力后，把砖去掉，让头落在地板上。

【注意事项】若头部有颈部挤压、疼痛、头晕恶心等不适，可在头部下方垫砖；起身时，尽量避免用腰椎代偿。

【功效】展开胸腔，拉伸胸小肌。

教学提示

帮助固定住同伴肋骨的位置，引导同伴吸气胸骨一节节向上远离肋骨；呼气时，沉肋，手指继续向远去伸展。

---

3. 紧一紧

（1）胸椎后伸力量练习

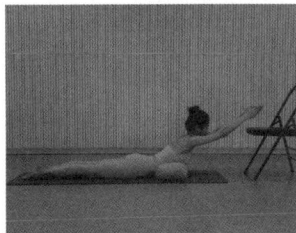

【辅具】抱枕 1 个，椅子 1 把。

【动作要领】俯卧在抱枕上，抱枕的位置在胸腔和肚脐的中间，手放置在椅子上，掌心相对，脚背压住地板，第 2、3 脚趾垂直向远蹬伸，骶骨下压地面，避免腰骶的挤压，眼睛柔和地向远看。吸气时，双手向远拉长，脊柱向远伸展，让肩胛骨下角推向胸骨的力量，依次将左右手臂抬起来（或两侧手臂同时抬起来）一边各做 8 组。呼气，手回到胸腔两侧，让肩膀头向后展，让肩胛骨的内角推向地板的方向，让肩胛骨的下角推到身体里，肩胛骨不要过度地收缩和挤压，完成 8 组后，用手臂把身体支撑起来，臀部向后坐到脚跟上。

【注意事项】俯卧时，脚向后保持顺位，脚没有外八或者内八；在动作中，如果感觉颈椎或斜方肌不舒服，可以低头；注意避免手腕的代偿；保持沉着肩膀完成手臂上抬。

【功效】通过肩胛骨的抬头动作改善翼状肩胛；纠正俯卧起身的运动模式，避免上斜方肌代偿，同时，强化前锯肌的力量；通过胸椎后伸强化背部的力量，改善腰椎的生理曲度，改善背部僵硬。

教学提示

可以用手法辅助同伴被动完成肩膀向后展开，并引导同伴手推，肩胛骨后伸。

4. 改一改

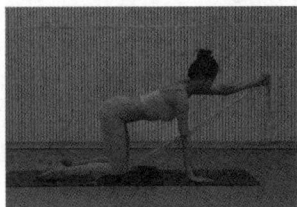

方法一：四足式抬臂

【辅具】平衡垫 1 个，弹力带 1 条。

【动作要领】四足跪姿。一侧弹力带垫在右膝的下方，左手拿着弹力带的另外一侧。吸气，用肩胛骨下角的力，把左臂抬起来，完成 8—10 个。换侧练习。

【注意事项】手臂抬起来时保持躯干稳定，骨盆端正，不耸肩。手臂上抬的高度因人而异。

【功效】强化前锯肌，斜方肌中下束；纠正抬肩，沉肩的正确模式；加强肩胛带的力量。

教学提示

在四足跪姿中激活核心的有效方法是让辅助者站在练习者的后方，双手拉着练习者的腿向后，让练习者做对抗，帮助激活核心。若在对抗过程中，有一侧较弱，可以单独弱的一侧做对抗练习。

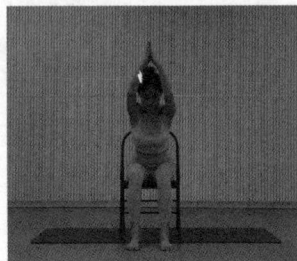

方法二：肩胛骨后仰练习

【辅具】瑜伽椅 1 把。

【动作要领】坐立在椅子上，保持中立位，吸气，双手十指交扣放在后脑勺，沉肩往下，双耳向上远离双肩，同时手肘向两侧分开。呼气，身体屈髋俯身向前，吸气，拇指勾

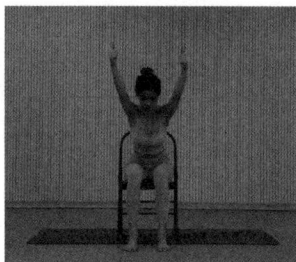

在一起，掌心向前，沿着后脑勺，让手臂慢慢地向前伸直，呼气，保持头向后，沉肩，肩胛骨的内缘推向后背，稳定肩胛骨的位置，停留5次呼吸。吸气，身体慢慢还原至直立状态。

【进阶练习】在上个动作的基础上，把手臂打开，掌心相对，握拳竖起大拇指，让手和面部成30度夹角，动态举起手臂，5次为一组，完成3组。

【注意事项】不要耸肩或低头。

【功效】强化腹肌，通过强化前锯肌、斜方肌中下束以及肩胛骨的仰头来改善翼状肩胛。

教学提示

两人一组，一人做动作，另一人用手推住中下背部，帮忙做对抗，激活胸椎伸展的力量。

四、圆肩的姿势评估与矫正动作

（一）评估方法

从前方和后面观察肩膀形态和手部，侧面观察肩部位置来评估肩膀。肩膀内旋时，前方评估时观察到较多的手背表面；从后面观，观察到较多的手掌表面。

（二）解剖学分析

形成圆肩的原因主要有肱骨内旋、肩胛骨外扩和翼状肩三种引起的圆肩问题。肩胛骨外扩、翼状肩的问题前面已讲过，本节课主要处理肱骨内旋引起的圆肩问题。肱骨内旋，胸大肌、三角肌前束、背阔肌、大圆肌、胸小肌、肩胛下肌缩短，而冈下肌、小圆肌、三角肌后束被拉长。具体见表5-7。

表5-7　圆肩（肱骨内旋）的解剖学分析

缩短的肌肉	拉长的肌肉
胸大肌、三角肌前束、背阔肌、大圆肌、胸小肌、肩胛下肌	冈下肌、小圆肌、三角肌后束

微课：圆肩的姿势评估与矫正动作

（三）案例分析

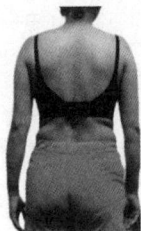

观察左边图片，将你的观察写在下面：

_____

你的发现代表什么：

_____

（四）矫正思路

松解和拉伸缩短的肌肉，练习肱骨外旋的练习，即三角肌后束、冈下肌和小圆肌的力量。

（五）矫正动作

1. 紧一紧

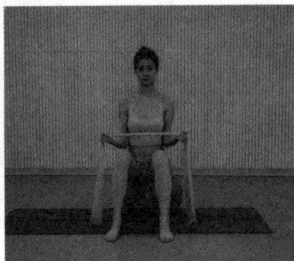

【辅具】瑜伽球 1 个，弹力带 1 根。

【动作要领】坐在瑜伽球上，膝关节尽量高于髋关节，保持中立位，大小臂垂直，双手掌心向上握住弹力带（弹力带长度在绷紧状态下与小臂同宽），大臂夹肋，双手抓着弹力带向外打开 30 度至 40 度，做肱骨的外旋，重复练习 8—10 个，完成 3—5 组。

【注意事项】大臂外侧拉向肩胛骨，肩胛骨内缘保持稳定。如果有翼状肩要把肩胛骨下缘推向胸椎，同时把肩胛骨做一个仰头的动作。

微课：斜方肌僵硬增厚劳损的评估与矫正动作

五、斜方肌僵硬增厚劳损的评估与矫正动作

（一）评估方法

从正面或后面观察斜方肌是否体积增大，摸起来是否僵硬。

（二）原因分析

斜方肌僵硬增厚劳损主要与肩胛骨外扩、溜肩、翼状肩、胸椎曲度变大有关。由于肩胛骨是附着在胸廓上的，因此在调整肩胛骨外扩、翼状肩、溜肩这些肩胛骨异常姿势时，首先应该先调整胸椎的曲度，当胸椎曲度过大时，特别容易导致肩胛骨向两边滑开，并且肩胛骨一边滑开一边向前冲，形成翼状肩。还有可能伴随肩胛骨的下回旋，形成溜肩的体态。

（三）案例分析

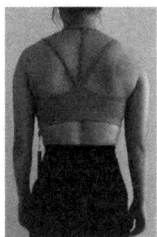

观察左边图片，将你的观察写在下面：

_____

你的发现代表什么：

_____

（四）矫正思路

解决斜方肌僵硬增厚的问题实际上就是找到斜方肌在什么情况下会被拉长，在什么情况下肌肉张力变大，以及在什么情况下斜方肌被反复使用产生疲劳劳损。改善斜方肌的僵硬增厚劳损，并不是通过某个动作来实现，而是通过纠正胸椎曲度，改善肩胛骨异常位置，纠正运动习惯来实现。

（五）矫正动作

1. 松一松

（1）松解背部肌肉

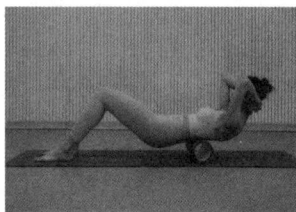

【辅具】泡沫轴 1 个。

【动作要领】坐在瑜伽垫上，把背部靠在泡沫轴上，双臂屈肘交叉放于体前。保持颈部放松，将臀部向上抬高，背部在泡沫轴上做上下滚动的练习，松解 30 秒。

【功效】松解活化背部肌肉。

（2）松解斜方肌下束

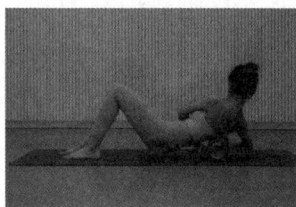

【辅具】泡沫轴 1 个。

【动作要领】泡沫轴放在斜方肌下束的位置，将身体重心稍转向脊柱的右侧，左手抱住后脑勺，肘关节展开，臀部微抬，滚动泡沫轴松解右侧竖脊肌、斜方肌下束，松解 30 秒。

【功效】溜肩往往伴随肩胛骨的下回旋，导致斜方肌下束既紧张又无力。通过松解斜方肌下束恢复肌肉弹性为练习肌肉力量做准备。

（3）松解腋窝后缘背阔肌

【辅具】泡沫轴 1 个。

【动作要领】将泡沫轴放在右侧腋窝后缘背阔肌的位置，左手抱住后脑勺，肘关节展开，臀部微微上抬，将身体重心

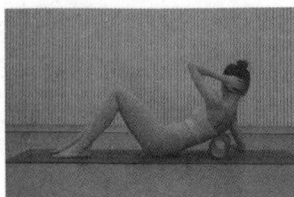

压在背阔肌的位置，在泡沫轴上前后滚动松解，松解30秒。

【注意事项】两边的肩膀都要做背部、斜方肌下束以及背阔肌的松解。如果两侧斜方肌张力不一样，一侧肩膀溜肩更为严重或者一侧肩膀有疼痛，那么这一侧多做一些松解。

【功效】在溜肩体态中背阔肌被挤压而变得紧张，因此要松解腋窝后缘背阔肌。

（4）松解胸小肌和胸大肌

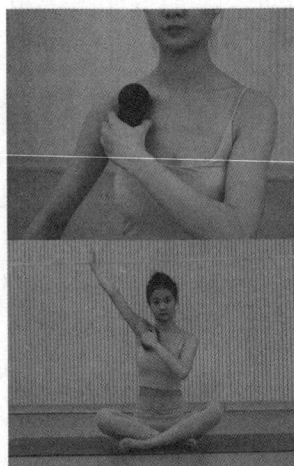

【辅具】花生球1个。

【动作要领】将花生球竖着，上端贴合在锁骨下缘，下方花生球刚好在胸大肌的位置，让花生球向外向内来回滚动，松解30秒；紧接着一手固定住花生球，另一只手从肩胛骨做手臂的绕环，做8—12次。

【注意事项】松解力度不要过大，酸痛的感觉在三至五分，两边的胸大肌、胸小肌都需要进行松解，哪侧更紧张酸痛，哪侧就多做一些；按压花生球的手，要往外推实，给肩关节缝提供一定的空间。

【功效】激活和松解胸小肌和胸大肌，创造肩胛骨的灵活性。

2. 拉一拉

（1）拉伸背阔肌、斜方肌下束

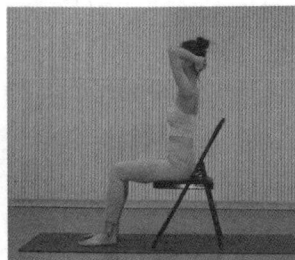

【辅具】瑜伽椅1张。

【动作要领】坐在椅子上，保持脊柱和骨盆的中正，双手十指交叉抱住后脑勺，并把颈后皮肤向上扯，两手肘打开角度在120度。吸气，大臂向上延展，把两侧背阔肌、侧腰向上拉高，手提着颈椎向上延展。呼气，肩胛骨内缘、肩胛骨下角下沉，动态练习15次。

【注意事项】肋骨始终保持内收。

【功效】背阔肌、斜方肌下束得到伸展；强化肩胛骨上提和肩胛骨上回旋的力量，同时训练让肩胛骨内缘向下拉的力量；改善颈胸交接处肌肉的紧张粘连，创造肩胛骨上下滑动的空间。

3. 紧一紧

（1）练习肩胛骨上回旋的力量

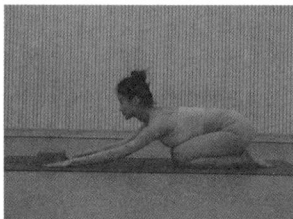

【辅具】瑜伽砖1块。

【动作要领】四足跪立，手臂屈肘大小臂90度，双手虎口卡住瑜伽砖，手掌贴合瑜伽垫，两手肘相互平行，将肩胛骨内缘收向脊柱中间，肋骨内收，脚掌回勾或者脚背压地。保持肘关节、小臂、手掌下压地面，呼气时，保持颈部向前延展，中背部向后将臀部往后推送，吸气，身体往回推送。动态练习10组。

【注意事项】向后推送时保持大臂外旋，肋骨内收。向前推送时，保持肘关节下压，启动前锯肌力量。如果膝关节有不舒服，可在膝盖下方垫毯子。

【功效】通过动态的力量练习，既练习到肩胛骨上回旋的力量，也拉伸到背阔肌。通过手臂的支撑，练习到前锯肌的支撑能力。

（2）针对肩胛骨外扩处理斜方肌紧张僵硬

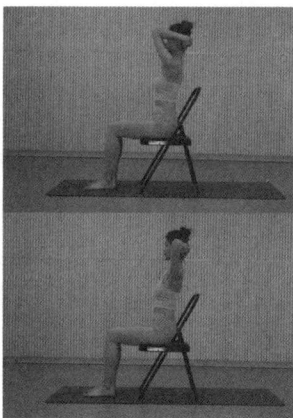

【辅具】瑜伽椅1张。

【动作要领】坐在椅子上，保持脊柱和骨盆的中正，双手十指交叉抱住后脑勺。呼气，手肘收向中间，头轻轻向后推手，手把颈部后侧皮肤向上送。吸气，沉肩让肩胛骨内缘向下拉，并把肘关节向两侧打开。动态练习8—10个，练习2—3组。

【注意事项】肩胛骨下沉的同时，让肩胛骨内缘向前顶（胸椎方向），而不是往内收缩。保持肋骨内收。

【功效】激活斜方肌中下束、菱形肌肩胛骨后缩的能力。

（3）针对翼状肩处理斜方肌紧张僵硬

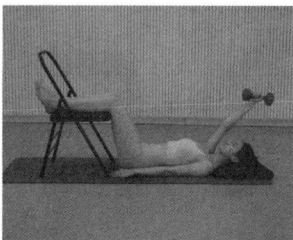

【辅具】瑜伽椅1张，毛毯1张，哑铃1个。

【动作要领】仰卧，屈髋，小腿搭在瑜伽椅上，双膝双脚微分开，大小腿90度，在颈部下方垫毛毯，保持腰椎下压。右手抓住哑铃，用肩胛骨下角向前推的力，做手臂上举的动态练习，每组练习12—15个，做2—3组。

【注意事项】在手臂上举时，手肘避免超伸。颈部放松，不过度用力。

【功效】练习肩胛骨的后仰，改善翼状肩。改善动作模式，避免在动作中用斜方肌上束的耸肩动作来代偿。

步骤二　教学观摩

一、呈现完整设计方案

请扫码观看阅读教学设计方案。

"肩部评估方法与矫正动作"
教学设计方案

二、观摩、讨论与反思

1. 呈现讨论话题

（1）针对高低肩、肩胛骨外扩、翼状肩、圆肩、斜方肌僵硬增厚五种体态的评估是否准确？

（2）根据评估结果对高低肩、肩胛骨外扩、翼状肩、圆肩、斜方肌僵硬增厚涉及的缩短和拉长的肌肉是否判断准确？

（3）高低肩、肩胛骨外扩、翼状肩、圆肩、斜方肌僵硬增厚五种体态的矫正思路是否准确？

（4）教学设计方案中所安排的动作内容是否能达到改善效果？

2. 观摩课堂教学

请大家把"教学感悟"写在自己的课堂笔记本上，并及时记录观摩过程中自己的想法。

3. 分组讨论交流

组内交流

（各小组成员围绕讨论话题对教学活动进行讨论与评价，并记录本小组的共同观点。）

集体交流

（各小组派一名同学代表本组同学发言，其他小组交流评价意见，并记录每个话题的讨论结果。）

4. **教师评价总结**

记录教师评价与总结的内容

步骤三 教学设计

准备在课堂上试教的同学，请与本组同学合作修改肩部评估与矫正动作教学内容设计，形成新的设计方案，并进行教学准备。

请从以下方面进行思考与修改。

（1）找一位身边的人作为个案，对肩部问题进行精准评估。

（2）针对肩部体态问题，设计有针对性的训练动作。

（3）是否提前熟悉所要教学的体式的动作要领、注意事项和功效？

（4）教师手法松解是否到位？会用力过猛吗？是否有达到松解的效果？

（5）教师的教学指导是否到位，是否充分使用辅具？

（6）除了课堂上教师给的调整思路，是否还有其他可替动作？

步骤四　教学实施

一、明确各组合作学习要求

1. 现场教学的小组

（1）详细记录教学过程对照原教学设计，在不吻合处做上记号，待教学活动结束之后，讨论变动与调整的原因，以便在讨论时做出解释。

（2）讨论开始前要先派一名同学作为代表（一般是试教的那位同学），说明本组是如何合作设计教学内容的，活动准备过程中的小组合作体现在哪些方面等。

2. 观摩活动的小组

（1）详细记录教学过程，对照原教学设计，在不吻合处做上记号，以便在讨论反思环节进行提问与思考。

（2）对教学中精彩的地方和需要修改的地方做上不同的记号，以便在讨论反思环节能够清楚地表达自己的观点。

二、实施与观摩

执教者现场教学，其他同学观摩教学并做好笔记。

三、讨论与反思

记录自己的现场观摩感悟	记录执教者的总结与自评

记录小组评价的内容	记录教师评价与总结的内容

步骤五 总结提升

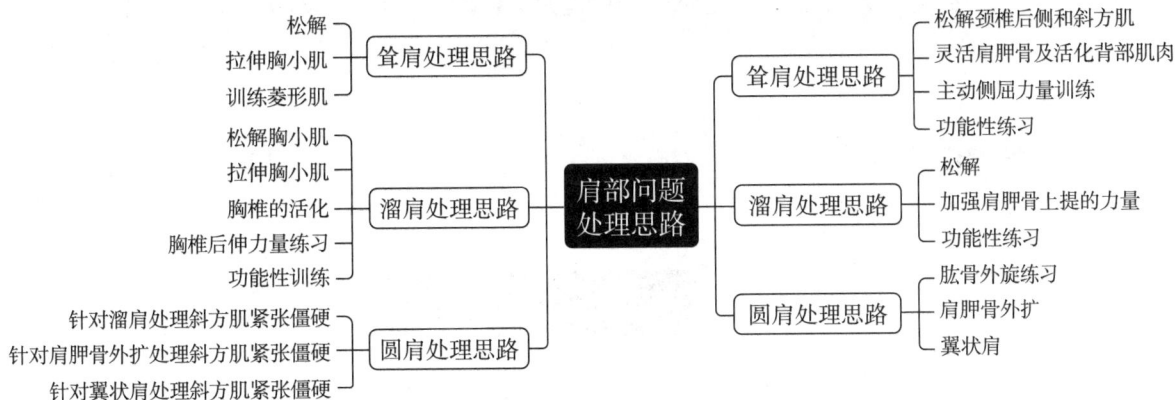

松解
拉伸胸小肌 ─── 耸肩处理思路
训练菱形肌

松解颈椎后侧和斜方肌
灵活肩胛骨及活化背部肌肉
主动侧屈力量训练
功能性练习 ─── 耸肩处理思路

松解胸小肌
拉伸胸小肌
胸椎的活化 ─── 溜肩处理思路
胸椎后伸力量练习
功能性训练

肩部问题
处理思路

松解
加强肩胛骨上提的力量
功能性练习 ─── 溜肩处理思路

针对溜肩处理斜方肌紧张僵硬
针对肩胛骨外扩处理斜方肌紧张僵硬
针对翼状肩处理斜方肌紧张僵硬 ─── 圆肩处理思路

肱骨外旋练习
肩胛骨外扩
翼状肩 ─── 圆肩处理思路

项目小测与教学应用

一、思考题

（1）高低肩、圆肩、肩胛骨外扩、翼状肩、斜方肌僵硬增厚的评估方法有哪些？

（2）请简述高低肩、圆肩、肩胛骨外扩、翼状肩、斜方肌僵硬增厚的解剖学分析。

（3）高低肩、圆肩、肩胛骨外扩、翼状肩、斜方肌僵硬增厚的处理思路有哪些？

二、教学题

（1）给身边的同学、朋友或亲人进行肩部评估并尝试矫正。

（2）请以小组为单位，一人充当教学者，其余人充当练习者，从肩部问题中选取其中一种进行矫正动作教学。

任务二十三　胸椎评估方法与矫正动作

实施步骤

步骤一　资讯提供

一、平背的评估与矫正动作

什么是平背？所谓的"平"，相对的是"曲"，平背指的是背部平整没有弧度。在正常情况下胸椎曲度是向后凸的。如果胸椎曲度逐渐变小，慢慢变得平直，这就叫做胸椎曲度的平直。当胸椎曲度变平直时，整个背部就会向前推形成平背的体态。由于每一节胸椎与肋骨相连，当背部变平时，肋骨后缘也变平了。而肋骨后缘受到挤压，也会使得胸椎向前推，形成平背。

（一）评估方法

从后面或侧面观察胸椎曲度变化。触诊棘突的位置，并用身体彩绘笔作记号。

> **教学提示**
>
> 　若不想用身体彩绘笔来作记号，还有另外一个技巧，轻轻地用指甲划过脊椎的任何一方，只要稍微留下红线方便观察就好，不要太用力刮伤个案。然后，往后退来观察这些痕迹，它们是笔直的或是有偏移的情况。

（二）解剖学分析

从解剖学分析，竖脊肌的功能是让脊柱做后伸，所以平背的人竖脊肌是比较紧张的。当背部向前挺直时，整个背部肋间肌相对受到挤压（胸腔前侧相对打开）而变得紧张。后背平直还和腹肌无力有关，腹部肌群在收缩时，能够把肋骨往下拉，让肋骨前侧肋间肌收紧，从而把后背拉长，形成脊柱的屈曲。所以直背体态往往也伴随肋骨的外翻，因此在调整平背时要练习腹部肌群。具体见表5-8。

表 5-8　平背的解剖学分析

异常姿态	缩短的肌肉	拉长的肌肉
胸椎曲度过小	竖脊肌、肋间肌	腹部肌群

（三）案例分析

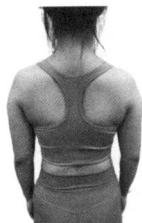

观察左边图片，将你的观察写在下面：

_____

你的发现代表什么：

_____

（四）矫正思路

松解背部竖脊肌和肋间肌，延展拉伸背部，建立背部的灵活性，同时加强腹部肌群的力量。

（五）矫正动作

1. 松一松

（1）松解背部颈胸交接下缘胸椎段

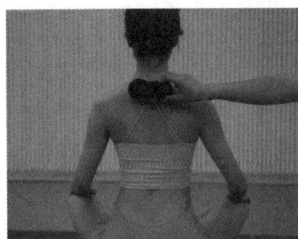

【动作要领】仰卧，屈双膝，大小腿 90 度，身体完全放松，头部下方垫毛毯，把花生球放在颈胸交接处的下缘，有意识地把身体重量放在花生球上，停留 5—8 次呼吸；手臂屈肘向上，大小臂 90 度，保持大臂外展，大拇指翘起来，其余四指微屈，手和手腕放松。呼气，背肌下沉，手臂外展，动态练习做 8—10 次。

【功效】伸展肩膀前侧，创造肩胛骨的滑动性（肩胛骨后缩），同时松解菱形肌、斜方肌，以及颈胸交接处粘连的肌肉和筋膜。

（2）松解背部肩胛骨下角内缘

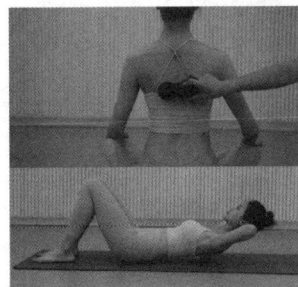

【动作要领】把花生球放在肩胛骨下角位置。手臂配合做招财猫动作（一只手臂向上，一只手臂向下）。动态练习 8—10 次。

【功效】大臂内外旋的动作可以更好地刺激到斜方肌，牵动脊柱深层小的肌肉。

（3）松解背部胸腰结合位置

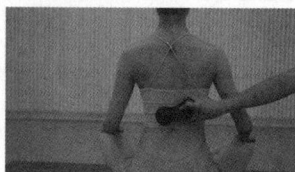

【动作要领】把花生球放在胸腰结合位置。一只手臂伸直向上，一只手臂伸直向下交替进行，动态练习8—10次。

【功效】刺激中背部表层及深层的肌肉和软组织。

2. 紧一紧

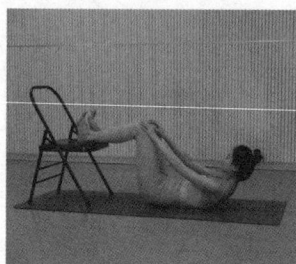

方法一：仰卧卷腹

【动作要领】仰卧，大小腿垂直，双脚搭在椅子上，脚掌稍回勾，双手贴放在大腿前侧（预备位）。呼气，低头含胸，下巴不要过于贴向胸骨，胸骨向下找肚脐，感受上背部，中背部逐节向上离开地板，吸气时带着胸骨找肚脐的力，含着胸，收着腹，脊柱逐节向下落回地板。每组8—10个，练习3组。

【注意事项】落下时，注意避免肋骨外翻。

【功效】训练脊柱屈曲的能力。背部屈曲与腹肌有关，腹肌带动脊柱和肋骨向前，形成背部的弯曲。

方法二：仰卧扭转卷腹

【动作要领】屈肘，双手交叉抱于头后，低头含胸收肋，眼睛向前看，将脊柱逐节向上抬起，直到肩胛骨下角离开地板，肋骨沉向后背。在这里停留做呼吸练习：吸气，保持不动，呼气时保持背部向后顶，同时发出"shi"的声音，重复此呼吸3次。保持吸气不动，呼气，左肘找右膝，吸气，还原，呼气，右肘找左膝，动态练习8—12个。呼气时，含着胸，身体逐节落回地板。重复练习3—5组。

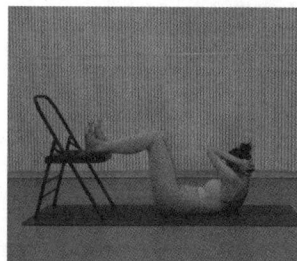

【注意事项】可以在双腿间夹一块瑜伽砖或泡沫轴，从而更好地稳定膝关节和髋关节。

【功效】在脊柱屈曲的动作中加入脊柱的旋转，激活和强化腹部肌群的同时，建立背部离心收缩的能力。

二、驼背的评估与矫正动作

驼背指的是胸椎曲度后凸的角度变大。胸椎后凸角度过大通常会伴随颈椎和腰椎前凸角度增加以及肱骨的内旋。

（一）评估方法

参照平背的评估方法。

（二）解剖学分析

驼背时，竖脊肌、背阔肌、菱形肌、斜方肌、臀肌是被拉长的，胸大肌、胸小肌、胸锁乳突肌、屈髋肌、腹部肌群是被压缩的。而肩胛骨会移向两侧，并且可能会形成翼状肩，同时还可能会出现溜肩的体态。具体见表 5-9。

表 5-9 驼背的解剖学分析

	缩短的肌肉	拉长的肌肉
驼背	身体前表链的肌肉：胸锁乳突肌、胸大肌、胸小肌、腹直肌、屈髋肌等。	身体后侧的肌肉：竖脊肌、背阔肌、斜方肌中下部肌纤维、菱形肌、臀肌等。

（三）案例分析

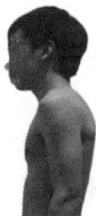

观察左边图片，将你的观察写在下面：

_____

你的发现代表什么：

_____

（四）矫正思路

（1）松解和拉伸整个身体前表链的肌肉。

（2）通过脊柱后伸的练习，加强竖脊肌、背阔肌、斜方肌下束的力量训练。

（3）通过肩胛骨后缩练习菱形肌的力量。

（4）呼吸模式，由于驼背时横膈膜的前部处于压缩状态，会限制胸腔前部的呼吸，因此也可以通过胸腔前部的呼吸来打开身体前部的空间，然后再去做脊柱后弯的练习。

（五）矫正动作

1. 松一松

松解上、中、下背部

【动作要领】泡沫轴依次放在上、中、下背部的位置，每个部位松解时间为半分钟到一分钟。具体松解方法可参照前面讲到的松解背部方法。

2. 拉一拉

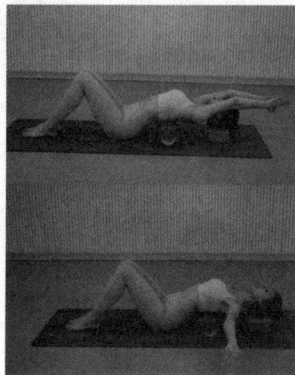

方法一：利用泡沫轴被动拉伸身体前侧

【辅具】软泡沫轴 1 个，瑜伽砖 1 块。

【说明】针对不同部位的胸椎曲度过大，泡沫轴放的位置略有不同：上背部（肩胛骨）胸椎曲度过大的人，就把泡沫轴顶在上背部；中背部（胸十二往上）曲度过大，对应的是前侧的肋骨，把泡沫轴放在中背部。如果整个背部的胸椎曲度都比较大，就把泡沫轴放在胸腔对应的正后背。

【动作要领】以泡沫轴的位置放在中背部为例。仰卧，屈双膝，双脚踩地，头部垫在瑜伽砖上。吸气，拇指勾在一起，掌心向上，双手向上举过头顶，感受侧肋拉长，手臂向远延展。呼气，胸骨、肋骨下沉，做 5—8 次呼吸。

加手臂动态练习：吸气，双手向上举过头顶，呼气，大臂拉向侧肋（或手臂画个大圆至水平侧平举），动态练习 5—8 个。退出体式时，双手托住后脑勺，把头抬起来，让身体慢慢地往前弓背，停留 3—5 次呼吸，让腰部肌肉得到放松，再侧身把身体慢慢向上推起身来。

教学提示

对于背部特别僵硬，或者没有办法能够承受泡沫轴强度的人群，可以用毛毯代替泡沫轴。

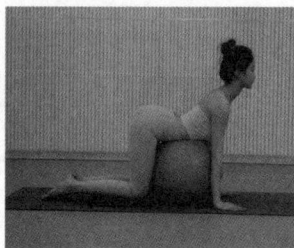

方法二：猫伸展式变体

【辅具】瑜伽球 1 个，毛毯 1 条。

【动作要领】跪立，双膝下方垫毛毯，身体向前趴在瑜伽球上，调整双膝向前顶住瑜伽球，双手臂向后推球，成四足跪姿。吸气，大臂外旋，双手往回拉的力，把胸骨柄向上抬高，头顶心向上伸展，停留 3—5 次呼吸。呼气时，身体慢慢回到中立位。重复练习 3—5 组。

【注意事项】通过手臂和腿对球的抗阻帮助稳定核心，如果脚背下压没有力量可以脚掌回勾，膝关节下方垫毛毯避免髌骨的挤压。

【功效】通过借助脊柱后伸和背部收缩的力量把胸骨柄向后拉高，从而建立胸椎后伸的力量。

3. 紧一紧

（1）扭转练习

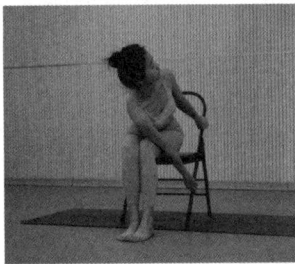

【辅具】瑜伽椅 1 张。

【禁忌】有腰痛或腰椎间盘突出较严重的不练。

【动作要领】臀部坐在椅子上，双腿并拢，确保膝盖不低于髋关节，大小腿角度略小于 90 度。吸气，延展脊柱，呼气，屈髋身体向前；吸气，双手抓住两边的椅子杆并给予向后推的力带动脊柱向前伸展，呼气，右手放在左边的椅子杆上，左手放在上边的扶手上，右手通过拉着椅子的力把脊柱向上延展，左手借助推椅子的力把脊柱向左旋转，停留 5—8 次呼吸。吸气，右手重新回到右边的椅子杆上，双手推住椅子杆儿，把脊柱向前伸展，再慢慢把身体推直向上起身。换侧练习。

【注意事项】如果椅子比较高，可在脚下方垫砖或书；屈髋时要完全地屈髋，这样脊柱才能得到更好的伸展；右手肘和左膝相互对抗，防止左膝盖内扣，膝关节尽量在一个水平线上。

【功效】活化背部及整个胸廓，锻炼背部向后伸展的能力。

（2）后弯练习

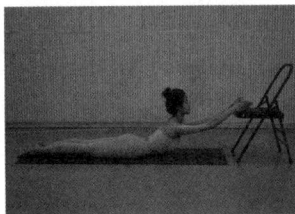

方法一：利用瑜伽椅被动后弯

【辅具】瑜伽椅 1 张。

【动作要领】俯卧在垫面上，双手向前伸直，分开与肩宽，放于瑜伽椅上。吸气，双手向前拉长，呼气，通过双手向下压的力量，把背部向上抬高，抬头看向天花板的方向，保持 3 次呼吸。还原时，慢慢地把双手放于额头下休息。

【注意事项】脚背下压，把脚趾向远蹬，微卷尾骨，骶

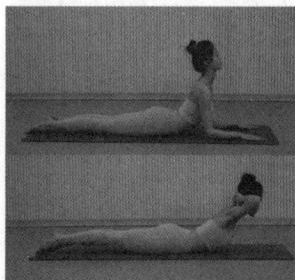

骨向下压向地板。

【功效】建立背部后伸的能力，加强背部肌肉收缩的力量。

方法二：狮身人面式

【动作要领】俯卧下来，双手放在头部两侧，骶骨向下沉，耻骨压住地板，脚背下压，脚趾向远蹬直。双手推地，吸气，把胸骨向上抬离地板，呼气，身体落回地面，动态练习5—8组。

【注意事项】腰椎不要有任何的挤压，保持双肩下沉，肩胛骨下角有意识推到胸椎里面。

【功效】同上。

方法三：蝗虫式变体

【动作要领】同狮身人面式，唯独手臂改为双手十指交扣抱住后脑勺。

4. 改一改

长期在电脑前面办公或者低头拱背看手机的人群，时间久了，容易发生含胸驼背的体态，即背部发生弯曲，胸腔前侧有压缩。如果背部有疲劳或者是坐的时间久了，可以练习一些简单的动作，帮助缓解背部向后凸以及背部肌肉疲劳。

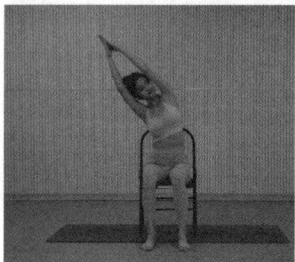

方法一：风吹树式

【辅具】瑜伽椅1张。

【动作要领】坐在椅子上，双脚分开与臀同宽，吸气，双手向上举过头顶，拇指勾在一起，掌心合十，感受整个胸腔向上伸展，坐骨向下沉。呼气，身体向右侧弯，再次吸气时，吸到左侧肋，呼气时，躯干稍向左旋转，眼睛看向天花板，停留3—5个呼吸。吸气，回到正中间，呼气，换侧练习。

方法二：扭转式

【辅具】瑜伽椅1张。

【动作要领】坐在椅子上，双脚分开与臀同宽，吸气，双手向上举过头顶，拇指勾在一起，掌心合十。呼气，保持骨盆稳定，左膝向前顶，躯干水平地向左侧旋转，停留3—5个呼吸。吸气，慢慢地回到中立位，呼气，换侧练习。

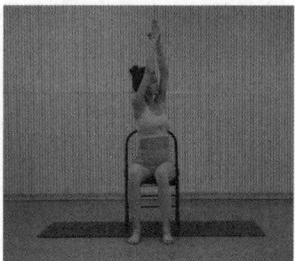

【注意事项】如果驼背，在做手臂上举时可以把气息更多地带到前面；如果肋骨外翻，重点把后面的皮肤向上伸展，前方的肋骨收住。

步骤二　教学观摩

一、呈现完整设计方案

请扫码观看阅读教学设计方案。

"胸椎评估方法与矫正动作"
教学设计方案

二、观摩、讨论与反思

1. 呈现讨论话题

（1）针对平背和驼背的评估是否准确？

（2）根据评估结果对平背和驼背涉及的缩短和拉长的肌肉是否判断准确？

（3）平背和驼背的矫正思路是否准确？

（4）教学设计方案中所安排的动作内容是否能达到改善效果？

2. 观摩课堂教学

请大家把"教学感悟"写在自己的课堂笔记本上，并及时记录观摩过程中自己的想法。

3. 分组讨论交流

组内交流

（各小组成员围绕讨论话题对教学活动进行讨论与评价，并记录本小组的共同观点。）

_____

_____

_____

集体交流

（各小组派一名同学代表本组同学发言，其他小组交流评价意见，并记录每个话题的讨论结果。）

_____

_____

_____

4. 教师评价总结

> 记录教师评价与总结的内容
>
> _____
>
> _____
>
> _____
>
> _____

步骤三 教学设计

准备在课堂上试教的同学,请与本组同学合作修改胸椎评估与矫正动作教学内容设计,形成新的设计方案,并进行教学准备。

请从以下方面进行思考与修改。

(1)找一位身边的人作为个案,对平背和驼背进行精准评估。

(2)针对平背和驼背问题,设计有针对性的训练动作。

(3)是否提前熟悉所要教学的体式的动作要领、注意事项和功效?

(4)教师手法松解是否到位?会用力过猛吗?是否有达到松解的效果?

(5)教师的教学指导是否到位,是否充分使用辅具?

(6)除了课堂上教师给的调整思路,是否还有其他可替动作?

步骤四 教学实施

一、明确各组合作学习要求

1. 现场教学的小组

(1)详细记录教学过程对照原教学设计,在不吻合处做上记号,待教学活动结束之后,讨论变动与调整的原因,以便在讨论时做出解释。

(2)讨论开始前要先派一名同学作为代表(一般是试教的那位同学),说明本组是如何合作设计教学内容的,活动准备过程中的小组合作体现在哪些方面等。

2.观摩活动的小组

（1）详细记录教学过程，对照原教学设计，在不吻合处做上记号，以便在讨论反思环节进行提问与思考。

（2）对教学中精彩的地方和需要修改的地方做上不同的记号，以便在讨论反思环节能够清楚地表达自己的观点。

二、实施与观摩

执教者现场教学，其他同学观摩教学并做好笔记。

三、讨论与反思

```
记录自己的现场观摩感悟
_____
_____
_____
_____
_____
```

```
记录执教者的总结与自评
_____
_____
_____
_____
_____
```

```
记录小组评价的内容
_____
_____
_____
_____
_____
```

```
记录教师评价与总结的内容
_____
_____
_____
_____
_____
```

步骤五　总结提升

胸椎问题处理思路
├─ 胸椎曲度过小处理思路
│　├─ 松解脊柱深层
│　├─ 脊柱屈曲灵活度练习
│　└─ 加强背部屈曲的能力
└─ 胸椎曲度过大处理思路
　　├─ 松解上、中、下背部
　　├─ 拉伸身体前侧
　　├─ 加强背部向后伸展的能力
　　└─ 功能性练习

项目小测与教学应用

一、思考题

（1）胸椎曲度和胸廓旋转的评估方法有哪些？

（2）请简述胸椎曲度改变的解剖学分析。

（3）胸椎曲度改变的处理思路有哪些？

二、教学题

（1）给身边的同学、朋友或亲人进行胸椎评估并尝试矫正。

（2）请以小组为单位，一人充当教学者，其余人充当练习者，从胸椎问题选取其中一种进行矫正动作教学。

任务二十四　肋骨外扩（外翻）评估方法与矫正动作

实施步骤

步骤一　资讯提供

（一）评估方法

人体共有 12 对肋骨，左右对称。其中 1—7 肋与胸骨相连，被称为真肋，8—12 肋，并未与胸骨连接，则称为假肋，其中 8—10 肋借助肋软骨与上一节肋软骨相连，形成肋弓。两侧肋弓与胸骨会形成一个夹角，这个夹角又称肋骨角，肋骨角正常约 70 度至 90 度。如果大于 90 度，则说明肋骨外扩。

微课：肋骨外扩（外翻）
评估与矫正动作

（二）解剖学分析

肋骨外扩会造成腹肌外扩，腹横肌无力，这种情况需要进一步评估考虑腹直肌分离情况；肋骨外扩，膈肌被拉长，使得张力过大，影响呼吸模式，呼吸变得短浅。肋骨外扩主要由两块肌肉引起，即腹外斜肌和腹内斜肌。当腹外斜肌左侧收缩时，躯干会向对侧旋转而同侧的腹内斜肌收缩。腹内斜肌和腹外斜肌的肌纤维走向为斜行，这意味着当这些肌肉收缩时，它们能够将两侧的肋骨拉向对侧。若腹内外斜肌力量减弱，它们将难以将肋骨拉向中间位置，从而导致肋骨向外扩。

如果个体存在下位肋骨比胸骨柄（即剑突）的位置更向前突的情况，即评估存在肋骨外翻。当肋骨外翻时，胸廓向前顶，当其仰卧时胸腰结合段会顶起向上。即使在仰卧状态，后侧竖脊肌也无法放松，因此可能存在仰卧位背部疼痛。

（三）矫正思路

松解胸腰筋膜、后背；灵活脊柱和胸廓，加强脊柱屈曲时躯干的旋转功能；先建立胸廓和盆腔的对位关系，再重建呼吸模式；加强腹部肌群力量。

（四）矫正动作

1. 松一松

通过泡沫轴放松中背部，缓解竖脊肌、胸腰筋膜以及肋间肌的紧张状态。具体方法可参照平背矫正动作中松解背部方法。

2. 拉一拉

（1）加强脊柱屈曲时躯干的旋转功能

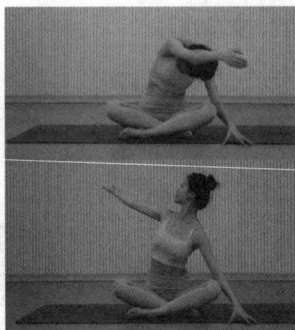

方法一：基础练习

【动作要领】简易坐姿，左手指尖轻触左膝前侧地面，吸气，脊柱逐节屈曲，含胸含肋，右臂向前伸直。呼气，胸椎向前，延展脊柱，右臂向后伸展，胸骨柄带着胸椎段向右侧扭转，眼看右手。单侧练习8—10个，换侧练习。

【注意事项】保持右侧坐骨压实地板。

【功效】建立肋骨和椎体关节的滑动度，以获取更大的改善空间；灵活胸廓、缓解后背紧张。

方法二：进阶练习

【辅具】瑜伽椅1把。

【禁忌】扭转时有腰痛者不做。

【动作要领】简易盘坐于椅子的右侧面，左手指尖轻触左膝前侧地面，右手伸直放置在椅面上并不断往远延伸。吸气，肚脐向上拉长，胸骨柄上提。呼气，胸廓向左扭转，让右后侧肋骨转向前侧。单侧停留8—10次呼吸，换侧练习。

【注意事项】保持腹部的延展。吸气时，将气吸到右后侧肋骨，把肋间肌的后壁打开。

【功效】灵活脊柱，打开后背肋间肌，尤其是胸腰节段位置。

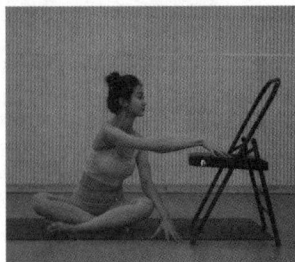

（2）灵活骨盆和脊柱

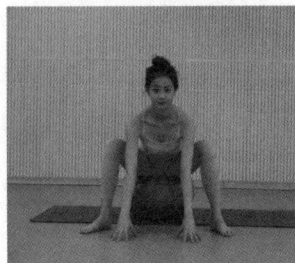

【辅具】瑜伽大球1个。

【禁忌】如果有腰椎不适者，该动作不宜练习。

【动作要领】坐在瑜伽大球上，保持中立位。做骨盆前、后倾与骨盆左、右侧倾练习。熟练后，再进行骨盆顺时针、逆时针的绕环练习。呼气，骨盆后倾，肋骨下沉，胸骨下沉，低头眼睛看肚脐，头顶心向前延展。吸气骨盆回正，腰椎、胸椎、颈椎一节节向上延展。双脚打开略比肩宽，脚趾尖朝外，脊柱逐节屈曲向下，双手带着胸腔弓着背顺着地面向前延伸，延伸至最远时抬头，胸口上提找下巴，延展脊柱。呼气，含胸拱背，手慢慢地退回。动态练习3—5组。

【注意事项】对于肋骨外翻，有平背的可以先引导做后背式呼吸。

【功效】延展背部，打开背部的肋间肌；释放骨盆与胸廓之间肌肉的紧张。

3. 紧一紧

（1）呼吸模式训练

【辅具】毛毯1张。

【动作要领】骨盆与胸腔对位：仰卧位，头枕毛毯。辅助者将左手掌心放在会员后侧脊柱的中间，往上拨动脊椎，让脊柱延展，同时右手抵住练习者的胸骨柄向下推，使骨盆和胸腔对位。腹式呼吸：一手顶住练习者胸骨柄向下，另一手卡住肋骨顺着练习者呼气往下推，完成腹式呼吸，练习1—3分钟，可延长呼吸时间和加入抗阻训练。腹肌深层力量激活：参照腹部肌群训练方法。

【功效】肋骨外翻者由于骨盆和胸廓的对位关系发生改变，导致呼吸模式不正确，因此通过手法的辅助练习让胸廓和骨盆得到一个很好的对位关系，在此基础上重建呼吸模式。

（2）弹力带肋骨收束

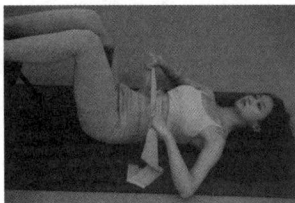

【辅具】瑜伽椅1张，弹力带1条。

【动作要领】仰卧，屈膝，将脚踝搭在瑜伽椅上，大小腿90度，腹股沟向内、向下找椅子，胸骨柄、肋骨下沉，脖颈放松，盆底肌上提，腰椎贴实地面。将弹力带从后腰穿出，在腹部前侧交叉，双手掌心向上抓住弹力带，弹力带包裹住侧肋的下缘。吸气，吸到肚脐或者后背，在呼气时嘴巴发出"嘘"的声音，同时将弹力带向两侧打开。重复5—8次呼吸，训练3—5组。

【注意事项】有肋骨外翻的，吸气尽量不要吸到侧肋。

【功效】通过呼气的练习收向中间，纠正肋骨外扩。

4. 改一改

【辅具】瑜伽椅1张。

【动作要领】仰卧，屈膝，将小腿放在瑜伽椅上，大小

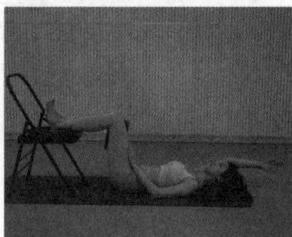

腿 90 度，先激活腹肌。辅助者帮忙卡住胸骨柄和肋骨往下沉，练习者双手交替做手臂上举。吸气吸到胸腔的前侧，呼气时持续向上伸展。

【注意事项】辅助降肋骨时用力不宜过大，3—5 成力即可。

【功效】建立正确的呼吸模式，同时伸展胸椎。

步骤二　教学观摩

一、呈现完整设计方案

请扫码观看阅读教学设计方案。

"肋骨外扩（外翻）
评估与矫正动作"
教学设计方案

二、观摩、讨论与反思

1. 呈现讨论话题

（1）针对肋骨外扩（外翻）的评估是否准确？

（2）根据评估结果对肋骨外扩（外翻）改变涉及的缩短和拉长的肌肉是否判断准确？

（3）肋骨外扩（外翻）的矫正思路是否准确？

（4）教学设计方案中所安排的动作内容是否能达到改善效果？

2. 观摩课堂教学

请大家把"教学感悟"写在自己的课堂笔记本上，并及时记录观摩过程中自己的想法。

3. 分组讨论交流

组内交流

（各小组成员围绕讨论话题对教学活动进行讨论与评价，并记录本小组的共同观点。）

集体交流

（各小组派一名同学代表本组同学发言，其他小组交流评价意见，并记录每个话题的讨论结果。）

4. 教师评价总结

记录教师评价与总结的内容

步骤三　教学设计

准备在课堂上试教的同学，请与本组同学合作修改胸椎评估与矫正动作教学内容设计，形成新的设计方案，并进行教学准备。

请从以下方面进行思考与修改。

（1）找一位身边的人作为个案，对肋骨外扩（外翻）问题进行精准评估。

（2）针对肋骨外扩（外翻）问题，设计有针对性的训练动作。

（3）是否提前熟悉所要教学的体式的动作要领、注意事项和功效？

（4）教师手法松解是否到位？会用力过猛吗？是否有达到松解的效果？

（5）教师的教学指导是否到位，是否充分使用辅具？

（6）除了课堂上教师给的调整思路，是否还有其他可替动作？

步骤四　教学实施

一、明确各组合作学习要求

1. 现场教学的小组

（1）详细记录教学过程对照原教学设计，在不吻合处做上记号，待教学活动结束之后，讨论变动与调整的原因，以便在讨论时做出解释。

（2）讨论开始前要先派一名同学作为代表（一般是试教的那位同学），说明本组是如何合作设计教学内容的，活动准备过程中的小组合作体现在哪些方面等。

2. 观摩活动的小组

（1）详细记录教学过程，对照原教学设计，在不吻合处做上记号，以便在讨论反思环节进行提问与思考。

（2）对教学中精彩的地方和需要修改的地方做上不同的记号，以便在讨论反思环节能够清楚地表达自己的观点。

二、实施与观摩

执教者现场教学，其他同学观摩教学并做好笔记。

三、讨论与反思

记录自己的现场观摩感悟	记录执教者的总结与自评

记录小组评价的内容	记录教师评价与总结的内容

步骤五 总结提升

```
                              ┌─ 松解胸腰筋膜、后背
                              ├─ 加强脊柱屈曲时躯干的旋转功能
                              ├─ 灵活骨盆和脊柱
肋骨外扩（外翻）的矫正动作 ──┤
                              ├─ 呼吸模式训练
                              ├─ 弹力带肋骨收束（肋骨外扩）
                              └─ 建立正确的动作模式
```

项目小测与教学应用

一、思考题

（1）肋骨外扩（外翻）的评估方法有哪些？

（2）请简述肋骨外扩（外翻）的解剖学分析。

（3）肋骨外扩（外翻）的处理思路有哪些？

二、教学题

（1）给身边的同学、朋友或亲人进行肋骨外扩（外翻）评估并尝试矫正。

（2）请以小组为单位，一人充当教学者，其余人充当练习者，完成肋骨外扩（外翻）矫正动作教学。

任务二十五 腰椎和骨盆评估方法与矫正动作

实施步骤

步骤一 资讯提供

一、腰椎曲度变直的姿势评估与矫正动作

微课: 腰椎曲度变直的姿势评估与矫正动作

腰椎的正常生理曲度是向前凸的, 从第五节腰椎椎体的下部和第一节腰椎椎体的上部连一条直线, 这两条线相交的角度就叫作腰椎的生理曲度, 理想的生理曲度大约在 25 度到 45 度。腰椎变直指的是腰椎的曲度低于正常值。

(一)评估方法

从侧面观察个案腰椎是否有前凸角度增加或减少征兆。

(二)原因分析

造成腰椎曲度变直的原因主要有长期久坐造成的弯腰驼背以及骨盆后倾、骨盆前移等异常姿势, 以及生活中经常弯腰捡起地上的物品等。这些情况都会使腰椎慢慢变直, 甚至出现腰椎向后凸起。在这种情况下, 腰椎间盘所遭受的压力是非常大的, 容易发生椎间盘突出, 进而压迫相关脊神经, 导致腰腿疼痛。

(三)解剖学分析

腰椎曲度变直, 腹部肌肉（腹直肌, 腹横肌, 腹内外斜肌, 肋间肌等）是缩短紧张的, 而背部肌肉（背阔肌、竖脊肌、腰方肌等）是处于拉长紧绷的状态。具体见表 5-10。

表 5-10 腰椎曲度变直的解剖学分析

	缩短紧张的肌肉	拉长紧绷的肌肉
腰椎曲度变直	腹直肌、腹横肌、腹内外斜肌、肋间肌	背阔肌、竖脊肌、腰方肌

（四）案例分析

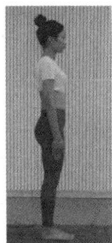

观察左边图片，将你的观察写在下面：

_____

你的发现代表什么：

_____

（五）矫正思路

放松活化僵硬紧张的腰椎肌肉；打开腰椎的空间，建立腰椎的活动性；腰椎的后弯力量练习（主动和被动）；稳定性训练。

（六）矫正动作

1. 松一松

（1）松解腰部肌肉

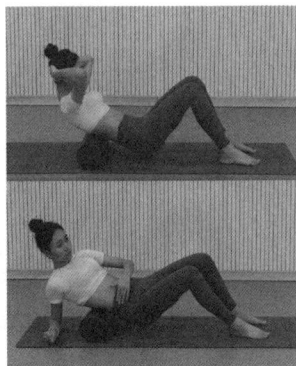

方法一：泡沫轴放松腰部肌肉

【辅具】较软的泡沫轴1个。

【动作要领】参照前面所讲的松解背部方法，不同之处在于泡沫轴放在腰部区域和腰骶区域进行放松。各放松30秒之后，把身体轻微转向右侧松解侧腰以及腰方肌的位置，放松30秒，换侧练习，两侧松解完后慢慢起身。

【注意事项】不能用硬浮点的滚轴松解腰部，如没有可不做或用手按摩代替。

【功效】松解紧张的背阔肌、竖脊肌和腰方肌。

方法二：花生球深度放松腰部肌肉

【辅具】花生球1个。

【动作要领】仰卧，双手小臂撑在地板上，把花生球分别放在腰骶、腰部中段、腰部上段三个区域进行放松。放松时，重心放在花生球上，并做腰背部的呼吸8—10次。静态练习后，把臀部抬高做身体前后的滚动，感受花生球和腰部深层肌肉的接触，整个腰部上中下深度放松8—10次。

【注意事项】静态放松时，保持骶骨下压，通过和地面接触能够避免骨盆前倾和腰骶角度增加。

（2）松解腹部肌肉

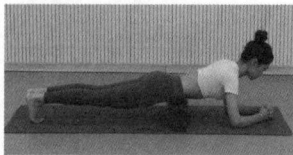

【辅具】 较软的泡沫轴1个。

【动作要领】 俯卧，把泡沫轴放在腹部上，双手小臂撑住地板，做一个肘板撑，此时腹部是放松的，身体前后滚动，感受腹部的柔软和放松。

【注意事项】 如果有任何胀气或者抽筋等情况，这个动作可以暂时不做。

2. 拉一拉

（1）麦肯基疗法

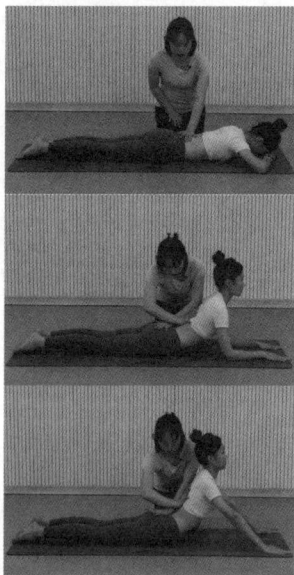

【动作要领】 麦肯基1：俯卧，双手交叠让下巴放在手背上，做30秒背式呼吸。手法辅助：双手放在个案骶骨上，轻轻地往脚的方向延展同时向地板的方向推，避免腰骶挤压造成的腰痛。

麦肯基2：进入狮身人面式，并做静态的30秒背部呼吸练习。手法辅助：一只手托着骶骨向下，另外一只手把背部轻轻向上托，可以帮助其打开腰椎的空间。

麦肯基3：把手臂向上推直到上犬式，感受腹部前侧的伸展，呼气，肚脐略微向后靠向腰椎，做静态的30秒背部呼吸练习。手法辅助同上。下一次呼气时让身体慢慢俯卧下来，手背交叠，额头放在手背上休息。

【说明】 由于双手位置距离身体越远，腰椎后伸角度越小，难度越低。当双手靠近身体之后，胸腔抬得更高，腰椎曲度增加，难度增加。因此初学者双手距离身体不宜太近。

麦肯基2动态练习：狮身人面式准备，吸气，用大臂往后拉的力量把脊柱向上延展，呼气，大臂、胸口放松下来。在练习过程中想象自己骨盆和下肢没有觉知，只有上半身能动。动态练习30秒之后，让身体一节节地向下，双手重叠放在额头下休息。

【注意事项】 动态练习中手臂不离开地面。另外，骶骨在此动作中不用刻意地下沉和内收。

【功效】 通过突关节的滑动创造腰椎曲度，增加脊柱的灵活性。

（2）腰椎牵引

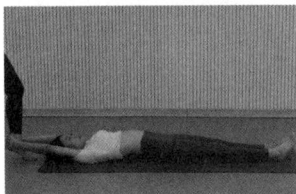

【动作要领】仰卧，辅助者站于练习者头后方，练习者双手向上抓住辅助者的脚腕，随着练习者吸气，辅助者把脚跟抬高，并用脚腕把练习者双手拉到最长，呼气的时候辅助者把脚跟放下来，重复练习3—5组。

【注意事项】整个过程练习者完全放松，吸气时吸到后背和后腰，并感受腰背部的皮肤在慢慢地向上拉长，呼气时放松肋骨。

【功效】针对腰椎间盘突出引起的反复的腰椎的不适，腰肌劳损以及神经的一些症状，能够很好地打开椎体和椎体之间的间隙，给脊柱做更好的牵引。

3. 紧一紧

（1）辅助练习

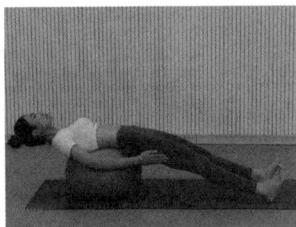

【辅具】瑜伽球1个。

【动作要领】坐在垫子上，屈双膝，双脚分开略比肩宽，将背部、头靠在瑜伽球上，吸气时双脚回勾慢慢抬起臀部把身体往后推，直到身体逐渐推直，呼气屈膝臀部慢慢落下来，动态练习3次。可加入手臂动作：在身体挺直的状态下，吸气，双手从身体两侧向外画一个大大的圆，慢慢地向上举过头顶，拇指勾在一起，掌心朝向天花板的方向，手指尖向远拉长。呼气，脚跟向下，扎实地板，向远蹬出去，微收盆底肌，尾骨微内收，收紧腹部核心。可静态保持3—5次呼吸或进行动态练习3—5组。呼气，屈膝，慢慢把身体带回来，双手从体侧慢慢地回到身体两侧。

【辅助手法】一只手扶住瑜伽球，另外一只手帮助练习者稳定住身体。

【注意事项】放松双肩，保持膝盖不内扣。

【功效】通过瑜伽球被动地创造腰椎的曲度。

（2）主动练习

【辅具】瑜伽椅1张。

【动作要领】面向椅子坐姿准备，屈双膝，脚掌回勾。吸气，双手抓住椅子杆的两侧并给予向后拉的力，带动胸口向上提，腰椎向前推。呼气双脚脚后跟慢慢地向前蹬地伸展，

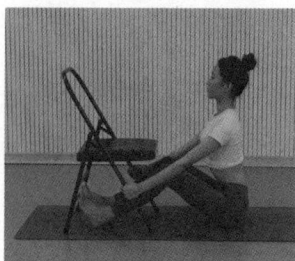

同时把大腿前侧推向腹股沟、大腿后侧拉向坐骨。保持5—8次呼吸，训练3—5组。

【注意事项】肋骨收住向下沉，脊柱向上延展；髋膝踝保持在一条直线上。

【功效】通过拉伸大腿后侧以避免腘绳肌的紧张造成骨盆后倾，进而造成腰椎后突。通过腰椎主动向前推训练腰椎伸展的肌肉力量，同时锻炼髂腰肌。

（3）加强练习

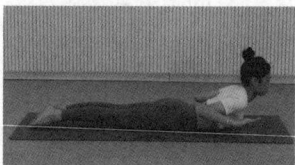

方法一：无支撑眼镜蛇式

【动作要领】保持俯卧中立位，双手放在胸腔两侧，大臂夹住侧肋。吸气，双手、头和胸部抬离地面，呼气，胸部落回地面。动态练习8—10组。

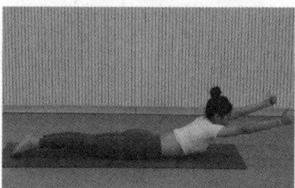

方法二：蝗虫式

【动作要领】保持俯卧中立位，双手向前举过头顶，大臂外旋，大拇指朝向天花板，其余四指轻轻握拳，骶骨下压地板，脚背下压，头顶心向远伸展，肩胛骨下沉。吸气，胸骨柄向上离开地板，呼气，慢慢地落下来。动态练习8—10次。

【功效】训练背部主动向后伸展收缩的力量。

教学提示

若练习者胸口向上提不起来，可将双手放于胸腔两侧，并借助推地板的力将胸口向上提起来。有一点发力的感知后，再尝试将双手离开地板。

---

4. 改一改

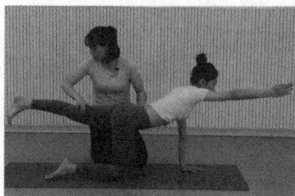

【动作要领】四足跪姿位，骨盆在躯干的中立位上，双肩下沉，头向远延展，眼睛看向斜前方，手肘不要超伸，肋骨向回收，大腿垂直地面，小腿平行地面，脚背压地或是脚掌回勾。吸气，左腿向后伸直，脚趾点地，同时把右手向前伸直，眼睛看向右手远方，始终保持躯干的稳定。保持3—5次呼吸。呼气，先把手放下来，再慢慢的把腿收回来，换侧练习。

【注意事项】在抬腿向后的时候，尽量要保持骨盆的稳定，不要让骨盆来回地晃动，同时也尽量要保持腰椎曲度的稳定，不要塌腰翘臀，也不要腰椎向后拱背。

【功效】让腰部和腹部的肌肉能够适应新的腰椎曲度而进行的一个稳定练习。

二、腰椎曲度变大的姿势评估与矫正动作

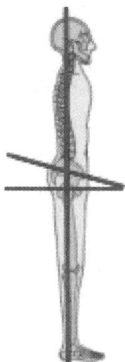

微课：腰椎曲度变大的姿势评估与矫正动作

将骨盆前方的髂前上棘与后方的髂后上棘连成一条直线时，这条直线应当与地板保持水平，这种状态代表了骨盆的相对完美姿态。在矢状面视角（即观察人体的侧面）下，若骨盆向前倾倒，此体态被定义为骨盆前倾。当骨盆呈现前倾状态时，髂前上棘随之下移，同时髂后上棘相应上升，此时，若连接髂前与髂后两点，所形成的直线与地面形成一定的夹角，该夹角被定义为前倾角。在现实生活中，髂前与髂后几乎完美对齐于同一水平线的骨盆形态较为罕见，而大部分女性骨盆会表现出一定程度的前倾。从专业的角度来看，女性的骨盆前倾角度在 15 度以内属于相对正常的范畴。随着前倾角度的增大，骨盆前倾的现象会愈发显著，对女性身体的潜在影响也会逐渐增强。

造成骨盆前倾的主要影响因素有肌肉失衡、腹部肌群无力、长时间保持久坐、久站、跷二郎腿等不良姿势和先天发育因素等都会导致骨盆结构异常。

（一）解剖学分析

腰椎前凸角度增加，提示腹直肌和髋部伸展肌可能会因为被拉长而变得较弱，而腰部伸展肌、屈髋肌可能会缩短。解剖学上，腰椎前凸角度增加会伴随骨盆前倾而导致腘绳肌被拉长，但个案又会经常抱怨腘绳肌紧绷，这是因为腘绳肌要将坐骨拉回正常位置，但是腰大肌缩短，会导致椎体被往前拉，使腰椎前凸角度变大。

（二）案例分析

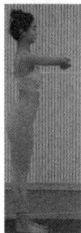

观察左边图片，将你的观察写在下面：

_____

你的发现代表什么：

_____

（三）矫正思路

松解髂骨后缘、腰部肌肉、腰骶区域；拉伸缩短的肌肉，以恢复其长度和弹性；

增加骨盆灵活性练习；激活屈髋肌的力量和强化腹部肌肉；调整生活习惯，如纠正如久坐、久站、跷二郎腿等不良生活习惯。

（四）矫正动作

1.松一松

（1）松解腰部肌肉

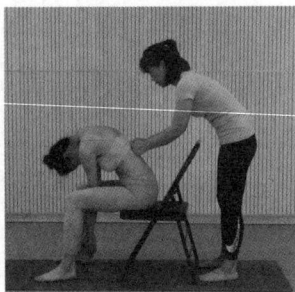

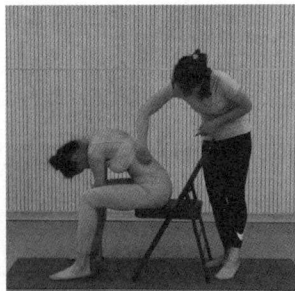

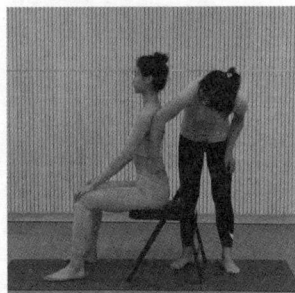

方法一：手法松解竖脊肌

【动作要领】将润手霜涂在自己第一指节指背上，或者涂在练习者后腰部位。坐在椅子上，双腿分开，低头含胸，脊柱自然放松，逐节向下，坐骨下压，尾骨微卷。辅助者站在练习者后方，把第一指节放在练习者腰椎上段竖脊肌的位置，随着练习者脊柱继续往前向下，辅助者的手顺着腰椎两侧皮肤向下滑动。起身时，坐骨下压，卷着尾骨，脊柱一节节向上回来。重复动作，松解5—8次。

【注意事项】辅助者用身体的重心压在第一指节的指背上，通过练习者脊柱逐节屈曲的动作，拉着腰部皮肤在辅助者指背上滑动。

【功效】松解脊柱两侧竖脊肌，让肌肉张力得到释放。

方法二：手法松解腰方肌

【动作要领】方法同上，只是辅助者手指背按压的位置放在腰方肌位置。双手第一指节分别往脊柱中线的方向卡住腰方肌，随着练习者身体往下走，双手一边向中间收，一边给向下的推力。松解5—8次。

【注意事项】双手指背按压的位置注意避开肋骨，给到三至五成的力。松解时需要将身体重心给到第一指节，让力量嵌到肌肉里，而不是手和皮肤的摩擦。如果处在腰部急性疼痛期或者有腰椎间盘突出者，这个动作可以不做。

【功效】松解竖脊肌两侧靠里的腰方肌，对腰部僵硬、腰肌劳损以及腰椎曲度变直有一定的帮助。

方法三：手法松解腰方肌与髂嵴的边缘

【动作要领】坐在椅子上，双腿分开，在腰方肌的外侧和髂骨的边缘涂抹润手霜。辅助者把第一指节指背轻轻嵌入到腰方肌里面，用手推住腰方肌往里往下，然后顺着髂骨边缘往外往前推。松解 5—8 次，换侧练习。也可以选择用大拇指指腹由上往下、由内往外划圈按揉腰方肌与髂嵴。

【注意事项】力度在四至六成，以练习者感到舒服为主。

【功效】松解和激活腰方肌与髂肌。

（2）松解大腿前侧和腹股沟

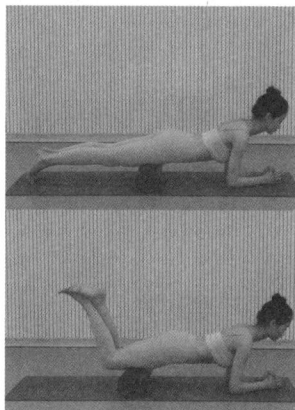

【动作要领】泡沫轴放在大腿前侧，做肘板支撑的动作。保持收腹，做身体前后的滚动。松解的位置在大腿上段、腹股沟和大腿中段。松解 30—60 秒。小腿向上屈双膝，双脚勾在一起，松解大腿前侧，交换双脚交叉位置，再松解一次。屈膝时大腿前侧膝关节处于伸展的状态，可以更好地放松到大腿的中段、上段和腹股沟区域。

【注意事项】有骨盆前倾问题的人，在这个动作中特别容易塌腰翘臀。可以腹部内收，膝关节向远伸展，夹臀，尾骨内收，盆底肌向上抬高，肚脐向上抬高。

【功效】松解大腿前侧和腹股沟区域。

2. 拉一拉

（1）拉伸腹股沟、大腿前侧和髂腰肌

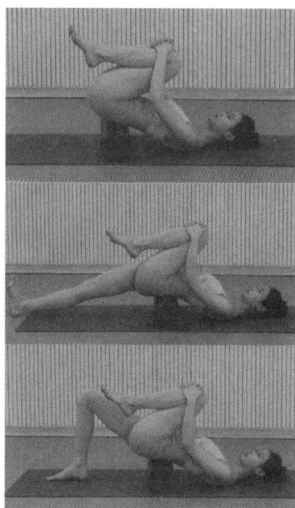

【辅具】泡沫轴 1 个。

【动作要领】仰卧，屈双膝，双脚踩地，将泡沫轴放在骶骨的位置，双手抱住双膝，让大腿靠向胸腔，停留 5—8 次呼吸；双手固定住左膝，把右腿向前蹬直，脚掌回勾，脚跟向远蹬伸，左侧腰稍往下拉长，保持骨盆中立位，停留 5—8 次呼吸，换侧练习；在上述动作基础上进行加深版的练习：稳定左膝，右腿屈膝向前落于地板上，保持右髋、右膝和右踝在一条直线上，感受右大腿前侧的伸展，停留 5—8 次呼吸。收回右腿靠向胸腔，换侧练习。

【注意事项】保持骨盆中立位。

【功效】泡沫轴抵住骶骨，双手抱住膝盖时，促使骨盆做后倾，能够帮助释放和打开腰骶的空间；下方腿蹬直的时候可以拉伸到髂腰肌、大腿前侧的股直肌和大腿内侧肌群。

（2）拉伸腰部肌肉

【动作要领】婴儿式准备，辅助者用手固定住练习者的

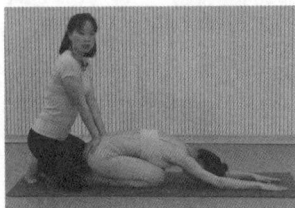

双侧髂骨往后往下推送，练习者双手向前伸展。吸气，感受侧腰向前伸展，并远离双侧髂骨。呼气，臀部向后找脚跟，做5—8次腰背部呼吸练习。

【注意事项】如果有腰椎间盘突出或者在腰部疼痛、背部筋膜炎急性期时，不做腰部的深度拉伸。

【功效】帮助拉伸腰肌，打开腰骶空间。

教学提示

腰背部呼吸方法：辅助者将双手手掌心包住练习者两侧的竖脊肌，吸气时，腰背部向上吸到辅助者手掌心，呼气，腹部放松下沉。

（3）拉伸大腿前侧、髂腰肌

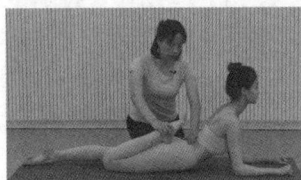

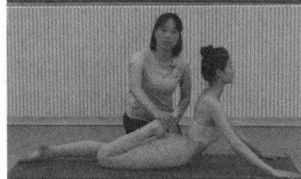

方法一：辅助练习

【动作要领】先做狮身人面式准备，辅助者帮助把右脚脚背压在右侧坐骨上，停留5—8次呼吸，换侧练习。进阶练习，可将双手从屈肘位改成伸直位，上半身后弯高度进一步抬高。

【注意事项】保持坐骨下沉，尾骨内收，盆底肌上提，耻骨压向地板。辅助者按压的力度以练习者拉伸感达到80%即可。如果只想拉伸髂腰肌的上段，可只做上犬式。

方法二：瑜伽椅辅助拉伸

【辅具】瑜伽椅1把。

【动作要领】背对椅子，将右腿向后屈膝，脚背、小腿前侧、膝关节放在椅子背上。吸气，手臂上举举过头顶，拇指勾在一起，掌心合十，呼气，沉肩，两侧坐骨下沉，尾骨稍向内卷，耻骨向上提，盆底肌向上提升。停留5—8次呼吸，换侧练习。若要进行进阶练习，辅助者可以将右脚跟靠向臀部。

【注意事项】保持骨盆中立位，避免骨盆前倾。

（4）骨盆灵活性练习

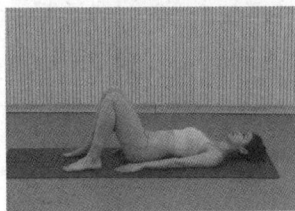

【动作要领】仰卧，屈双膝，双脚踩地。吸气，把坐骨拉向尾骨，尾骨向前找向耻骨，耻骨向上找向肚脐（骨盆后倾）。呼气，把肚脐和髂前上棘往下，让腹股沟深陷，耻骨往后找向坐骨，坐骨向下沉向地板（骨盆前倾）。动态练习5—8组。

【**注意事项**】如果调整的是骨盆前倾的问题，可以多感受骨盆后倾的感觉。如果调整的是骨盆后倾，则找骨盆前倾的感觉。

3. 紧一紧

（1）臀桥

【**辅具**】三至五公斤壶铃或哑铃片 1 个，瑜伽砖 1 块。

【**动作要领**】仰卧，屈双膝，双腿之间夹 1 块瑜伽砖，将壶铃放在耻骨联合的上方。双手轻握壶铃，吸气，对抗着壶铃的重量，卷着尾骨，提着盆底收会阴，并将脚跟向下蹬的力将臀部向上抬高。呼气，将臀部慢慢落回地面。

【**注意事项**】髋、膝、踝以及第二、三脚趾在一条直线上。大腿内侧夹住瑜伽砖。

【**功效**】帮助建立骨盆的后倾，加强臀部肌肉、大腿内收肌和盆底肌的力量。

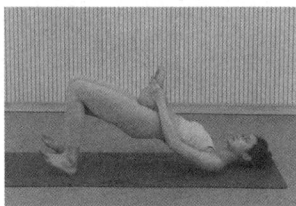

（2）腹式呼吸练习

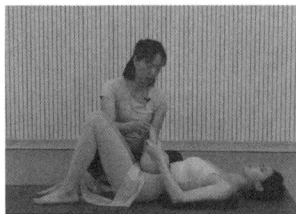

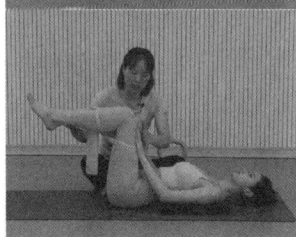

【**辅具**】三至五公斤壶铃 1 个，毛毯 1 个，弹力带 1 条。

【**动作要领**】仰卧，屈双膝，把毛毯垫在肩颈下方，壶铃轻轻放在中腹部。先做自然放松的腹式呼吸练习。每组 5—8 次呼吸，重复 3 组。

弹力带对抗练习：把弹力带放在大腿中段，在大腿下方交叉，绑在小腿的前方，双膝轻轻向两边打开对抗弹力带，完成 3—5 次腹式呼吸练习。

激活核心抗阻练习：小腿向上抬高，大小腿 90 度（注意踝关节放松），用小腿和大腿均等的力把弹力带向外展开，把骶骨往下。吸气，两侧肋向外打开，呼气，双手放在大腿上，并轻轻地做对抗，找到收腹收肋、提盆底肌的感觉。

【**注意事项**】保持仰卧中立位。对于腹部肌群比较薄弱的学生，在加强练习时可以将小腿放在椅子上。

【**功效**】通过呼吸以及激活核心的力量练习帮助学生找到腹部发力的感觉。

（3）下腹训练

【**动作要领**】仰卧，屈双膝靠向腹部，再把双腿向上伸直。呼气，收腹、卷尾骨、提盆底把骨盆向上抬高。动态练

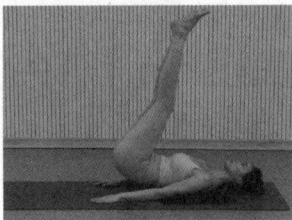

（4）上腹训练

习 10—15 个，做 2 组。

【注意事项】肩膀保持下沉。有腰椎间盘突出或任何不适者要停止练习。

【功效】把耻骨联合往上提，对于腹肌下部的练习非常有帮助。

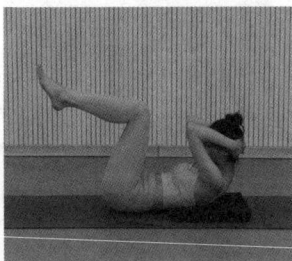

（5）髂腰肌激活练习

【动作要领】仰卧，屈双膝，小腿向上抬高，大小腿 90 度，双手十指交扣放于头部后侧，呼气，上半身向上抬离地板，直到肩胛骨下角离开地板，每一次呼气时发短音"XuXuXu"的声音，完成 30 次。

【注意事项】下巴不要靠向胸骨，保持大小腿 90 度，骶骨下压地板。

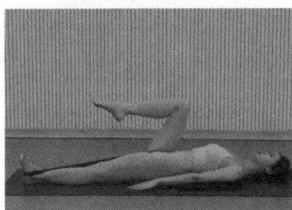

【辅具】伸展带 1 条。

【动作要领】仰卧，屈膝，双脚踩地。准备伸展带，把伸展带一端套在学生左脚脚掌下面，另一端套在右侧腹股沟的位置。右腿屈髋，小腿向上抬高，大小腿 90 度。左脚脚掌回勾，右脚绷脚。吸气，右腿对抗伸展带做屈髋，呼气，对抗伸展带做伸髋。做 10—15 次，换侧练习。

【注意事项】稳定住骨盆，骶骨下压地板。做伸髋、屈髋时觉知放在腹股沟位置。注意屈髋时，骨盆不能跟着一起向后转。伸髋时，骨盆不能跟着一起向前倾。

【功效】通过髂腰肌离心收缩的能力，帮助支持骨盆的中立位。

教学提示

如果练习过程中骨盆会跟着腿一起动，让练习者双手上举，辅助者把一只手抵在练习者手掌下端，与之进行对抗。这个对抗的力，可以帮助激活核心。

三、骨盆前移的姿势评估与矫正动作

骨盆是连接脊柱和下肢之间的盆状骨架，在我们的身体中起到的是承上启下的作用，对我们的体态、平衡性、稳定性都至关重要。正常情况下，人在矢状面的中垂线经过耳朵、肩膀、髋关节、膝关节和踝关节，胸廓和骨盆的对位关系应该是在一条直线上并且垂直于地平线。当骨盆往前移时，胸廓会跟着一起往前，髋关节跟着骨盆一起往前，股骨相对于骨盆是伸髋的状态，膝关节可能出现膝超伸，颈椎相对胸廓形成头部的前伸。所以骨盆的前移指的是骨盆带着躯干和腿一起向前，偏离了身体的中垂线，骨盆来到了中垂线的前面。

（一）评估方法

从侧面观察骨盆是否跑到中垂线的前面。

（二）解剖学分析

骨盆前移时，臀肌、腘绳肌和胫骨前肌缩短，而腹部肌群、屈髋肌群、腓肠肌被拉长。

（三）案例分析

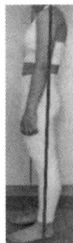

观察左边图片，将你的观察写在下面：

_____

你的发现代表什么：

_____

（四）矫正思路

松解腰骶区域，延展臀肌和大腿后侧，加强腹部肌群和屈髋肌群的力量，改变重心前移的站立习惯。

（五）矫正动作

1. 松一松

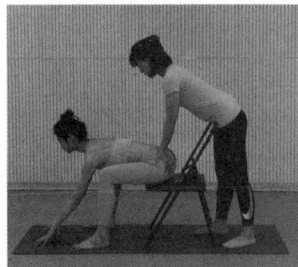

【辅具】瑜伽椅1把。

【动作要领】坐在椅子前2/3的位置，双腿向两边打开略比髋宽，膝关节对准第二三脚趾，身体俯身向前，双手指尖带动腰部、肚脐向前伸展。吸气，吸到腰骶，呼气时放松。重复5—8次呼吸。退出体式时，脊柱逐节向上回正。

【手法辅助】辅助者双手放于腰骶位置并给到向下的推力。

【注意事项】对于有腰椎间盘突出的学生，如果在动作中没有任何的不适是可以做这个练习的。但如果在动作中出现腰部不适，或者坐骨区域出现神经抽痛感，则停止练习。

【功效】松解腰骶区域，创造腰骶空间，快速改善腰部劳损和疼痛情况。

【动作要领】仰卧，保持中立位，吸气，屈双膝，双手环抱小腿胫骨，呼气，弯曲手肘，拉动腿部靠向腹部，骶骨下压地板。吸气，吸到腰背部，呼气放松。完成5—8次呼吸。

【手法辅助】辅助者双手握住小腿胫骨粗隆的位置，帮助给往髋关节以及往胸腔垂直方向的力。

【功效】拉伸到臀部的后侧，同时把胫骨粗隆推向胸腔，让腰椎得到释放，腰骶关节的空间得到打开。快速缓解腰肌劳损和腰部疼痛问题。

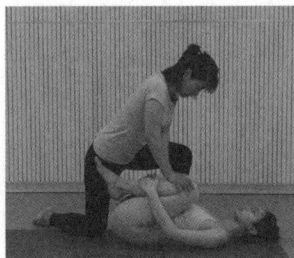

2. 拉一拉

【辅具】瑜伽椅1把。

【动作要领】山式站立，身体向前，手肘落在椅子上，来到前屈体位。吸气，胸口向前找头顶，颈部后侧延展。呼气，坐骨向上拎高，并把腹股沟推向坐骨，骶骨往前转，肚脐向下找大腿根，保持5—8次呼吸。

【功效】拉伸臀肌和腘绳肌，并且腘窝和小腿后侧也得到拉伸，缓解身体后表链的紧张。

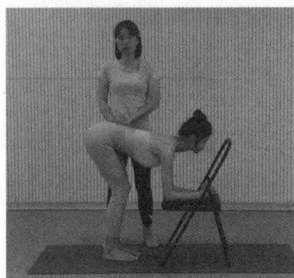

3. 紧一紧

【辅具】瑜伽砖1块。

【动作要领】山式站立，双脚前脚掌踩在瑜伽砖上，脚趾抓住瑜伽砖。感受足弓、前脚掌，以及整个脚趾的力量。卷尾骨，盆底肌上提，肚脐靠向腰椎，微夹臀，胸骨向上延展，保持重心的平衡。完成8—10次呼吸。

【功效】当重心向前移时，胫骨前肌相对是无力和紧张的，小腿腓肠肌是拉长无力的状态。通过胫骨前肌和足背（足弓）的力量练习，维持住快要往后倒下的身体。

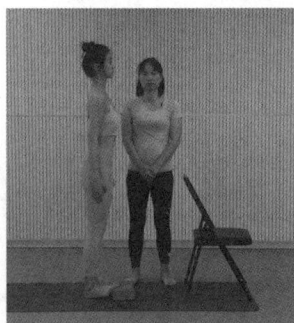

4. 改一改

【动作要领】山式站立，把身体重心往后落在脚跟上，好像身体马上就要往后倒似的。尾骨稍内卷，把腹部的内壁推向腰椎，尾骨收向耻骨联合，同时肚脐向上送，侧肋胸腔向上延展，斜方肌放松下沉。

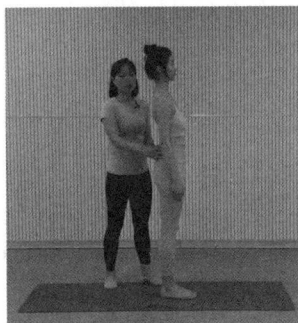

【手法辅助】辅助者可以轻轻地推一推练习者，练习者要维持在平衡点上。

【注意事项】不要推膝向后，避免膝超伸。重心始终保持在脚跟上，甚至超过脚跟向后，而同时脚趾要用力抓住地板。在日常生活和站姿中，始终训练骨盆站在脚跟偏前点的能力，从而更好地保护腰椎，并且让腹肌和盆底肌得到锻炼。

【功效】针对骨盆前移，做重心后移的练习，可以加强胫骨前肌和足背屈的能力以及锻炼核心和盆底肌力量。

四、骨盆侧倾的姿势评估与矫正动作

微课：骨盆侧倾与侧移的姿势评估与矫正动作

（一）评估方法

骨盆侧倾指的是骨盆在冠状面上出现一高一低。评估方法是从前面观察两侧髂前上棘判断是否等高，从后面观察髂后上棘判断是否等高。从骨盆侧面看，最前点有个凸起的骨性标记即为髂前上棘。将手卡住腹股沟的上端，用你的手去触摸两侧髂骨前侧的最高点，找到最高点后往下滑到骨头下缘再往上顶住，再直立身体，这两个点就是髂前上棘。

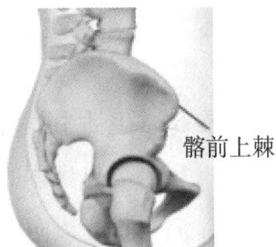

髂前上棘

（二）解剖学分析

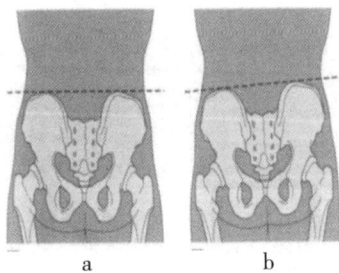

a b

图片 a 显示的是正常的骨盆，图片 b 显示的是骨盆侧倾，右侧骨盆向上，左侧骨盆向下。右侧骨盆抬高，右侧腰部皮肤的皱褶较多且较深，右侧腰方肌，右侧腰部竖脊肌较短。髋关节也会受到影响，右侧骨盆内收，左侧骨盆外展，可能伴随左侧髋部外展肌缩短，以及右侧髋部内收肌缩短。

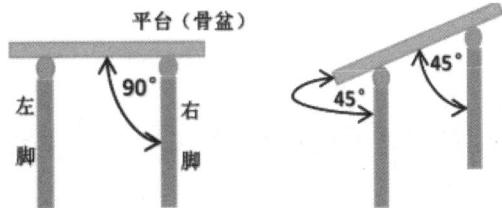

平台（骨盆）

左脚　90°　右脚

45°　45°

为了进一步理解骨盆侧倾对髋关节的影响，可以将骨盆画成一个下方有两只脚的平台。这两只脚可以自由地摆动（即外展或内收）。想象平台呈现左下右上的倾斜，这时两只脚会有什么改变呢？它们还是会垂直地排着，但是注意到它们和平台之间的角度变化（描述股骨和髋关节的附属关系）。右脚会呈现内收（内侧的角度变小），左脚会呈现外展（外侧的角度变小）。具体见表5-10。

表5-10 骨盆侧倾的解剖学分析

部位	骨盆右侧抬升	骨盆左侧抬升
腰椎	向右侧弯，凸向右侧	向左侧弯，凸向左侧
腰部肌肉	右侧腰方肌，右侧竖脊肌缩短	右侧腰方肌，右侧竖脊肌缩短
髋关节	左侧髋关节外展，右侧髋关节内收	右侧髋关节外展，左侧髋关节内收
髋部肌肉	左侧髋部外展肌缩短，以及右侧髋部内收肌缩短；左右两侧腘绳肌不平衡	右侧髋部外展肌缩短，以及左侧髋部内收肌缩短；左右两侧腘绳肌不平衡

教学提示

你可以双脚着地站立于镜子前，感受一下骨盆侧倾的感觉。想像你的腿上了石膏，膝盖无法弯曲。双手放置在髋关节位置，慢慢将右脚脚跟抬离地面，但动作中右脚脚尖不要离开地板。你可以观察并感觉到右侧骨盆在腰椎适应性侧弯的过程中被抬升。

（三）原因分析

产生骨盆侧倾的原因主要有三类：第一类与日常的生活习惯有关。在日常生活中，跷二郎腿习惯，会使得翘起的一侧骨盆向上提升，进而引发骨盆倾斜现象；第二类与身体的整体姿势有关。站立时习惯将重心压在某一只脚上，会使得骨盆歪斜向一侧，重心顶向一侧的髋关节。第三类是跟脊柱侧弯有关。

教学提示

判断骨盆侧倾是因为下肢引起还是上肢引起的方法：仰卧时如果骨盆存在高低，站立时没有，那有可能是脊柱侧弯引起的高低骨盆；如果站立时有高低骨盆，仰卧时没有，那骨盆高低可能来自于髋膝踝。比如某一侧足弓低引起、两侧膝关节屈伸不一样、一侧膝关节内扣并伴随胫骨内旋或习惯性顶髋而导致骨盆侧倾。

五、骨盆侧移的姿势评估与矫正动作

（一）评估方法

判断骨盆侧移，看身体的重心是否偏向一侧，这种情况下骨盆既有侧倾又有身体的侧移。

（二）案例分析

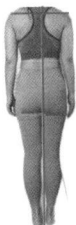

观察左边图片，将你的观察写在下面：

_____

你的发现代表什么：

_____

（三）矫正思路

（1）如果存在骨盆侧移和骨盆侧倾问题，优先处理重心转移的问题，再处理骨盆侧倾；

（2）下肢力线引起的骨盆侧倾，如果是单侧足外翻、足弓塌陷引起骨盆侧倾，优先调整足；如果是髋周肌肉张力不均衡引起，则需要处理臀肌、内收肌关系不均衡的问题，即松解高侧的内收肌，训练高侧的外展肌，或者松解低侧的外展肌，训练低侧的内收肌。

（3）如果是因为脊柱侧弯引起的骨盆侧倾问题，则按脊柱侧弯的处理思路进行处理。

（四）矫正动作

1. 松一松

（1）松解低侧外展肌群

【辅具】泡沫轴 1 个。

【动作要领】身体侧卧位，上方腿可放在下方腿后侧或前侧，将泡沫轴放在大腿外侧进行来回滚动；适当地将身体向右转动，松解大腿外后侧股二头肌的长短头；通过向前并向下俯身，对大腿前侧股四头肌外侧即股外侧肌进行松解；把泡沫轴放在大转子和髂骨之间，松解阔筋膜张肌，在松解过程中，可以适度抬起下方腿，以激活该侧大腿的内收肌力量；把泡沫轴放在臀中小肌位置进行松解。以上所有的外展肌群，每块肌肉各松解 30 秒。

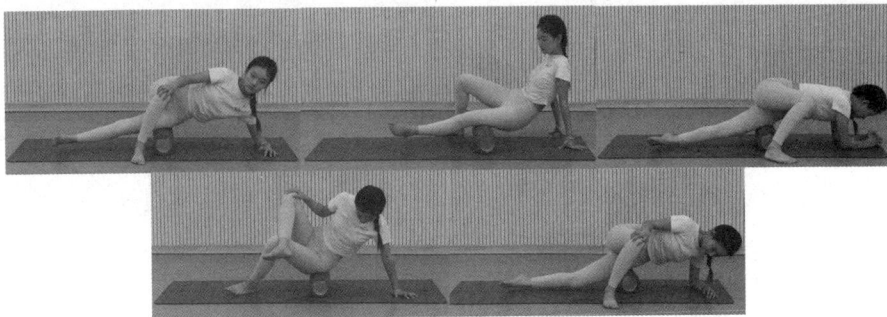

（2）松解高侧的内收肌群

【动作要领】俯卧位，右腿外展，大小腿 90 度，将大腿内侧顶在泡沫轴上，左右来回滚动，松解 30 秒；将泡沫轴放

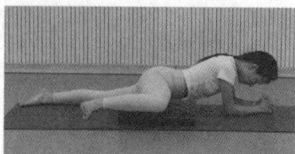

于腹股沟区域的内收肌群，左右来回滚动，松解 30 秒。

【注意事项】确保脚踝放松，以防止小腿出现不必要的代偿。保持双肩的放松。

（3）松解高侧的髂嵴、竖脊肌和腰方肌

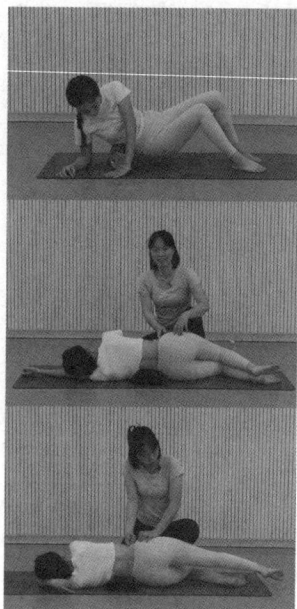

【辅具】泡沫轴 1 个。

【动作要领】用泡沫轴松解腰部肌肉，侧卧，屈双膝，将泡沫轴放置在侧腰的下面，主动地让身体前后滚动，松解 30 秒；松解髂嵴，练习者侧卧，微屈膝，高侧骨盆在上，同时在下方侧腰垫毛毯，确保脊柱相对骨盆在中立的位置上，辅助者找到髂嵴的边缘（腰方肌、竖脊肌、腹横肌、腹内外斜肌这些肌肉均附着于髂嵴），让手指沿着髂骨的边缘轻轻地向下，进行左右放松，辅助者保持手指下压的力不动，练习者主动地进行骨盆的前后倾运动，帮助活化髋周的肌肉，持续半分钟；松解腰方肌，找到第 12 根浮肋与髂嵴的边缘之间区域，在这区域的中间，让手指垂直向下渗透（竖脊肌的深面是腰方肌），做水平松动，也可以上下进行放松按揉，注意要避开上方的第 12 根的浮肋，力度大约是三成力即可；松解竖脊肌，用大拇指在竖脊肌的外侧进行按揉；准备水，将水轻轻地蘸在练习者侧腰（第 12 根浮肋与髂嵴的边缘之间区域），辅助者双手第一指节的指背沿着髂嵴的深面往第 12 根浮肋的方向推，同时练习者伸直上方腿，主动向下蹬伸，并将骨盆向下拉长，做下拉与回位的动作。完成 8 到 10 个，重复 2—3 组。

【注意事项】手法辅助时，注意手不要碰着浮肋。松解和拉伸完后，学生的骨盆侧倾如果回来，只需要去练习功能性的动作即可；如果骨盆侧倾没有回来，则需要对缩短的肌肉进行进一步的拉伸，对无力的肌肉进行训练，最后做功能性的练习。

2. 拉一拉

（1）拉伸低侧大腿外侧

方法一：利用瑜伽椅辅助拉伸大腿外侧

【辅具】瑜伽椅 1 把。

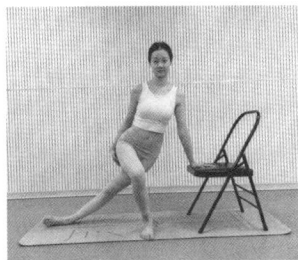

【动作要领】以拉伸左侧大腿外侧为例，站在瑜伽椅旁侧，左手掌支撑住瑜伽椅，保持腕关节在肩膀正下方，右腿在前左腿在后的交叉腿，尽量把左腿向远蹬直拉长。将身体的重量自由地垂落在左髋外侧和腕关节上，重复 2—3 组。吸气，慢慢地顶着髋部向上推送起身，把左腿还原。

【注意事项】重心在手上，不要在前腿膝关节上。

方法二：扭脊式

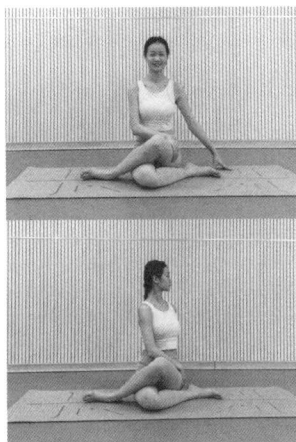

【动作要领】以拉伸左侧大腿外侧为例，山式坐姿，屈左膝，左脚置于右膝外侧，屈右膝，右脚置于左臀外侧，双手放在臀部的两侧，保持脊柱向上延展。将右手放在左腿外侧，并给予向内收的力量，将左大腿向后插入髋巢，同时将左侧坐骨垂直向下、向后推送至地板。维持 3—5 次呼吸，感受大腿外侧的拉伸效果。将右手放在左腿内侧给予向外的力，并进行对抗，对抗力三至五成，保持 3—5 次呼吸。将右手抱住左腿外侧，形成对抗力，两侧坐骨均匀地压实地面，吸气，将脊柱垂直向上伸展，呼气，用右手推住左腿外侧的同时，让肚脐和胸腔转向左侧，将左手置于左臀后方，感受左臀外侧的进一步拉伸，保持 3—5 次呼吸。吸气，缓慢退出体式，换侧练习。

【注意事项】保持脊柱上提，骶骨向前推，骨盆端正，肚脐去贴向左大腿根，左坐骨向下沉，向后拉。

【功效】改善骨盆高低、侧腰部脂肪堆积和骨盆旋转问题，并可以活化骨盆周围紧张的肌肉。

（2）拉伸高侧大腿内收肌

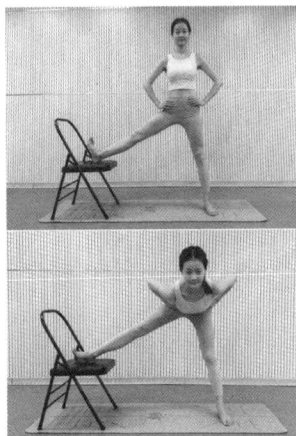

【辅具】瑜伽椅 1 把。

【动作要领】以拉伸右侧大腿内收肌为例，站在椅子旁侧，将右脚搭在椅子上，脚尖指向正前方，双手扶住骨盆两侧，将右手虎口置于右侧大转子上方，尝试将右侧大转子向下推，以确保骨盆保持水平。勾住脚踝，右腿从髋关节开始做内旋外旋的灵活练习，持续 30 秒。调整脚尖指向正前方，将右脚外侧缘往远蹬，右腿大转子找向髋巢，并将大转子往下压。若大腿内侧感到紧绷，保持静态呼吸练习即可。

进阶练习：屈髋俯身向前，将坐骨向后推，然后卷起尾骨，将身体立起来，使骨盆回到中立位。重复动态练习 8—12 次。把脚趾尖分别朝向 45 度和指向天花板方向。

【功效】对大腿内侧肌起到一定的滑动性作用，有助于自主放松紧张部位并提升髋关节周围肌肉的灵活性。

3. 紧一紧

（1）练习高侧大腿外展肌群

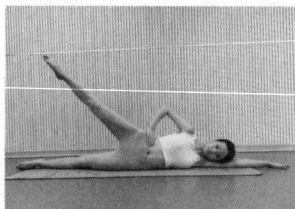

【动作要领】侧卧中立位准备，头部枕在大臂上，将上方的腿伸直并尽量远离身体，并从大腿根做一个轻微的后伸动作。将整个臀部向前推向耻骨的方向，此时臀部收紧。用虎口固定住上方腿髂嵴的上方，以髋为折点将大腿向上抬，动态完成 20—30 次。

【注意事项】后脑勺、中背部、骶骨在一条线上，确保头、脊柱与骨盆的中立位。肋骨回收、下方的侧腰不要掉到地板。保持脚尖绷直，并想象腿部在持续拉长，具备把髋往下拉的觉知。

（2）练习低侧内收肌群

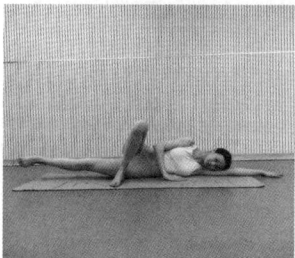

【动作要领】侧卧中立位准备，把下方的腿向远蹬直，上方腿放在前方腿的地板上，保持肚脐朝向正前方。吸气，让下方腿抬起向上，注意脚尖要向远蹬伸出去，呼气，落下。动态完成 15—20 次。

【手法辅助】辅助者将手放置大腿内侧给一定对抗的力。

【注意事项】注意观察在抬腿时，有没有用腰椎代偿。

（3）对凸出一侧的内收练习

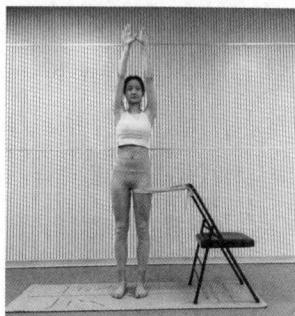

【辅具】弹力带 1 条。

【动作要领】以骨盆左侧移为例。辅助者将弹力带套在左侧大腿根的位置，将弹力带向左侧拉。吸气，将双手举过头顶，拇指相勾，掌心向前，感受手指尖向上带动躯干两侧均等向上伸展。呼气，保持身体的重心在双脚之间跟弹力带做对抗。保持 5—8 次呼吸。

【注意事项】保持骨盆不前倾，坐骨向下，腹部前侧向上拉长腹股沟。

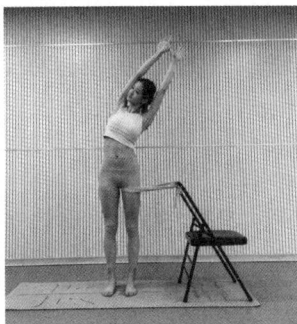

【辅具】弹力带1条。

【动作要领】以骨盆左侧移为例。辅助者将弹力带放在左侧大腿根的位置，并向外拉，给到三至五成的力，让练习者对抗练习。吸气，来到手臂上举山式，呼气，将左大腿的外侧吸向大腿的内侧，大腿的外侧吸向盆底，让盆底上提。找到左大腿发力，让身体的重心右移的感觉，保持5次呼吸。在脊柱中立的位置上去做脊柱左右的侧伸展，各保持5次呼吸，练习2—3组。

【注意事项】保持双脚均等下压。

【功效】矫正因为大转子向外顶引起的骨盆侧移；改善大转子突出、骨盆侧移、脊柱侧弯等问题。

（4）对凹陷一侧进行屈膝位侧板练习

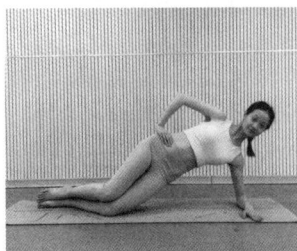

【动作要领】侧板屈膝位准备，保持后脑勺、后背、骶骨在一条线上，臀部要垂直同时向前推向肚脐和耻骨的方向，肋骨回收，肩胛骨回收，双肩下沉，手肘在肩膀正下方。吸气，保持膝关节往后，臀肌往前推的同时把躯干向上抬起，呼气，慢慢地落下。练习5—8个，练习2—3组。

【手法辅助】将手放置在上方腿大转子的位置，对抗着把躯干往上送。

【注意事项】躯干不需要抬高太多，只需让躯干和大腿保持在一条直线上即可；对于力量特别薄弱的，可以通过弹力绳放在下方骨盆大转子的位置，帮助其骨盆向上送。

【功效】练习外展肌群离心收缩的力量，改善骨盆侧移、调整脊柱侧弯。

4.改一改

（1）改善坐姿中的骨盆侧倾

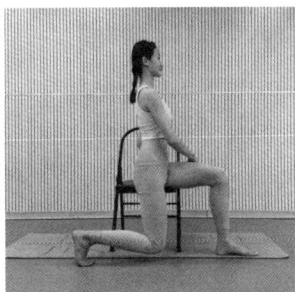

【辅助】瑜伽椅1把。

【动作要领】以骨盆左侧倾为例。坐立在椅子上，有意识把右侧的腹股沟深陷进右侧的坐骨，让右侧坐骨向下压。保持5—8次呼吸。辅助者左手把骨盆往下推，右手将髋骨向上提，练习者对抗着把右侧坐骨往下坐。保持5—8次呼吸。左侧坐骨坐在椅子上，右侧坐骨离开椅面，右侧腿向后伸展，屈膝大小腿 90 度，脚掌回勾，脚尖点地，左腿保持大小腿 90 度。保持骨盆、脊柱的中立位，右手去对抗左大腿的外侧，稳定左髋。辅助者左手稳定骨盆，右手向上提髋。练习者对抗着上提的力把右髋、大腿往下沉，让右侧膝关节向下拉长，完成 10—15 个动态练习。

【注意事项】如果右侧坐骨没有力气往下压，说明练习者核心无力。辅助者可以将手放置在练习者的腰部，引导呼气时，收着盆底，一边用腹肌向后顶向腰肌，一边将坐骨垂直向下沉。

【功效】解决在坐立时，无法将身体重量均匀分散在坐骨的问题，以及改善坐姿中的骨盆侧倾。

（2）改善单腿支撑位时的骨盆侧倾

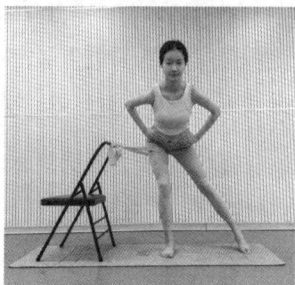

【辅具】伸展带 1 条。

【动作要领】山式站立，辅助者将伸展带套在右侧的大腿，并向右侧拉。保持重心在两脚之间，双手扶髋，身体微俯身向前，左脚向后伸直，脚尖点地。右髋持续对抗伸展带，将左脚分别向前、向侧伸直，脚尖点地。重复各个方位的练习。

【注意事项】膝关节保持在脚踝的正上方。

【功效】改善骨盆侧倾引起的膝关节疼痛以及腰肌劳损，改善假胯髋以及单侧膝关节的不稳定。

五、脊柱侧弯的评估与矫正动作

微课：脊柱侧弯的
评估与矫正动作

（一）评估方法

从后面和前面观察整个脊柱。

（二）解剖学分析

脊柱侧弯是指脊柱的一个或数个节段向侧方弯曲并伴有椎体旋转和矢状面上后凸或前凸的增加或减少的脊柱畸形。常应用 Cobb 法测量站立正位 X 光像的脊柱侧弯弯曲，如角度大于 10 度则定义为脊柱侧弯。

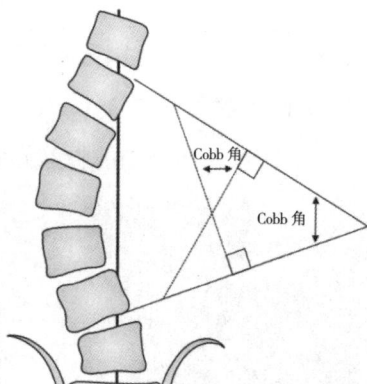

（三）脊柱侧弯的分类

按脊柱结构分类。分为功能性脊柱侧弯和结构性脊柱侧弯。结构性脊柱侧弯除了脊柱的左右弯曲外，还涉及脊柱旋转，这种类型的脊柱侧弯会影响脊柱的结构。此类现象多源于先天性脊柱侧弯或青少年时期的特异性脊柱侧弯等不明原因。虽然通过运动无法改变骨的结构和形状，但强化肌肉力量可以帮助身体避免进一步侧弯。功能性脊柱侧弯是由某些暂时性原因引起的，仅涉及脊柱的左右弯曲（没有脊柱旋转），脊柱的结构仍然正常，这在瑜伽课堂上较为常见，其主要源于高低骨盆、不良腿型、长短腿或功能性问题，如髋关节稳定性差、膝关节损伤等原因造成。具体见表 5-11。

表 5-11　按脊柱结构分类的脊柱侧弯

脊柱结构分类	定义	诊断标准	发病因素
功能性脊柱侧弯	脊柱骨骼没有出现结构性变化，韧带和肌肉没有出现病理变化，仅仅出现肌力失衡。	平躺时脊柱侧弯消失；身体前弯时，脊柱侧弯消失；患者知道脊柱侧弯，且可以自主纠正侧弯。	动作模式不正确，身体使用不对称（久坐，不对称性看电视和手机等）；脊柱两侧拮抗肌不平衡；意外、骨折、足踝或膝位置异常等病理因素；发育因素引起的长短腿。
结构性脊柱侧弯	骨骼发生结构性变化，许多情况是功能性病变未经治疗演变成结构性病变。	胸椎旋转（肋骨隆起），身体往前弯曲时尤其明显，通常发生在脊柱的凸面；患者无法独立改正脊柱侧弯，造成韧带/下背或髋部其他部位功能上的不平衡。	脊柱两侧的拮抗肌群不平衡；骨盆位置不对称；一侧髋关节的位置不恰当，足部与足踝的位置不良等；发育缺陷导致胸廓或脊椎发育不对称。

按脊柱形态分类。可将脊柱侧弯分为 C 型和 S 型（见表 5-12）。C 型脊柱侧弯类似于字母 C，其特征是脊柱弧度朝一个方向偏移，且都集中在一个区域，例如胸椎（见表 5-13）；S 型脊柱侧弯的特征是至少有两个向两侧偏移的弧度。如腰椎存在侧凸，同时在胸椎段可能存在代偿性弯曲，使得整体形态呈现出 S 型（见表 5-14）。

表 5-12　按脊柱形态分类的脊柱侧弯

脊柱形态分类	特点	骼肌分析
S 型脊柱侧弯	至少有两个向两侧偏移的弧度，通常有一个原发性弯曲，另一个为代偿性弯曲；治疗较为困难。	高低肩，凸侧肩高；肩胛骨与脊柱之间距离不一致；凹侧肩胛骨靠近中线，凹侧肩胛骨下角较低；胸廓变形，如胸椎旋转病例中肋骨会突出；治疗相对容易。
C 型脊柱侧弯骨	仅存在一个主要的侧弯弧，通常没有明显的反代偿弯曲。	凹侧肌缩短，凸侧肌被延长。

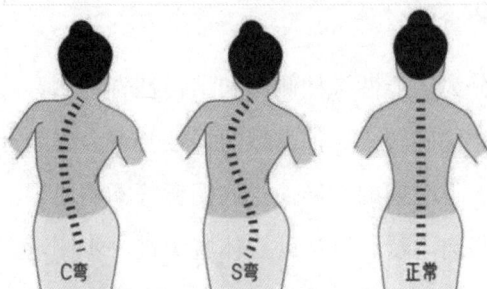

表 5-13 S 型脊柱侧弯（胸凸向右侧）的解剖学分析

部位	缩短的肌肉	拉长的肌肉
颈椎	右侧斜角肌、右侧上斜方肌、右侧肩胛提肌、右侧颈部竖脊肌	左斜角肌、左侧上斜方肌、左侧肩胛提肌、左侧颈部竖脊肌
胸椎	左侧肋间肌、左侧胸竖脊肌、左侧腹肌	右侧肋间肌、右侧胸竖脊肌、右侧腹肌
腰椎	右侧腰方肌、右侧腰竖脊肌	左侧腰方肌、左侧腰竖脊肌

表 5-14 C 型脊柱侧弯（胸凸向右侧）的解剖学分析

部位	缩短的肌肉	拉长的肌肉
颈椎	右侧斜角肌、右侧上斜方肌、右侧肩胛提肌、右侧颈部竖脊肌	左斜角肌、左侧上斜方肌、左侧肩胛提肌、左侧颈部竖脊肌
胸椎	左侧肋间肌、左侧胸竖脊肌、左侧腹肌	右侧肋间肌、右侧胸竖脊肌、右侧腹肌
腰椎	左侧腰方肌、左侧腰竖脊肌	右侧腰方肌、右侧腰竖脊肌

（四）评估流程

1. 拍前、后、左、右四张图片

2. 背面观察

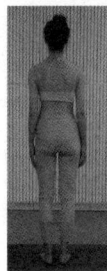

（1）观察双肩的高度。

（2）观察两侧手臂内侧距离腰线的距离。如果有特别明显的脊柱侧弯，一侧间隙就会比较大，另一侧间隙会比较窄。

（3）观察两侧腰的曲线是否一致。若左侧腰线稍微平一些，右侧有褶皱，说明腰椎可能是往左侧侧凸。

（4）直接用手进行触诊。通过触诊观察整个脊柱曲度是否有特别明显的侧弯。

（5）骨盆对于脊柱的影响。判断是否有骨盆侧倾，双足是否有足外翻不对等的情况。

（6）利用侧屈的动作模式来进行评估。观察个案整个脊柱的侧屈功能以及在侧屈当中的受限程度和差异，再结合之前的评估结果做一个印证。正常情况下侧屈时手可以到达膝关节的正外侧。

3. 亚当测试

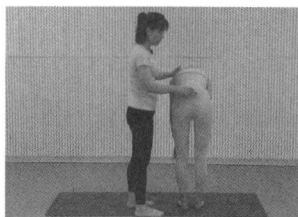

【动作要领】站立，脊柱逐节向下弯曲，从后方观察背部是否有高低。

【说明】正常情况下，尤其是胸椎段，哪边背部高，意味着背部不仅是向同侧侧凸，同时也向对侧回旋。

4. 坐立位的亚当测试

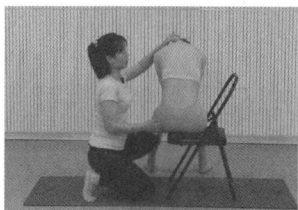

【目的】评估当骨盆在水平位置上时脊柱是否还有侧弯。

【动作要领】坐在椅子上，双手合十，脊柱逐节向下弯曲，从后方观察背部是否有高低。

【说明】如果还有侧弯，则意味着除了可能有功能性的问题之外，还有一部分结构性的问题。

5. 坐立位胸椎旋转测试

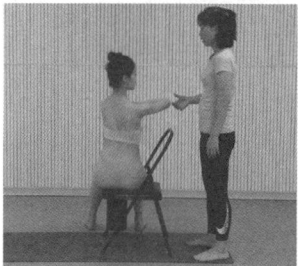

【动作要领】坐在瑜伽椅上，两膝之间夹瑜伽砖，双手胸前交叉，大臂与肩高。稳定骨盆，让躯干向左、向右旋转。评估者从后方观察两边的回旋的角度是否一致。

【说明】如果差异比较大，说明脊柱可能在水平面上有比较明显的回旋问题，也意味着骨盆有回旋问题。

6. 在臀桥式中评估骨盆回旋的力量

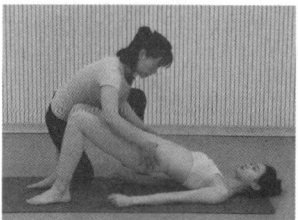

【动作要领】仰卧，屈双膝，双脚分开与臀同宽，将臀部向上抬高。评估者观察骨盆是否晃动以及观察骨盆左旋和右旋的力量是否一致。

【说明】当骨盆一侧往上推不起来，意味着同侧躯干也是往下掉的。如果骨盆两边力量不一致，说明骨盆是存在着一些回旋的问题，并且也意味腹内外斜肌的张力是不对等的，骨盆的回旋问题同时也对应的会影响到脊柱的回旋问题。

7. 俯卧触诊棘突

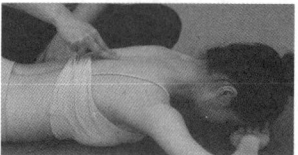

【动作要领】让个案俯趴在瑜伽垫或者治疗床上，如果没有治疗床，可以在瑜伽垫上垫一个毯子，双手交叠让额头落在手背上，评估者用食指和中指在棘突的两侧，顺着棘突往下捋，去感受个案的棘突是否有明显的脊柱侧弯。

【说明】在俯卧位时屏蔽了下肢力线对躯干的影响关系。

（五）案例分析

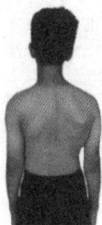

观察左边图片，将你的观察写在下面：

_____

你的发现代表什么：

_____

（六）矫正思路

（1）首先解决矢状面（骨盆前后倾、骨盆前移、胸椎后凸、平直、腰椎曲度过大、曲度过直）上的问题。

（2）其次解决水平面（骨盆回旋）上的问题。

（3）最后处理冠状面（骨盆高低）上的问题。

（七）矫正动作

本教材主要解决脊柱在冠状面上的侧弯问题。即对缩短的一侧进行伸展，对拉长的一侧进行力量强化，并处理骨盆和下肢的问题。

1. 腰椎侧弯的调整方法

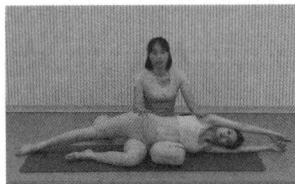

【辅具】抱枕 1 个。

【动作要领】以腰椎向左侧凸为例。左侧卧，屈双膝，头枕在大臂上，抱枕放置在左侧腰下方，把右腿向远伸直，右手伸直举过头顶。吸气，吸到侧腰，感受手指肚拉着侧腰向头顶方向伸展，呼气，感受髂骨往脚尖的方向延展，手和脚向相反的方向对拉。停留 30 秒的呼吸之后，慢慢地退出体式。

【功效】被动拉长凹侧的侧腰。

2. 胸椎段侧弯的调整方法

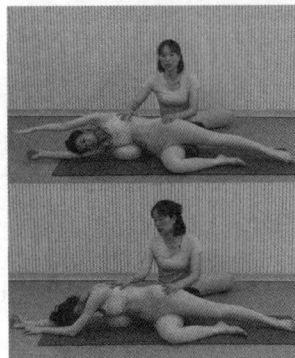

【辅具】瑜伽小球 1 个。

【动作要领】以胸椎段向右侧侧凸为例。右侧卧，把瑜伽球垫在右侧肋的下面（球的位置放在腋窝往下至第 12 浮肋的位置），左腿伸直，头枕在大臂上，左手臂向头顶方向伸展，感受侧肋的伸展。吸气，吸到侧肋，呼气放松。完成 5—8 次呼吸。让个案把左侧肩胛骨往地板的方向送，含胸拱背，呼吸带到侧肋的后方，做 5—8 次呼吸练习后，退出体式。

【功效】拉伸凹侧胸椎段，并通过呼吸慢慢打开肋骨和肋骨之间的间隙。

3. 通过山式纠正骨盆侧移

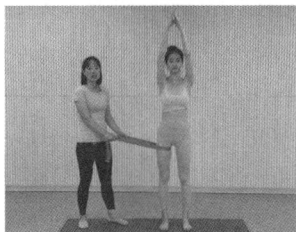

【辅具】伸展带 1 条。

【动作要领】以骨盆右侧移为例。辅助者将伸展带放在右侧大腿根的位置，并向外拉，给到三至五成的力，让练习者骨盆向左对抗练习。吸气，来到手臂上举山式，呼气，将右大腿的外侧吸向大腿的内侧，大腿的外侧吸向盆底，让盆底上提。找到右大腿发力，让身体的重心左移的感觉，保持5 次呼吸，练习 2—3 组。

【注意事项】保持双脚均等下压，以及左侧骨盆不要向左推的力。

【功效】矫正因为大转子向外顶引起的骨盆侧移；改善大转子突出、骨盆侧移、脊柱侧弯等问题。

4. 通过山式纠正骨盆侧倾

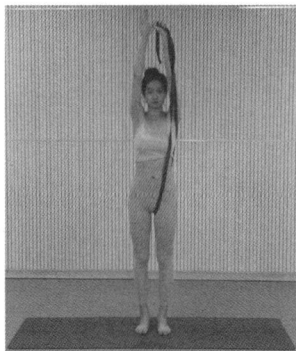

【辅具】伸展带 1 条。

【动作要领】山式站立，把伸展带套在骨盆低的一侧的大腿根部，双手抓住带子向上伸展举过头顶，大拇指互勾，掌心朝前。吸气时把背部的皮和肌肉向上拉长，呼气，收肋骨。保持 5—8 次呼吸。

【注意事项】脚跟向下压实地板，大脚球和小脚球压实地板，盆底肌向上提，大腿内侧相互收紧后沿着盆底、脊柱向上延展、拎高。头部用颈椎的力量向后对抗，眼睛往前看。

【功效】通过伸展带把骨盆低的一侧向上拉，拉上去后，腰椎就能够有一个水平的底基，再去做手臂向上的伸展，能够很好地改善骨盆侧倾，同时也能够改善脊柱侧弯。

5. 婴儿式中做脊柱的伸展

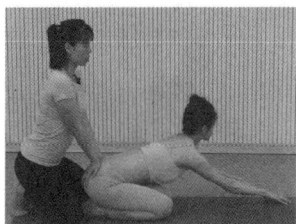

【动作要领】婴儿式准备，辅助者在后面固定住练习者的髂骨，俯身向前，手指肚点地，手腕儿不要碰到地板上，肩膀下沉，头顶心向远伸展。双手带着躯干，慢慢地一边向远拉长，一边向左侧移动，到自己的极限后，吸气时把左侧侧肋打开，呼气，把右肋推向左肋，保持 5—8 次呼吸。再次吸气时保持脊柱的伸展,把身体慢慢地回到正前方,换侧练习。

【注意事项】如果发现个案左右活动度不一样,可以往受限的一侧多做伸展。

【功效】进行脊柱两侧的延展。

6.功能性的练习——虎平衡式

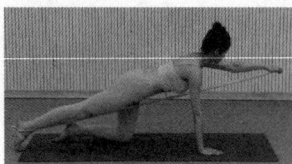

【辅具】弹力带 1 条。

【动作要领】四足跪姿,把弹力带一侧绑在右脚上,另一侧绑在左手上,把右腿拉着弹力带向远蹬直,脚尖点地,手放在肩膀的正下方,把弹力带拉紧,找到腿和手之间的拮抗,在此动作中保持稳定。吸气,让左手向前去伸展,呼气,落下,做动态练习8—12次;把右腿向上抬高,手向前去伸展,做动态练习8—12次。退出体式,婴儿式放松。

【注意事项】保持骨盆、脊柱的中立位置。

【功效】在虎平衡式中可以很好地调动核心,增加肩带、骨盆及整个脊柱的稳定性。

六、骨盆旋转的评估与矫正动作

微课:骨盆旋转的评估与矫正动作

(一)评估方法

从前方、后方观察骨盆是否相对于脊柱旋转。从前方观察,把大拇指顶在髂前上棘的前缘,低头观察两边髂前上棘的前后关系。从后方观察哪侧的骨盆较为接近。

(二)解剖学分析

骨盆回旋是指骨盆绕一侧髋关节的垂直轴在水平面内所作的侧向转动。当骨盆在水平面上往右转时,右侧髂骨在后,称为骨盆的右回旋。若骨盆顺时针旋转(向右侧),提示可能右侧腰方肌、右侧竖脊肌、左胸竖脊肌、右侧腹外斜肌、左侧腹内斜肌、右侧阔筋膜张肌、右侧髂腰肌、右侧耻骨肌有缩短的情况;若骨盆逆时针旋转(向左侧),则可能有相反的情况。具体见表 5-15。

表5-15　骨盆旋转的解剖学分析

骨盆回旋	缩短的肌肉	拉长的肌肉
骨盆向右旋转	右腰方肌、右腰竖脊肌、左胸竖脊肌、右侧腹外斜肌、左侧腹内斜肌、右侧阔筋膜张肌、右侧髂腰肌、右侧耻骨肌	左腰方肌、左腰竖脊肌、右胸竖脊肌、左侧腹外斜肌、右侧腹内斜肌、左侧阔筋膜张肌、左侧髂腰肌、左侧耻骨肌
骨盆向左旋转	左腰方肌、左腰竖脊肌、右胸竖脊肌、左侧腹外斜肌、右侧腹内斜肌、左侧阔筋膜张肌、左侧髂腰肌、左侧耻骨肌	右腰方肌、右腰竖脊肌、左胸竖脊肌、右侧腹外斜肌、左侧腹内斜肌、右侧阔筋膜张肌、右侧髂腰肌、右侧耻骨肌

骨盆旋转亦会影响脚和膝。双侧髂前上棘对称的正常骨盆，膝盖朝向前方，脚部内外侧的压力平均分散。骨盆旋转到右侧，膝朝向右侧，右脚外侧的压力增加。骨盆旋转到左侧，膝朝向左侧，左脚外侧的压力增加。具体见表5-16。

表5-16　骨盆旋转对足部的影响

骨盆回旋	左足	右足
左侧	旋后增加，外侧压力增加及内侧压力减少，造成前足内翻的情况增加	旋前增加，内、外侧压力平均分布
右侧	旋前增加，内、外侧压力平均分布	旋后增加，外侧压力增加及内侧压力减少，造成前足内翻的情况增加

（三）案例分析

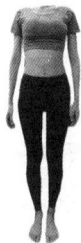

观察左边图片，将你的观察写在下面：

_____

你的发现代表什么：

_____

（四）矫正思路

观察骨盆和下肢、躯干的关系：第一种情况是在双脚脚尖朝前的前提下，当骨盆向右回旋时，左侧股骨相对外旋，右侧股骨相对内旋。第二种情况是骨盆回旋时脚带着身体转向一侧。比如左脚在前时，骨盆和腿跟着左脚一起转向右侧，这时可能有躯干、肩胛骨或者颈椎的反向代偿。第三种是单侧脚的足外翻引起股骨内旋，导致骨盆回旋。

本课主要处理的是第一种情况。负责股骨外旋的肌肉主要是臀部肌群，负责股骨内旋的肌肉与屈髋肌、阔筋膜张肌、大腿内侧肌群有关。因此针对骨盆右回旋，要松解左侧臀肌，松解右侧阔筋膜张肌。练习左腿的内旋，以及右腿的外旋（加强右臀力量）。最后还要加入骨盆稳定性训练（功能性训练）。

（五）矫正动作

1. 松一松

（1）松解缩紧的臀大肌

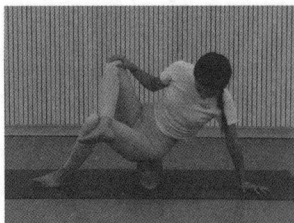

【辅具】泡沫轴 1 个。

【动作要领】以松解左侧臀部为例。将泡沫轴放在左侧臀部，左腿屈髋屈膝，左脚踝搭在右腿上端。把身体的重量完全压在左侧臀部的后方，前后滚动泡沫轴进行放松。

【功效】臀大肌在屈髋位主要功能由外旋变为内旋，此时做屈髋的外旋，能起到很好的放松作用和释放臀部肌肉张力。

（2）松解缩紧的阔筋膜张肌

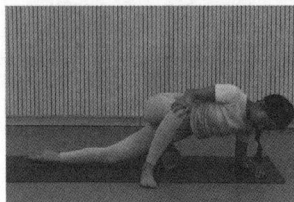

【辅具】泡沫轴 1 个。

【动作要领】以松解右侧阔筋膜张肌为例。右侧卧，把泡沫轴放在阔筋膜张肌上，右臂屈肘，大小臂 90 度，左腿跨到右腿的前端。松解时身体可以上下滚动泡沫轴松解，也可以身体向前向后去做松解。

【功效】放松阔筋膜张肌。

（3）松解挤压一侧的骶髂

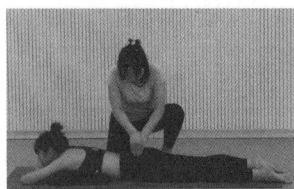

【动作要领】找到骶骨，在骶骨旁往外摸不到骨头的地方就是臀肌、梨状肌以及髋袖肌群，辅助者把手指嵌进里面，纵向进行松解，松解 30 秒。

【功效】当骨盆右回旋时，左侧臀肌、梨状肌在股骨外旋时是缩短的，左侧骶髂关节相对右侧是比较紧张的状态，通过手法的松解，缓解紧张的肌肉。

4. 松解缩短的梨状肌

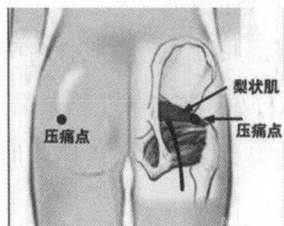

【动作要领】把手指嵌入梨状肌的位置，垂直梨状肌肌束的方向进行放松，松解时尽量靠近骶髂部位，松解 30 秒。

【注意事项】松解一般用力四至六成。酸痛感从七成降至三成即可停止松解。松解一个部位的时长尽量不超过 1 分钟。

【功效】精准放松梨状肌。

教学提示

判断骨盆侧倾是因为下肢引起还是上肢引起的方法：仰卧时如果骨盆存在高低，站立时没有，那有可能是脊柱侧弯引起的高低骨盆；如果站立时有高低骨盆，仰卧时没有，那骨盆高低可能来自于髋膝踝。如某一侧足弓低引起两侧膝关节屈伸不一样，一侧膝关节内扣并伴随胫骨内旋或习惯性顶髋而导致骨盆侧倾。

（5）松解腹内外斜肌

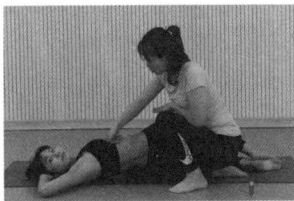

【辅助】瑜伽砖1块，毛毯1张。

【动作要领】侧卧，屈髋屈膝，在双膝之间夹一块瑜伽砖，腰部下方垫毛毯，双手十指交扣抱住后脑勺。吸气，保持躯干和骨盆维持在中立位上，呼气，做躯干的右旋，并将右侧手肘打开。动态练习做2组，每组8—10个。

【手法辅助】辅助者站在练习者侧方，一条腿帮助稳定骨盆，左手第一指节指背帮助从肚脐向右侧腋窝方向的筋膜，做向上向外的滑动。

【功效】骨盆右回旋时，通常情况下脊柱有反向的代偿即脊柱向左旋转，此时在骨盆中立位上做脊柱向右的旋转可以松解拉伸右侧的腹外斜肌、左侧的腹内斜肌以及整个前斜链（从腹外斜肌连到前锯肌到胸小肌的位置）；帮助释放深层筋膜、肌肉和软组织的紧张，建立胸廓的灵活性，改善腰痛的情况。

2. 拉一拉

（1）髋关节灵活性练习

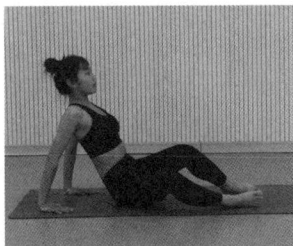

方法一：雨刷式

【动作要领】坐在瑜伽垫上，双手分别放在臀部后侧，指尖指向正前方，双腿屈膝，双脚向两侧打开，胸腔上提。将双膝同时倒向左侧，再倒向右侧。动态练习，坚持30秒。当感觉一侧髋内旋受限，可在这一侧做手和大腿的对抗练习，完成8—10次呼吸。

【注意事项】保证两边坐骨均等地坐在地板上。摆动速度由慢至快，逐步增加。

【功效】通过髋关节灵活性的练习，来平衡股骨的内外旋问题，让髋周肌群完全的放松、活化和柔软。

（2）髋关节内外旋练习

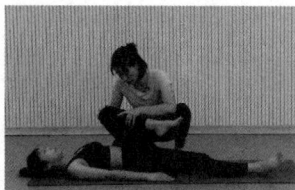

【动作要领】（1）髋内旋的灵活：仰卧，右腿屈膝屈髋，辅助者一只手扶住练习者小腿胫骨，另一只手扶住大腿外侧，帮助完成髋关节内收、内旋，动态练习8—10个，重复2—3组。

（2）髋外旋的灵活：辅助者一只手放在练习者左侧髂骨，另一只手推住小腿胫骨，帮助完成屈髋、外旋、外展，动态练习8—10个，重复2—3组。

【注意事项】被动练习完之后，练习者自己做髋关节的外旋和内旋。

【功效】骨盆回旋时，臀部紧张的一侧，做髋关节内旋的灵活，而对侧做髋关节外旋的灵活。

（3）骨盆灵活性练习

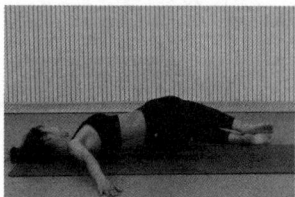

【动作要领】仰卧，屈双膝，双脚打开略比髋宽，双手侧平举，掌心朝下，双肩肩胛骨尽量压实地板。将双膝倒向躯干的右侧，还原，再将双膝倒向躯干的左侧，做动态练习。旋转时，臀部向前顶，上方髂骨拉长向膝盖，膝盖向远蹬伸，找到侧腰的伸展。仰卧，双腿屈髋屈膝，双脚并拢。吸气，抬起小腿向上，大小腿90度，双侧肩胛骨下压地板，腹部肋骨向下沉。呼气，将骨盆向左旋转，直至左膝外侧贴地，此时右膝往前与左膝尽量对齐，右侧肩胛骨尽量压住地板，头转向右侧，眼睛看向右手。吸气，回到中间，呼气，换侧练习，先做动态练习8—10个，再做静态拉伸，保持5—8次呼吸。

【注意事项】每一次旋转时，对侧肩胛骨和肩膀后侧尽量压住地板；双膝尽量并拢在一起，上方膝盖往前和下方膝盖保持在一个平面上，双膝向远拉。

【功效】灵活骨盆，拉伸侧腰。

3. 紧一紧

（1）臀肌外旋训练——蚌式开合

【动作要领】右侧卧，屈双膝，大小腿90度，双脚并拢，下方手臂屈肘，放在头部下方，保持身体中立位。吸气，保持骨盆的稳定，左腿做外展外旋，想象臀肌从臀肌粗隆拉向

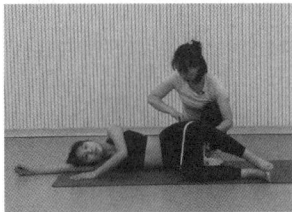

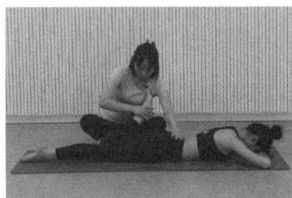

臀肌深部。呼气，有控制地回到中立位。动态练习 15—20 组。重复练习 2—3 组。

【注意事项】头、胸廓、骨盆、大腿在一条直线上，肋骨腹部内收，臀部推向耻骨，下方侧腰略微抬高。

【功效】针对股骨内旋一侧，加强臀肌股骨外旋的力量。

（2）髋内旋练习

【动作要领】俯卧，双手交叠，额头放在手背上，身体在一条直线上，双脚并拢，脚背贴地。左小腿屈膝向上抬高，再向外展开。辅助者帮助把骶骨轻轻下压，另一只手将练习者左脚踝轻轻往下按压（正常情况下，股骨内旋在 30 度左右）。按压的力在二至三成，保持 3—5 次呼吸。抗阻练习，小腿外展到最大极限之后，辅助者用手掌推住踝关节的内侧，练习者做静态等长收缩与之对抗。停留 8—10 次呼吸，感觉髋关节此时正在用力收缩。

【注意事项】对于髋关节灵活度比较好的学生，这个动作可以不做。

【功效】活化髋关节，加强股骨内旋的肌肉力量。

（3）骨盆回旋的力量练习（以骨盆右回旋为例）

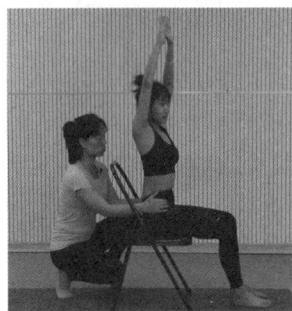

方法一：抗阻训练

【辅具】瑜伽椅 1 把。

【动作要领】坐在椅子上，保持中立位，辅助者的右手把练习者右侧髂骨往后拉，左手把左边髂骨向前推，进一步形成骨盆右回旋。练习者与辅助者的手做对抗使骨盆向左旋，停留 5—8 次呼吸。保持这个抗阻的力，吸气，双手向上举过头顶，大拇指勾在一起，掌心向前。双手臂把侧腰均等的向上拉长，躯干向上远离骨盆，两边坐骨均等向下沉，停留 8—10 次呼吸。加入躯干的右回旋练习。吸气，手臂向上，延展脊柱，呼气，骨盆对抗辅助者双手的力，让胸骨带着胸腔向右旋转，停留 5—8 次呼吸。

【注意事项】保持骨盆在中立位，双膝保持在一条平行线上。

【功效】通过抗阻练习，强化骨盆左回旋和躯干右回旋，让骨盆和躯干回到中立位；骨盆在中立位上，练习脊柱两侧均等的伸展，对改善因骨盆回旋、骨盆侧倾而导致的脊柱回旋和侧弯问题有很大的帮助。

方法二：进阶练习——简易侧角扭转式

【辅具】瑜伽椅 1 把，瑜伽砖 1 块。

【动作要领】侧坐在椅子上，将瑜伽砖放在左脚外侧，把右腿向后伸展，脚尖点地，保持右大腿垂直于地板，右大腿内侧抵住椅子的边缘，右侧坐骨尽量保持在椅子的边缘，前方大腿外侧抵住椅子边缘，膝盖和脚尖指向正前方。吸气，脊柱向上延展，呼气，身体俯身向前，右手掌推住瑜伽砖，右手手肘抵住左大腿的外侧并做对抗，左手推住椅子横杆带动脊柱向左侧扭转。

【注意事项】注意后方膝盖不要外展，膝盖尽量保持在垂直的位置上，骨盆保持向左回旋的力。

【功效】帮助巩固骨盆回旋的力量，强化脊柱扭转的力量。

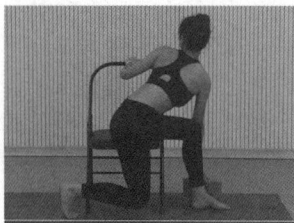

4. 改一改

（1）单腿上抬与后伸

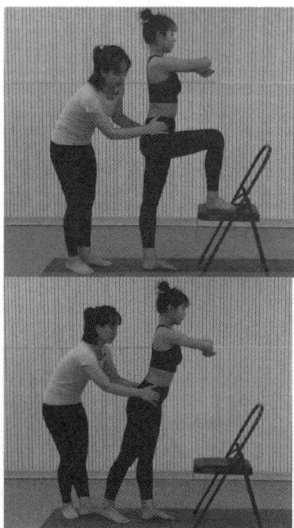

【辅具】瑜伽椅 1 把。

【动作要领】准备瑜伽椅模拟登山的高度。站在椅子前，双手屈肘互抱于胸前。以练习者骨盆右回旋为例，辅助者双手进一步让骨盆右回旋，练习者与之对抗做骨盆向左的回旋。保持这种对抗的力，吸气，右腿屈髋向上抬高，脚向前踩在椅子上。呼气，右腿向后蹬伸，脚尖点地，同时上身俯身向前。动态练习5—8组。右腿回到左脚旁边，双手臂落回体侧。

【注意事项】骨盆始终保持拮抗的力量。单腿上抬，可从最简单的抬脚跟做起，然后尝试把脚离开地板，再屈髋抬腿，最后伸髋。

【功效】学会在抬腿时，保持骨盆稳定性，并且具备一定的抗旋转能力。

（2）臀桥

【动作要领】以骨盆右回旋为例。先做到臀桥，观察两边髂前上棘的高度。辅助者把手按在相对较低一侧的髂骨上

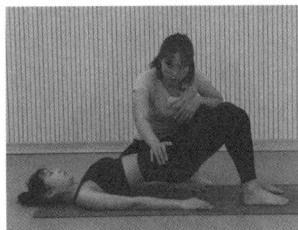

（右侧髂骨），轻轻给到三至五成抗阻的力，练习者把右侧髂骨向上顶，对抗辅助者的手掌，保持 5—10 秒。落下时，顶着辅助者的手将臀部慢慢落回瑜伽垫。

【注意事项】 盆底肌上提，右臀收紧向上顶。

【功效】 调整仰卧位骨盆回旋的力量练习。

（3）骨盆和躯干抗回旋练习

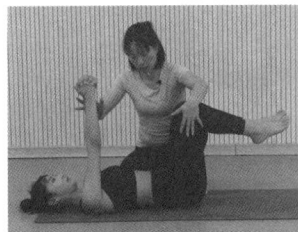

【动作要领】 仰卧，屈髋屈膝，大腿垂直地板，小腿向上抬高平行地板，双膝并拢，脚掌回勾。吸气，手臂上举，十指交叉握拳。呼气，辅助者双手分别给练习者手臂和大腿向两边抗阻的力，练习者手臂往下抗阻，大腿往上抗阻，激活核心，静态保持 3—5 次呼吸。辅助者双手分别给练习者手臂和大腿向左、向右抗阻的力，练习者保持向相反方向对抗的力，静态保持 3—5 次呼吸，换侧练习。两侧静态保持力量均等后，加入动态的刺激。

【注意事项】 保持骨盆和肩带的稳定。

【功效】 加入不稳定的因素，通过抗阻，强化骨盆和躯干在水平方向上的力量练习和稳定性训练。骨盆抗回旋能力和躯干抗回旋能力都得到提高。

（4）全身功能性训练

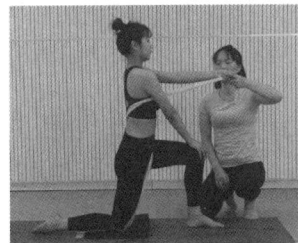

【辅具】 毛毯 1 张，弹力带 1 条。

【动作要领】 右脚在前单腿跪立，将毛毯垫在左膝盖下方，弹力带压在左膝关节正下方。左大腿垂直地板，脚背压地，前方大小腿 90 度，保持骨中立，胸廓在骨盆正上方。吸气，左手放于右膝上方，稳定膝盖和骨盆。呼气，右手抓弹力带向前伸直，并带着躯干向右做螺旋式旋转，右臂向后向远伸直，眼睛看向右手，动态练习 5—8 个，练习 2—3 组。

进阶练习：左脚在前单膝跪地，伸展带压在右膝的下方，弹力带沿着螺旋链来到侧腰，穿过腋窝，穿到左手上，左臂向前伸直。呼气时，左手抓着弹力带带动躯干做向左的旋转。动态练习 5—8 个，练习 2—3 组。

【注意事项】 骨盆要保持在中立位，盆底肌上提，双肩下沉。

【功效】练习到胸腔的灵活性和肩胛骨的后缩，对骨盆回旋、躯干回旋以及下肢力线的矫正，甚至膝痛、腰肌劳损都是不错的练习方式。

步骤二　教学观摩

一、呈现完整设计方案

请扫码观看阅读教学设计方案。

"腰椎及骨盆评估与矫正动作"
教学设计方案

二、观摩、讨论与反思

1. 呈现讨论话题

（1）针对腰椎曲度及骨盆的评估是否准确？

（2）根据评估结果对腰椎曲度改变及骨盆异常涉及的缩短和拉长的肌肉是否判断准确？

（3）腰椎曲度改变及骨盆的矫正思路是否准确？

（4）教学设计方案中所安排的动作内容是否能达到改善效果？

2. 观摩课堂教学

请大家把"教学感悟"写在自己的课堂笔记本上，并及时记录观摩过程中自己的想法。

3. 分组讨论交流

组内交流

（各小组成员围绕讨论话题对教学活动进行讨论与评价，并记录本小组的共同观点。）

_____

_____

_____

集体交流

（各小组派一名同学代表本组同学发言，其他小组交流评价意见，并记录每个话题的讨论结果。）

4.教师评价总结

记录教师评价与总结的内容

步骤三 教学设计

准备在课堂上试教的同学，请与本组同学合作修改腰椎及骨盆评估与矫正动作教学内容设计，形成新的设计方案，并进行教学准备。

请从以下方面进行思考与修改。

（1）找一位身边的人作为个案，对腰椎和骨盆问题进行精准评估。

（2）针对腰椎曲度改变和骨盆问题，设计有针对性的训练动作。

（3）是否提前熟悉所要教学的体式的动作要领、注意事项和功效？

（4）教师手法松解是否到位？会用力过猛吗？是否有达到松解的效果？

（5）教师的教学指导是否到位，是否充分使用辅具？

（6）除了课堂上教师给的调整思路，是否还有其他可替动作？

步骤四 教学实施

一、明确各组合作学习要求

1.现场教学的小组

（1）详细记录教学过程对照原教学设计，在不吻合处做上记号，待教学活动结束之后，讨论变动与调整的原因，以便在讨论时做出解释。

（2）讨论开始前要先派一名同学作为代表（一般是试教的那位同学），说明本组是如何合作设计教学内容的，活动准备过程中的小组合作体现在哪些方面等。

2. 观摩活动的小组

（1）详细记录教学过程，对照原教学设计，在不吻合处做上记号，以便在讨论反思环节进行提问与思考。

（2）对教学中精彩的地方和需要修改的地方做上不同的记号，以便在讨论反思环节能够清楚地表达自己的观点。

二、实施与观摩

执教者现场教学，其他同学观摩教学并做好笔记。

三、讨论与反思

记录自己的现场观摩感悟

记录执教者的总结与自评

记录小组评价的内容

记录教师评价与总结的内容

步骤五　总结提升

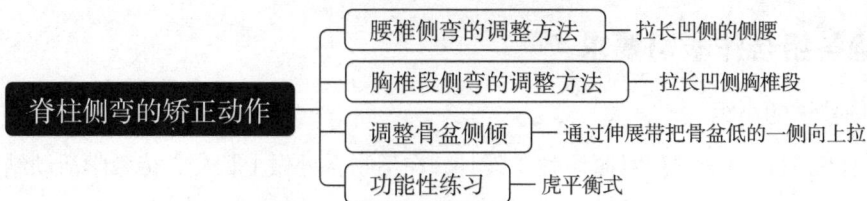

脊柱侧弯的矫正动作
- 腰椎侧弯的调整方法 —— 拉长凹侧的侧腰
- 胸椎段侧弯的调整方法 —— 拉长凹侧胸椎段
- 调整骨盆侧倾 —— 通过伸展带把骨盆低的一侧向上拉
- 功能性练习 —— 虎平衡式

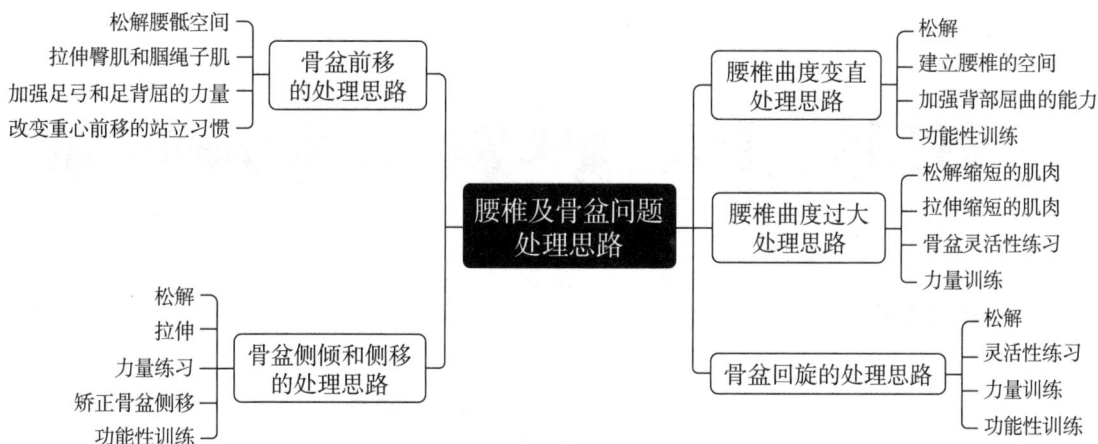

松解腰骶空间
拉伸臀肌和腘绳子肌
加强足弓和足背屈的力量
改变重心前移的站立习惯

骨盆前移
的处理思路

腰椎曲度变直
处理思路

松解
建立腰椎的空间
加强背部屈曲的能力
功能性训练

腰椎及骨盆问题
处理思路

腰椎曲度过大
处理思路

松解缩短的肌肉
拉伸缩短的肌肉
骨盆灵活性练习
力量训练

松解
拉伸
力量练习
矫正骨盆侧移
功能性训练

骨盆侧倾和侧移
的处理思路

骨盆回旋的处理思路

松解
灵活性练习
力量训练
功能性训练

项目小测与教学应用

一、思考题

（1）腰椎曲度变直或过大和骨盆倾斜、侧移、旋转的评估方法有哪些？

（2）请简述腰椎曲度改变和骨盆倾斜、侧移、旋转的解剖学分析。

（3）腰椎曲度改变及骨盆倾斜、侧移、旋转的处理思路有哪些？

二、教学题

（1）给身边的同学、朋友或亲人进行腰椎及骨盆评估并进行有针对性的体态矫正。

（2）请以小组为单位，一人充当教学者，其余人充当练习者，从骨盆问题中选取其中一种进行矫正动作教学。

任务二十六　膝关节评估方法与矫正动作

实施步骤

步骤一　资讯提供

一、膝超伸的评估与矫正动作

从侧面看，膝关节在直立时，髋、膝、踝关节基本上处于同一垂直线，膝超伸者的膝关节则过于伸展，导致膝关节向后偏出了髋、踝的垂直线，在体征上表现出膝关节后移、小腿后凸及大腿前凸。

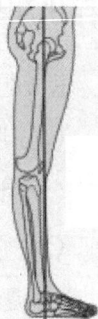

（一）评估方法

侧面观察膝盖是正常、屈曲还是过度伸直。引起膝盖过度伸直的原因主要有以下三点：

第一，骨盆前移引起的膝超伸。骨盆前移时，身体重心向前移，骨盆来到中垂线的前面，膝关节和踝关节可能会出现代偿模式。比如，膝关节稳定性差的人，压力就来到膝关节，膝关节可能向后超伸来平衡身体重心向前移。

第二，骨盆前倾引起的膝超伸。骨盆前倾时，可能会带着股骨一起向后伸展，使得膝关节被推到后面而受到挤压，从而引起膝超伸。

第三，骨盆既没有前移也没有前倾，膝关节单纯向后推形成膝超伸。这种情况膝关节被推到后面而受到挤压，而大腿前侧股四头肌因为紧张会把小腿向上拉，但是小腿上不去，就只能往后推。小腿向后推后，小腿前侧与脚背之间的角度就会增加。

（二）解剖学分析

膝超伸与紧绷的股四头肌、比目鱼肌和被拉长的腘绳肌、腘肌、腓肠肌有关，具体如下见表5-17。

表 5-17　膝超伸的解剖学分析

部位	缩短的肌肉	拉长的肌肉
大腿	股四头肌	半腱肌、半膜肌、股二头肌
小腿	比目鱼肌	腘肌、腓肠肌

（三）案例分析

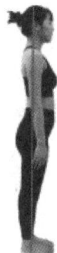

观察左边图片，将你的观察写在下面：

_____

你的发现代表什么：

_____

（四）矫正思路

（1）骨盆前移引起的膝超伸只需处理骨盆前移的问题即可。

（2）骨盆前倾引起的膝超伸既要处理骨盆前倾的问题，也要处理膝超伸的问题。

（3）骨盆既没有前移也没有前倾，膝关节单纯向后推形成膝超伸。松解足底肌肉、腓肠肌、比目鱼肌、大腿前侧；拉伸大腿前侧、小腿后侧腓肠肌；加强胫骨前肌力量练习；进行功能性训练和步态训练。

（五）矫正动作

1. 松一松

（1）松解足底筋膜

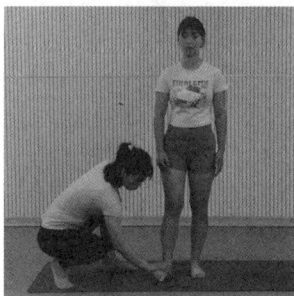

【动作要领】站立，右脚脚掌踩在筋膜球上，可以适度的将身体重量给到右侧脚掌，有意识地把脚掌往下压球，松解的方向可以为划圈松解，也可以前后松解，松解 30 ~ 60 秒。

【注意事项】筋膜球放于脚掌内侧、脚掌外侧、前脚掌、脚掌心和脚跟位置，依次进行前后滚动和划圈的放松。

【功效】松解足底筋膜，缓解足底紧张。

（2）松解小腿后侧腓肠肌和比目鱼肌

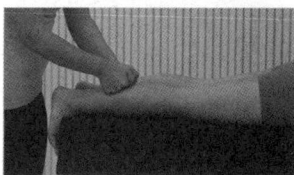

【动作要领】俯卧，把油涂在跟腱和腓肠肌下部。练习者预先做绷脚来到肌肉最短位。辅助者把第一指节按压在练习者跟腱上，练习者一边做脚掌的回勾，一边把手向前推送。松解 8—10 次。

【功效】膝关节超伸时，小腿向后推，相当于做了绷脚动作（足的趾屈）。腓肠肌跨过膝关节连接到股骨的内外侧髁，当膝关节后伸时，腓肠肌上部是被拉长的状态，腓肠肌的下部以及深层的比目鱼肌是紧张的状态，因此要释放腓肠肌下部和比目鱼肌的张力。

（3）松解大腿前侧（膝关节上端的区域）

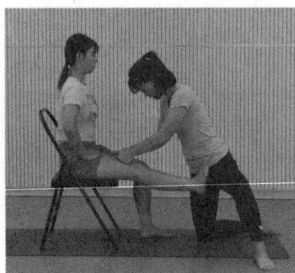

【辅具】瑜伽椅 1 把。

【动作要领】坐立，小腿完全放松。辅助者一只手托住脚踝，预先把小腿上抬形成伸膝，另一只手第一指节放在膝关节髌骨上端。练习者主动做屈膝、伸膝的动作，在屈膝时，髌骨上方皮肤被拉开，筋膜得到释放。两边各做 8—10 次。

【注意事项】如果有任何的膝关节不适或者膝关节弹响，应停止练习。

【功效】股四头肌肌腱跨过髌骨连接在胫骨粗隆，当膝超伸时，膝盖前侧缩短紧张，把髌骨上提形髌骨前侧的挤压。通过松解，髌骨上方皮肤被拉开，筋膜得到释放。

2. 拉一拉

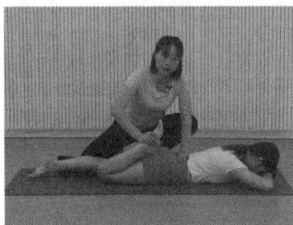

方法一：俯卧位被动拉伸大腿前侧

【动作要领】俯卧，辅助者一只手给骶骨三至五成的力，另一只手握住练习者一只脚脚背，把脚跟靠向臀部。到达极限后，保持 30 秒的时间或者保持 8—10 次自然的呼吸。松解完后慢慢地把小腿放回地面，换侧练习。

【注意事项】如果有任何膝关节挤压或紧绷感，就要及时调整让脚后跟远离臀部，在保证安全性的同时，一点点尝试将脚跟靠向臀部。

【进阶练习】方法同上，唯大腿下段垫上毛毯，利用伸髋功能进一步拉伸大腿前侧。

【功能】通过屈膝位和伸髋位充分拉伸大腿前侧。

方法二：站立位主动拉伸大腿前侧

【辅具】瑜伽椅 1 把。

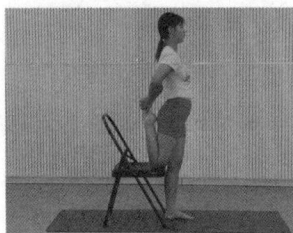

【动作要领】准备一把瑜伽椅，站在椅子前面，屈右腿，膝盖放在椅子上，双手抓住右脚脚背，把脚跟送向臀部，感受大腿前侧的拉伸。保持 8—10 次自然呼吸。呼气时，脚跟慢慢落回，换侧练习。

【注意事项】保持臀部向前推，腹股沟打开，坐骨向下拉，尾骨向内收，盆底肌向上提，腹部向内收，脊柱向上延展。

【功能】在站立位拉伸大腿前侧改善骨盆前倾。

3. 紧一紧

（1）脚掌回勾

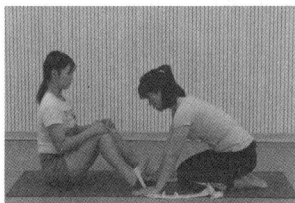

【辅具】弹力带 1 条。

【动作要领】坐立，屈膝，大小腿 90 度。准备弹力带，把弹力带放在一只脚脚背上，辅助者双手分别压住脚背两边弹力带，练习者对抗弹力带，做脚掌回勾的动态练习，每组 10—15 个，做 2—3 组。

【注意事项】避免用脚趾的回勾来代偿脚掌的回勾。脚趾是放松的，用脚背和胫骨前肌发力。

【功效】通过脚掌回勾的动作，加强胫骨前肌足背屈的力量。

（2）抗阻练习

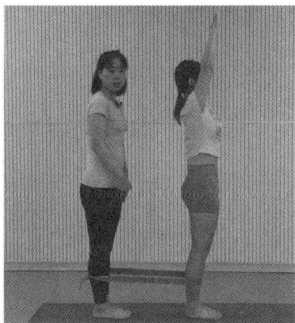

【辅具】伸展带 1 条。

【动作要领】山式站立，依次把练习者小腿和辅助者小腿套在伸展带里，拉紧伸展带，练习者脚趾放松，脚背和胫骨前肌发力，做足背屈。吸气，手臂向上举过头顶，拇指勾在一起，掌心向前，做脊柱的伸展。

【注意事项】通过腹肌收紧的力，让骨盆在踝关节的正上方。股骨大转子吸向大腿内侧，臀部收向盆底。腹股沟打开，手臂向上带着脊柱上提，尤其是中背部。

【功效】通过站立位小腿胫骨前肌主动找脚背，练习小腿胫骨前肌主动发力，加强胫骨前肌的力量。

（3）前脚掌踩毯子

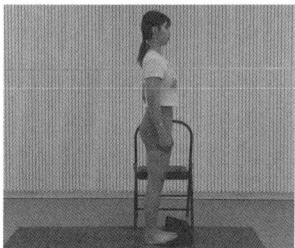

【辅具】毛毯 1 条，瑜伽椅 1 把。

【动作要领】山式站立，双手轻扶椅子横梁，脚掌踩在毛毯上，感受小腿后侧的拉长和足底的伸展。胫骨前肌主动找脚背，腹部向后找腰椎，保持 30—60 秒。

【注意事项】保持臀部向前推，腹股沟上提，肚脐向上提，双肩展开，骨盆保持在中立位上。

【**功效**】拉长小腿后侧腓肠肌，同时加强胫骨前肌的力量。

4.改一改

如果足的蹬伸力量不足或者臀腿蹬伸力量不足，会使用膝关节向后推来代偿。因此要学会使用臀腿的力量进行蹬伸的练习。

（1）提踵练习：提踵的过程就是蹬伸的力量练习。

（2）步态训练：右脚向前迈步，先收紧左臀，再把左脚跟向上抬高，用足底力量蹬地，蹬地练习3次，最后一次蹬出去，把脚向前推送。左脚落地后，右臀收紧，屈一点膝，脚跟抬高，重心放在右脚脚掌进行蹬地练习，最后一次蹬出去，右脚向前迈出。

（3）臀桥式训练：练习臀腿的后伸能力。

二、X型腿的评估与矫正动作

微课：X型腿的评估
与矫正动作

（一）评估方法

从膝关节前面和后面观察。

膝外翻：两下肢自然伸直或站立时，当两膝相碰，两足内踝分离而不能靠拢，形如"X"状，故又名"X型腿"。根据双踝距离的大小，X型腿分为轻度、中度、重度。轻度，双踝间距不大于3厘米；中度，双踝间距3—6厘米；重度：双踝间距6厘米以上。

（二）解剖学分析

从骨骼的角度来看，膝外翻是指在冠状面上单纯的大腿内收和小腿相对于踝关节外展的一种关系。这种情况所形成的膝外翻，提示股二头肌、髂胫束、腓肠肌的外侧头、腓骨长肌和腓骨短肌缩短。具体见表5-18。

表5-18 X型腿的解剖学分析

X型腿	缩短的肌肉	拉长的肌肉
大腿内收、小腿外展、髌骨朝前	髂胫束、股二头肌、腓肠肌外侧头、大腿内收肌（上段）、腓骨长肌、腓骨短肌	股薄肌、半膜肌、半腱肌、髋关节外旋肌群

（三）矫正思路

1.冠状面上大腿内收、双脚外展、髌骨朝前的 X 型腿

当膝关节过度向内靠，膝关节外侧会有挤压，膝关节外侧半月板的压力比较大。大腿内收通常情况下和足相关，从整体评估讲，小腿会因为足外翻或者扁平足导致胫骨内收，膝关节向内靠到一起，形成 X 型腿，也叫膝外翻。

放松、拉伸缩短和紧张的内收肌（靠近大腿根的区域），放松膝外侧；处理足外翻或者扁平足问题；针对外展肌群做股骨外展的力量练习以及小腿向内收的力量练习。

2.股骨内旋型并伴随屈膝的 X 型腿

当双脚分开的时候，膝关节向内旋，形成膝内扣。当膝关节往内扣，股骨也会跟着内收，从而形成 X 型腿，这种腿型通常伴随着屈膝。在日常生活当中，经常跷二郎腿的习惯可能会形成这样股骨内旋型的 X 型腿。

先去练习股骨的外旋，即练习臀大肌的外旋动作，再回到 X 型腿在冠状面上的练习。

3.股骨外旋并伴随膝超伸的 X 型腿

当股骨往外旋的时候，通常会伴随有足的外八，此时臀肌处于紧张状态。若再加上有膝超伸，就更容易形成 X 型腿。

先松解臀肌，然后练习肌骨内旋，再处理足部的问题；如果 X 型腿是因为膝超伸引起的，屈膝之后腿能够并拢，就先解决膝超伸问题，最后再回到 X 型腿在冠状面上的练习。

在解决这三种类型的 X 型腿之前，首先都应该对内收肌还有股二头肌以及腓肠肌的外侧头预先做松解，再对内旋问题、外旋问题、膝超伸问题做针对性的调整。

（四）案例分析

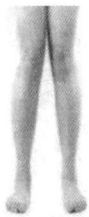

观察左边图片，将你的观察写在下面：

_____

你的发现代表什么：

_____

（五）矫正动作

1.松一松

（1）松解股二头肌（大腿外侧）

【动作要领】俯卧，辅助者把水轻轻地拍在腘绳肌的外侧头（大腿的后外侧）。练习者右腿屈膝，保持完全放松。辅助者左手握住脚踝，右手用第一指背放在股二头肌的部位向

远推，同时练习者保持右腿做动态的屈膝与伸膝，松解时间为三到五分钟。

【注意事项】在松解过程中如果有膝关节的不适，需要在大腿的下面垫厚毯子。

（2）松解腓骨长、短肌（小腿外侧）

【动作要领】俯卧，练习者略微屈膝并向外打开，辅助者把手卡在小腿的外侧，指背向上推向膝关节，同时练习者把脚跟的外侧往下推，向远蹬出去，脚掌回勾，做动态足内翻。

【注意事项】练习者做动态足内翻时不要太过用力，如果用力，整个髋关节和膝关节都会发力。辅助者给到三成力即可。

【功效】小腿外展，外侧的腓肠肌跨过了膝关节的外侧连接在大腿外侧，同时脚在外翻的时候腓肠肌是缩短的状态，因此要对小腿的外侧做放松处理。

（3）松解腓肠肌的外侧头

【方法一】手法松解

【动作要领】辅助者用大拇指从腓肠肌的外侧头向上推向膝窝方向，练习者一边做脚掌回勾，一边做足内翻，松解时间为三到五分钟。

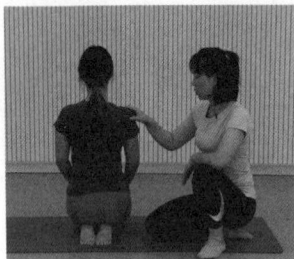

方法二：通过金刚坐调整腿型

【动作要领】跪立，双膝并拢。把外踝吸向内踝，脚跟内侧向远蹬，小脚球下压地板，脚外缘有意识往下压住地板，把臀部坐在脚后跟上，保持一到三分钟的时间。

【功效】臀部坐在了腓肠肌上，大腿和小腿有一定的挤压，可以松解到小腿腓肠肌，帮助改善腓肠肌的紧张。

教学提示

在金刚坐的时候，由于有的人有足内翻或外翻，或者是内踝、外踝肌肉的长短不一，在臀部坐到脚后跟时，发现脚跟会向两侧打开。这种情况是因为扁平足而导致胫骨内旋，在坐下时因为胫骨内旋导致腓肠肌的外侧头以及脚跟向两侧打开。

---

2. 拉一拉

（1）拉伸大腿前侧和髂腰肌

参照"骨盆前倾的矫正动作"拉伸大腿前侧和髂腰肌练习方法。

（2）调整 X 型腿下肢力线问题

【辅具】弹力带 1 条。

【动作要领】仰卧，屈膝，将弹力带套在膝关节的下缘，并绑紧。双膝分开约一个手掌的宽距或更窄。脚掌回勾，大脚球、内踝并在一起。吸气，大脚球、脚跟内侧优先发力，带着小腿的内侧向远蹬，双脚外侧找向膝关节的方向，慢慢把腿向前蹬直。呼气，屈膝，把脚跟收回来。动态练习 5—8 次，练习 3—5 组。

【禁忌】有膝关节任何不适者，禁止练习。

【注意事项】双腿始终保持对抗弹力带，尤其是当脚快要伸直的情况下，弹力带不要变松。双腿不需要过度伸直，以免造成膝超伸。

【功效】由于 X 型腿，膝外侧是挤压的，脚踝是分开的，因此在伸膝的过程中把踝关节并住，膝关节反而打开，从而纠正 X 型腿的下肢力线。

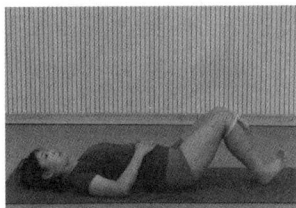

3. 紧一紧

加强大腿的外展肌的力量

教学提示

弹力带绑的位置靠近膝盖，主要适用于膝关节过度内扣或者股骨内旋以及小腿外展情况的个案。弹力带靠近臀部，主要适用于骨盆较宽、耻骨联合分离以及假胯宽的个案。

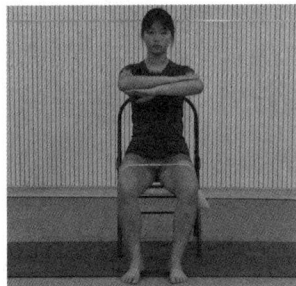

【辅具】弹力带 1 条，瑜伽椅 1 把。

【动作要领】坐在瑜伽椅上，将弹力带套在大腿上，保证髋膝踝在一条直线上。保持骨盆端正，双手在胸前交叠，胸腔上提，脊柱、头顶心向上延展。双腿动态向两边打开，做抗阻的练习，练习 8—10 个。

【注意事项】保持骨盆端正，并把盆底肌向上提，弹力带始终保持对抗的力。

【功效】帮助股骨做外旋，强化髋外展肌群的肌力。

4. 改一改

【辅具】弹力带 1 条，瑜伽椅 1 把。

【动作要领】坐在瑜伽椅上，把弹力带套在膝关节的上端，保持弹力带处于绷紧的情况下，想象臀部马上要离开椅面，慢慢起来一点，再落下来。当能够有一点力量对抗着弹力带做伸髋和伸膝时，尝试把臀部慢慢地向上抬高。保持对抗的力，

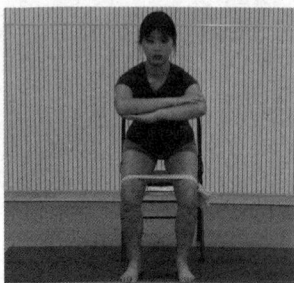

屈膝屈髋向下坐，在坐下的一瞬间力线不能泄。

【注意事项】大脚球下压地板，足弓上提，始终保持伸展带对抗。保持从大腿根部向外，用臀部发力来对抗伸展带，双脚不要动。

【功效】不管是 X 型腿或 O 型腿的人，在生活当中，站立起身或者是下蹲时动作模式都有问题。生活中学会应用髋部外展的肌力，做到正确的屈髋和伸髋。

三、O 型腿的评估与矫正动作

微课：O 型腿的评估
与矫正动作

（一）评估方法

从膝关节前面和后面观察。

膝内翻又称"O 形腿"：双脚踝并拢并伸直膝关节的情况下，两个膝关节不能靠拢。两膝之间的距离反映膝内翻的严重程度：

1 度：常态膝距 3 厘米以下，主动膝距 0 厘米；

2 度：常态膝距 3 厘米以下，主动膝距大于 0 厘米；

3 度：常态膝距 3—5 厘米；

4 度：常态膝距大于 5 厘米。

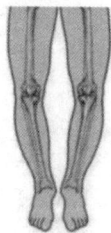

（二）解剖学分析

从骨骼的角度来看，膝内翻是指在冠状面上股骨相对髋关节外展，小腿相对大腿内收，这种情况所形成的膝内翻，提示股薄肌、半膜肌、半腱肌缩短。在膝内翻时，膝关节内侧间隙变窄，组织受压会增加。具体见表 5-19。

表 5-19　O 型腿的解剖学分析

O 型腿	缩短的肌肉	拉长的肌肉
大腿外展、小腿内收、髌骨朝正前方	股薄肌、半膜肌、半腱肌、腓长肌的内侧头	髂胫束、股二头肌、腘肌、胫骨后肌

（三）矫正思路

第一种是在冠状面上的股骨外展和小腿内收关系的 O 型腿，髌骨朝正前方，也叫膝内翻。股骨外展说明外展肌群比较紧张，内收肌群被拉开。这种情况首先要去松解外展肌群，同时膝关节内侧有挤压，要先做松解，再强化内收肌的力量，同时再去建立足弓，调整足的一些异常姿势。

第二种是股骨内旋，髌骨朝内，伴随着膝超伸和股骨外展的 O 型腿。这种 O 型腿，处理思路是放松外展肌、大腿内侧、小腿内侧，加强臀肌的外旋功能以及臀肌向后夹盆底的动作和加强内收肌的力量。膝超伸往往是以骨盆前倾或者骨盆前移导致的，也要考虑处理骨盆问题。

第三种是股骨外旋型的 O 型腿，髌骨朝外，这种情况较为不常见，常见于老人群体，并伴有膝关节病变。这种类型的 O 型腿首先松解臀肌，再去练习股骨内旋的动作，比如鹰式（它是双腿内收和内旋，既练到了内收肌，同时又帮助进行了股骨内旋的强化）。再去加强内收肌的训练，最后还是要去从足底进行观察和矫正。

当双脚在并拢的情况下，如果股骨内旋，膝关节会内扣，同时小腿肚会往外翻，这时小腿不能并拢，膝关节却并拢了，这种腿型叫 XO 型腿。造成这种腿型的原因通常来自骨盆的前倾以及生活当中的一些不良习惯，如：经常跷二郎腿、膝内扣，或者经常久坐等。也与足部的形态有关，如足外翻会容易使胫骨往内旋，胫骨又会带着膝盖内扣，股骨内旋，最终形成了像 XO 一样形状的腿型。

（四）案例分析

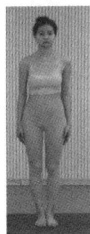

观察左边图片，将你的观察写在下面：

_____

你的发现代表什么：

_____

（五）矫正动作

1. 松一松

（1）松解大腿后侧

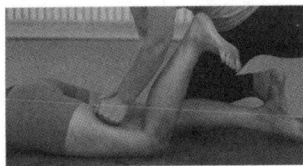

【动作要领】辅助者把水沾到练习者大腿的上端，将指节嵌入到大腿后侧肌肉，让练习者以秒为单位进行伸膝屈膝。在练习者伸膝时辅助者顺着胳膊的方向向前推。反复做 5—8 组或者半分钟。

【注意事项】不要使用到手臂或者手指关节的力，而是用身体的力去推动手臂向上。

【功效】松解因骨盆前移而导致紧张的大腿后侧肌肉，尤其是臀部和大腿上端。

（2）松解大腿下段内侧

方法同上，只是放松部位靠大腿下段内侧。

（3）松解小腿腓肠肌内侧头

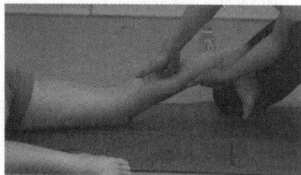

【动作要领】将水轻轻地拍打在小腿后侧腓肠肌内侧头，辅助者把第一指节嵌入练习者腓肠肌的上部，并让练习者以秒为单位进行勾角和绷脚。在练习者绷脚时辅助者顺着胳膊的方向向前推。反复做5—8组或者半分钟。肌上

【注意事项】练习者在勾脚时要避免出现外八。

【功效】释放因O型腿而导致紧张的腓肠肌内侧头。

（4）改善下肢力线和髋关节的灵活性

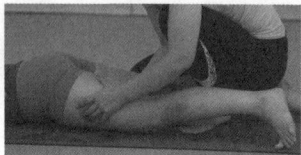

【动作要领】俯卧，辅助者将练习者的大腿抱住，帮助做股骨外旋，练习者用臀肌发力对抗做股外内旋，动态练习半分钟。练习者继续保持对抗的力，并做绷脚、勾脚。

【注意事项】如果髌骨不舒服可以用其他动作平替，如泡沫轴或者轻轻捏揉；不要用力往下摁压膝盖。

【功效】改善下肢力线，灵活髋关节。

（5）松解阔筋膜张肌

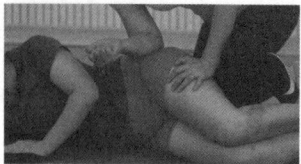

【动作要领】定位阔筋膜张肌，在髂前上棘和股骨大转子之间的部位，它是屈髋肌同时也负责股骨的内旋。用大拇指按揉这个位置，松解半分钟。

【功效】阔肌膜紧张时，股骨会做外展，从而形成O型腿。通过松解释放该肌肉的紧张。

（6）股骨外展外旋的灵活性练习

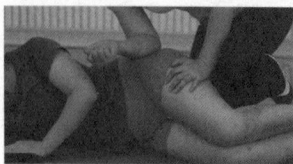

【动作要领】仰卧，辅助者一手托住练习者的膝窝，另一手扶住脚踝，被动地让练习者做股骨的外展和外旋。两边各做8—10个。

【注意事项】辅助者要托住练习者的膝窝，避免股骨在外展时可能会因为腿的重量而造成骶髂、耻骨联合的问题，或者髋关节弹响的问题。

（7）骨盆闭合性练习

【辅具】伸展带1条，瑜伽小球1个，毛毯1张。

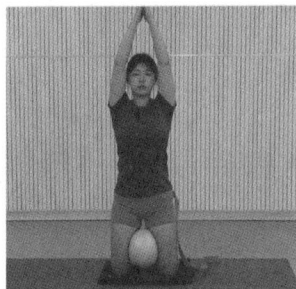

【动作要领】将伸展带绑在髂前上棘的下缘，跪立在毛毯上，将瑜伽小球卡在大腿根部，让大腿的外侧夹向大腿的内侧。吸气，手臂上举，大拇指勾在一起，掌心合十，用手把脊柱往上提，让胸腔远离肚脐，肚脐远离腹股沟。大腿前侧向下推向地板，脚背胫骨推地，外踝、小脚趾向下推向地板，收紧臀肌让股骨外旋，让臀部后侧的肌肉从大腿根的外侧包向坐骨，同时尾骨向前收向会阴中心键，吸着球向前向上。保持5—8次呼吸。呼气，"吸"着瑜伽球，慢慢地坐回到脚跟上。此动作也可进行进阶动态练习。

【注意事项】跪立时如果膝关节不舒服，需将脚背推地；如果不能缓解，需先松解大腿前侧。倘若还不能缓解，请暂停该动作。

【功效】强化盆底和内收肌，改善骨盆外扩、骨盆前倾和假胯髋问题。

2. 拉一拉

拉伸大腿外侧

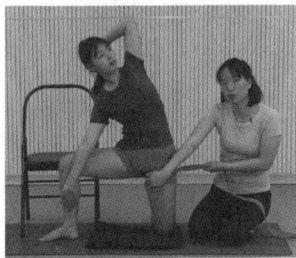

【辅具】瑜伽椅1把，伸展带1条，毛毯1张。

【动作要领】跪立，在双膝下方垫毛毯，保持骨盆中立位。吸气，右脚向侧打开让右侧腿向外做股骨的外展外旋，膝盖对准2、3脚趾，小腿垂直于地板，脚掌的内侧不要翘起，大脚球、脚跟的内侧下压地板。辅助者移动椅子的边缘贴向练习者右大腿外侧边缘，让腿外侧有个接触面，同时起到抗阻的作用。呼气，屈左手手肘，抱住后脑勺，让身体右侧屈，同时右侧手背抵住右膝内侧，避免膝内扣，让肚脐转向左侧，臀部推向腹股沟。辅助者在练习者左侧大腿根部套住弹力带并向外拉，让练习者启动大腿内收肌进行对抗，从而将髋外侧收向骨盆，提盆底向上。最后，对抗着弹力带让脊柱回正，双手落下。换侧练习。

【功效】拉伸大腿外侧、拉伸侧腰、练习股骨外旋、建立内收肌的力量，从而改善O型腿导致的外侧肌肉紧张，内收肌无力以及股骨内旋的问题。

3. 紧一紧

（1）跪姿位调整骨盆前移练习

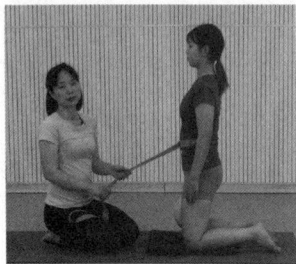

【辅具】瑜伽小球1个，伸展带1条。

【动作要领】辅助者将伸展带套在练习者的后腰部，拉着伸展带向前，让练习者对抗伸展带，收着肚脐向后，同时骨盆不能做前倾，吸气，手臂上举，大拇指交扣，双手合十。呼气，躯干向左侧屈，保持半分钟至一分钟的时长。吸气，还原，换侧练习。

【功效】激活核心，调整骨盆前移，建立盆底肌和内收肌的力量，改善假胯髋。

（2）站立位调整骨盆前移练习

动作同跪姿位调整骨盆前移练习，其中将跪姿位改成山式站立位完成。

4. 改一改

（1）坐立屈髋伸髋的动态练习

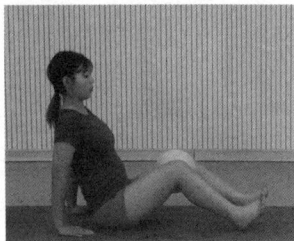

【辅具】瑜伽小球1个。

【动作要领】坐立位屈膝，大小腿90度，大腿下端夹瑜伽球，保证髋膝踝对位。双手分开与肩同宽，指尖朝前放置臀部的后侧。吸气，把肩胛骨向中间收向脊柱，双肩下沉，耻骨向下沉向地板，肚脐向上向后推向腰椎。勾脚，保持2、3脚趾指向天空，呼气，用脚跟主动向前蹬伸的力，将腿向前伸直。吸气，再将双脚依次走回来，走到大小腿小于90度。每组重复5—8个，完成3组。

【注意事项】夹球的时候，用大腿、小腿共同内收的力推向瑜伽球。

【功效】锻炼内收肌力量。

（2）站立位屈髋伸髋的动态练习

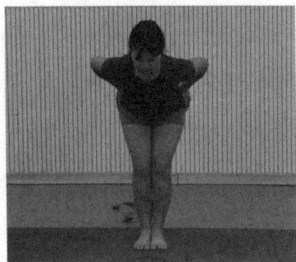

【辅具】伸展带1条。

【动作要领】山式站立，在小腿中段套一个伸展带，目的是纠正小腿肚外翻，通过伸展带将小腿肚往中间收。呼气，屈髋屈膝，身体俯身向前，进入幻椅式。保持大脚球、脚跟向下压实地板，脚掌向前铺平，足弓向上提起。吸气，伸膝伸髋，脚跟蹬地，大腿内收肌向上提，慢慢直立起身，动态练习重复 8 次。

【注意事项】若足有异常姿势，应优先处理足的问题，再进行该动作的练习。

【功效】加强下肢力线的联动关系、建立内收肌两侧均衡的力量。

步骤二　教学观摩

一、呈现完整设计方案

请扫码观看阅读教学设计方案。

"膝关节评估与矫正动作"
教学设计方案

二、观摩、讨论与反思

1. 呈现讨论话题

（1）针对膝盖问题的评估是否准确？

（2）根据评估结果对膝盖异常涉及的缩短和拉长的肌肉是否判断准确？

（3）针对个案出现的体态问题矫正思路是否准确？

（4）教学设计方案中所安排的矫正动作内容是否能达到改善效果？

2. 观摩课堂教学

请大家把"教学感悟"写在自己的课堂笔记本上，并及时记录观摩过程中自己的想法。

3. 分组讨论交流

组内交流

（各小组成员围绕讨论话题对教学活动进行讨论与评价，并记录本小组的共同观点。）

_____

_____

_____

_____

集体交流

（各小组派一名同学代表本组同学发言，其他小组交流评价意见，并记录每个话题的讨论结果。）

4. 教师评价总结

记录教师评价与总结的内容

步骤三 教学设计

准备在课堂上试教的同学，请与本组同学合作修改膝盖评估与矫正动作教学设计内容，形成新的设计方案，并进行教学准备。

请从以下方面进行思考与修改。

（1）找一位身边的人作为个案，对膝盖问题进行精准评估。

（2）针对膝盖出现的问题，设计有针对性的训练动作。

（3）是否提前熟悉所要教学的体式的动作要领、注意事项和功效？

（4）教师手法松解是否到位？会用力过猛吗？是否有达到松解的效果？

（5）教师的教学指导是否到位，是否充分使用辅具？

（6）除了课堂上教师给的调整思路，是否还有其他可替动作？

步骤四　教学实施

一、明确各组合作学习要求

1. 现场教学的小组

（1）详细记录教学过程对照原教学设计，在不吻合处做上记号，待教学活动结束之后，讨论变动与调整的原因，以便在讨论时做出解释。

（2）讨论开始前要先派一名同学作为代表（一般是试教的那位同学），说明本组是如何合作设计教学内容的，活动准备过程中的小组合作体现在哪些方面等。

2. 观摩活动的小组

（1）详细记录教学过程，对照原教学设计，在不吻合处做上记号，以便在讨论反思环节进行提问与思考。

（2）对教学中精彩的地方和需要修改的地方做上不同的记号，以便在讨论反思环节能够清楚地表达自己的观点。

二、实施与观摩

执教者现场教学，其他同学观摩教学并做好笔记。

三、讨论与反思

记录自己的现场观摩感悟	记录执教者的总结与自评

记录小组评价的内容	记录教师评价与总结的内容

步骤五　总结提升

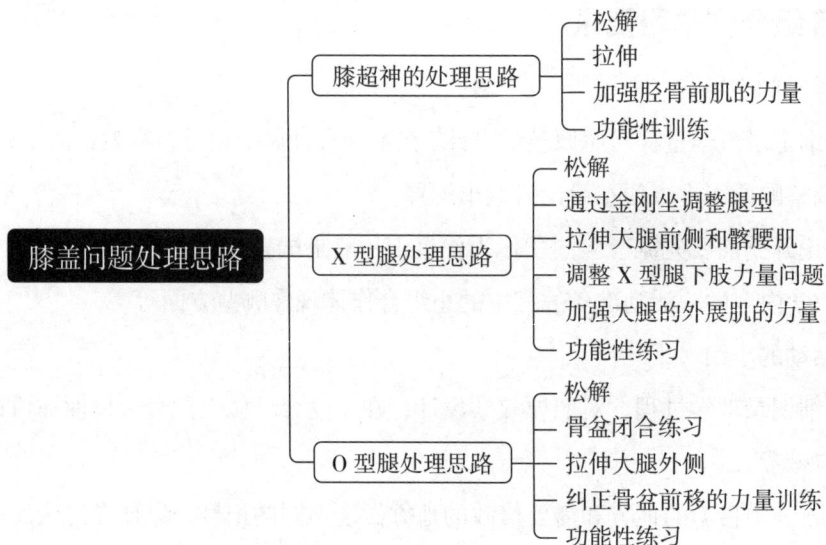

```
                                      ┌─ 松解
                     膝超神的处理思路 ──┤─ 拉伸
                                      ├─ 加强胫骨前肌的力量
                                      └─ 功能性训练

                                      ┌─ 松解
                                      ├─ 通过金刚坐调整腿型
膝盖问题处理思路 ──── X 型腿处理思路 ──┤─ 拉伸大腿前侧和髂腰肌
                                      ├─ 调整 X 型腿下肢力量问题
                                      ├─ 加强大腿的外展肌的力量
                                      └─ 功能性练习

                                      ┌─ 松解
                                      ├─ 骨盆闭合练习
                     O 型腿处理思路 ──┤─ 拉伸大腿外侧
                                      ├─ 纠正骨盆前移的力量训练
                                      └─ 功能性练习
```

项目小测与教学应用

一、思考题

（1）膝超伸、O 型腿、X 型腿和 XO 型腿的评估方法有哪些？

（2）请简述膝超伸、O 型腿、X 型腿的解剖学分析。

（3）膝超伸、O 型腿、X 型腿的处理思路有哪些？

二、教学题

（1）给身边的同学、朋友或亲人进行膝盖评估并进行有针对性的体态矫正。

（2）请以小组为单位，一人充当教学者，其余人充当练习者，从膝关节问题中选取其中一种体态问题进行矫正动作教学。

任务二十七 踝关节评估方法与矫正动作

实施步骤

步骤一 资讯提供

一、扁平足和高足弓

（一）评估方法

正常的足重量应平均分布脚部内侧及外侧，如图 a；从侧面观察个案是否有扁平足或弓形足的情况。扁平足的个案有可能存在整个脚底贴到地面，完全不留缝隙的情况，如图 b；高足弓的个案，脚掌内侧会与地面形成较大的空洞，如图 c。

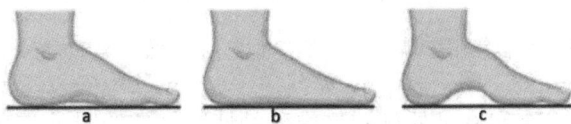

a　　　　　　b　　　　　　c

微课：踝关节评估方法与矫正动作

教学提示

在金刚坐的时候，由于有的人有足内翻或外翻，或者是内踝、外踝肌肉的长短不一，在臀部坐到脚后跟时，发现脚跟会向两侧打开。这种情况是因为扁平足而导致胫骨内旋，在坐下时因为胫骨内旋导致腓肠肌的外侧头以及脚跟向两侧打开。

（二）解剖学分析

表 5-20　扁平足与高足弓的解剖学分析

足弓形态	扁平足	弓形足
足弓变化	足弓消失	比正常情况高
足部骨头位置变化	距骨滑动到较跟骨更偏内侧的位置	跟骨旋后，足部其余部位旋前
软组织变化	足底内在肌较弱，前足长肌过度牵扯，足底韧带和筋膜过度牵扯	足部内在肌及足底筋膜缩短
与躯干旋转的关系	躯干旋转到左侧会增加右脚旋前程度，躯干旋转到右侧会增加左脚旋前程度	躯干旋转到左侧会增加左脚旋后程度，躯干旋转到右侧会增加右脚旋后程度，并增加右脚外侧压力

（三）案例分析

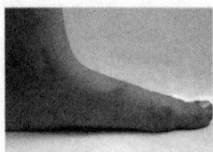

观察左边图片，将你的观察写在下面：

_____

你的发现代表什么：

_____

二、踝关节内翻和外翻

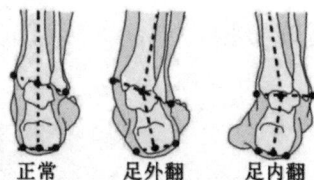

正常　足外翻　足内翻

（一）评估方法

由后方观察踝关节，正常内、外踝关节（同一只脚）不等高，内侧踝关节通常会比外侧高。但是左脚的外踝关节应该与右脚的外踝关节同高，左脚的内踝关节应该要与右脚的内踝关节同高。

（二）解剖学分析

> **教学提示**
>
> 体验躯干旋转如何影响足部。以双脚承重的正常姿势站立，然后维持双脚着地并尽可能地将躯干旋转到一侧。注意重心如何在脚底和地板之间变化的。

当一个个案有足外翻和足内翻的情况，他的踝关节和跟骨位置将如何变化。个案有足外翻的情况时，内踝高度会比正常位置高，外踝高度则比正常位置低，跟骨会有外翻的情况，呈现足外翻。这暗示作用于足部旋后动作的肌群可能较弱，包括小腿三头肌、胫骨后肌、屈拇长肌、屈趾长肌和胫前肌，足部内侧的压力会增加。采取足外翻站姿的个案可能会有腓骨侧肌肉较短的情况。

个案有足内翻的情况时，跟骨会有内翻的情况（旋后）。内踝高度会比正常位置低，外踝高度则比正常位置高。距骨和跟骨向外侧倾斜偏离这只脚的中线，呈现足内翻。采取足内翻站姿的个案与较软弱无力的腓骨旋前肌群有关，包括腓骨肌、伸趾长肌和伸拇长肌。具体见表5-21。

表5-21　足内翻和足外翻的解剖学分析

足部形态	足部姿势	踝关节位置相较于正常踝关节的变化	缩短的肌肉	拉长的肌肉	承重
足外翻	外翻（旋前）	内踝高度会比正常位置高，外踝高度则比正常位置低	腓骨长肌、腓骨短肌、小腿三头肌	胫骨后肌、胫骨前肌、拇长屈肌、趾长屈肌	多由足部内侧承重
足内翻	内翻（旋后）	内踝高度会比正常位置低，外踝高度则比正常位置高	胫骨后肌、胫骨前肌、趾长屈肌、拇长屈肌	腓骨长肌、腓骨短肌、趾长伸肌、拇长伸肌	多由足部外侧承重

（三）案例分析

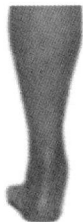

观察左边图片，将你的观察写在下面：

_____

你的发现代表什么：

_____

三、足内八字和外八字

（一）评估方法

由后方观察足背外侧范围。

（二）解剖学分析

由后方观察，观察的足背外侧范围越大，其足部朝外旋的程度也越大（外八字）；反之，为内八字。足的位置与髋关节、胫骨的位置有关。足部内八字站立，提示髋关节内旋和（或）胫骨内旋（见表5-22）；足部外八字站立，提示髋关节外旋和（或）胫骨外旋（见表5-23）。

表5-22　髋关节内旋和（或）胫骨内旋

肌肉	髋关节内旋	胫骨内旋
缩短的肌肉	阔筋膜张肌、臀小肌、臀中肌前束	半腱肌、半膜肌、腘肌、缝匠肌
拉长的肌肉	臀大肌、臀中肌后束、臀深层外旋肌、髂腰肌、缝匠肌	股二头肌、髂胫束

表5-23　髋关节外旋和（或）胫骨外旋

肌肉	髋关节外旋	胫骨外旋
缩短的肌肉	臀大肌、臀中肌后束、臀深层外旋肌、髂腰肌、缝匠肌	股二头肌、髂胫束
拉长的肌肉	阔筋膜张肌、臀小肌、臀中肌前束	半腱肌、半膜肌、腘肌、缝匠肌

（三）案例分析

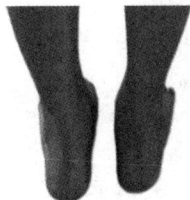

观察左边图片，将你的观察写在下面：

_____

你的发现代表什么：

_____

（四）足外八成因及处理思路

第一种是和股骨的外旋有关系。从髋关节处整条腿外旋，观察此时髌骨也会一起外旋，同时髌骨如果和胫骨粗隆在一条直线上，也意味着小腿和大腿一起向外旋开。股骨、髌骨、胫骨和脚同时有了外旋，这主要和臀肌的紧张有关系。处理思路是松解臀肌，练习股骨的内旋，比如瑜伽里"鹰式"此类的动作。

如果发现膝关节髌骨朝向正前方，但是脚的外八比较明显，这种脚外八主要和足外翻或胫骨带着小腿一起向外旋有关。处理思路：优先调整足外翻或胫骨外旋。

（五）足内八成因及处理思路

第一种：从髋关节处开始内旋，并带着膝关节的髌骨一起往内旋，小腿肚外翻以及足的内八。处理思路：优先调整髋关节的内旋，做一下臀部的外旋的练习，比如"蛙式开合"类的动作。

第二种：由足内翻形成的足内八，但髌骨朝向正前方，此时小腿胫骨可能会向外旋，胫骨粗隆在髌骨的外侧。处理思路：优先调整足内翻。如果没有足内翻，则考虑调整胫骨的外旋。

（六）拇外翻、高足弓、低足弓、足外翻、足内翻的矫正动作

1. 松一松

（1）松解趾骨（此方法适用于拇外翻、高足弓、低足弓、足外翻、足内翻的人）

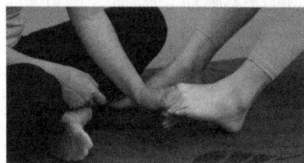

【动作要领】坐立，屈膝，左脚跟点地。辅助者左手包住大脚趾，右手包住其余的四个脚趾，把大拇指和其余四个脚趾分开，做动态的上下松动，时间大约在半分钟至一分钟。右手松解完第二脚趾之后，右手向外移到第三脚趾进行上下松动，依次进行，直到小脚趾松解完。换侧练习。

【功效】松解趾骨能够帮助建立每根脚趾的灵活性。

（2）松解足底筋膜（主要针对足内翻和足外翻问题）

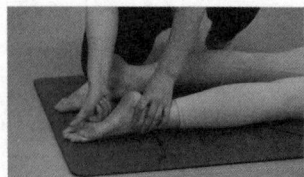

【动作要领】俯卧，脚背铺平。辅助者把第一指骨指面放在脚跟上，慢慢地滑向脚趾，做外侧纵弓的放松。用同样方法放松内侧纵功，大约用三到六成的力，松解半分钟，换侧练习。

【注意事项】有些人会觉得在松懈的时候，足底比较疼痛，证明了足底紧张。如果个案特别疼，可以把力度稍微减轻一些，到个案可以承受力量的时候，再适度地增加压力。

（3）松解跟腱的内外侧

针对有足内、外翻或者是跟骨内、外翻的人。当跟骨往外翻，跟腱的外侧会有所挤压。

如果是跟骨内翻，跟腱的内侧有所挤压，而且软组织处于一种缩短的状态。内侧松解时，把大拇指顶在跟腱的内侧，把脚跟的内侧拉开，个案动态做足外翻的练习。

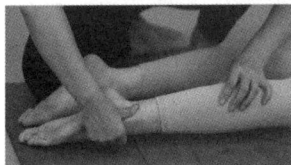

【动作要领】俯卧，双腿向后伸直。以松解跟骨外侧为例，辅助者把大拇指顶在踝关节的外侧，向上推，把跟腱外侧的软组织拉长，同时练习者配合做足的内翻。松解跟骨内侧，松解部位在踝关节的内侧，练习者配合做足的外翻。

【注意事项】松解跟骨外侧时，练习者脚跟外侧要向下拉，再做足的内翻。避免做成足的内八。

（4）松解胫骨前肌

对于扁平足或者足的重心在外侧，足内侧悬空或是足内翻的情况，可以对胫骨前肌做些放松。胫骨前肌负责脚掌的回勾和做足的内翻，通过做足的内翻，把内侧的纵弓拉上去。

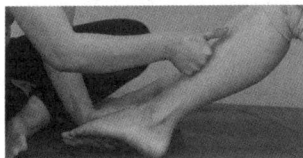

【动作要领】坐立，脚跟点地。找到胫骨前面比较凸起的骨头，旁边的肌肉就是胫骨前肌。辅助者把大拇指或指节接触在皮肤上沿着胫骨前肌一点点地向上推，同时练习者一边绷脚一边做足的外翻。松解的力度在三到五成。

2. 紧一紧

（1）足内翻、外翻的力量练习

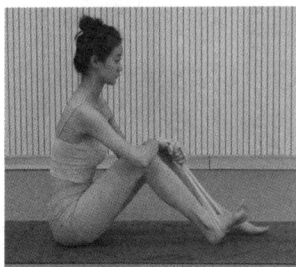

【辅具】弹力带1条。

【动作要领】坐立在垫子上，屈膝，脚掌回勾，脚趾放松。将弹力带套在右脚脚底，左手拉住弹力带，用脚内侧的力量推向弹力带，把外侧向上抬起，动态地做足的外翻练习；做足内翻练习时，右手拉住弹力带，脚内侧跟着弹力带往上提拉，脚的外侧向下蹬远，做动态的练习。

【注意事项】动作不要做成绷脚的练习，要在勾脚位练习。

【功效】针对有足的内翻或者内侧纵弓无力以及跟骨内翻的人，通过足外翻的练习，能够把踝关节内侧的软组织拉长，拉伸到胫骨前肌，加强小腿外侧的力量；如果有足外翻的人，就要做足内翻的练习，当脚的外侧往下蹬的时候，可以拉长外侧的腓骨肌以及跟腱的外侧，同时胫骨前肌收缩，强化它的力量。

（2）锻炼足底肌肉力量

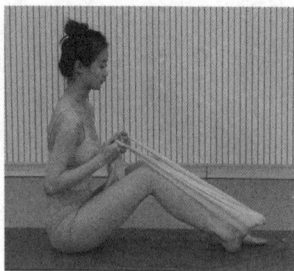

【辅具】弹力带 1 条。

【动作要领】坐立位不变，把弹力带包裹住前脚掌，动态把脚趾用力向下抓握，再做绷脚。也可在绷脚时让脚趾向下抓握弹力带。每一边练习 10 到 15 个，各练 3 组。

【功效】脚趾抓握的动作是把前足和脚跟之间进行收缩，同时横弓也往下收向脚跟。在动作当中，整个足底通过弹力带的对抗，能够帮助激活足底筋膜和足底的肌肉。

（3）金刚坐正位练习

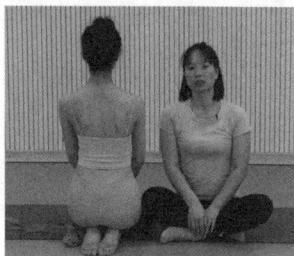

【辅具】伸展带 1 条，毛毯 1 张。

【动作要领】跪立，在小腿的下面垫毛毯，把伸展带套在脚踝的位置，绑紧。脚跟可以微打开或并拢，小脚球压住地板。保持外踝向下推向地板，同时吸向内踝，脚跟的内侧找向外侧，小腿的外侧向下转向地板，脚跟正对的是 2、3 脚趾，有拇外翻的可以帮助把大脚趾夹在一起。保持着外踝和小脚球向下压地的力量，臀部慢慢地坐在脚跟上，保持一到三分钟。

【注意事项】因为很多人踝关节的前侧长度不够，比较紧张，如果直接跪在地板上，脚背在下压的时候，比较疼痛，所以在小腿的下面垫了毛毯。

【功效】通过金刚跪的正位练习，帮助平衡踝关节和跟腱两边肌肉长度的均衡，并且帮助改善足内翻和足外翻的正位练习。

（4）激活足弓的练习

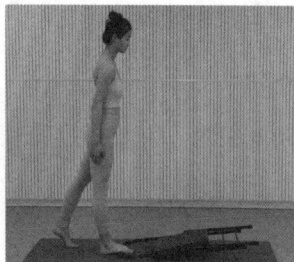

【辅具】瑜伽椅 1 把。

【动作要领】椅子折叠后放在地板上。把右足的前掌（横弓的下缘）放在椅子的横弓上，左脚脚后跟抬高，脚尖儿点地，重心移到右脚前脚掌，完全放在右脚的横弓上，左右可以摇摆；同样的方法，依次把重心放在右脚的足弓和脚跟上进行练习。每个部位完成半分钟，换侧练习。

【注意事项】在练习当中，如果有任何不适或疼痛难忍，可以把脚跟落下，轻轻给右脚的足弓一点重量就可以。

（5）强化足弓的练习

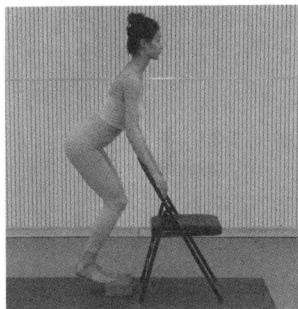

【辅具】瑜伽砖，筋膜球（小），瑜伽椅。

【动作要领】山式站立，前脚掌踩到瑜伽砖上，把筋膜球轻轻夹在脚跟的内缘，手扶椅子，慢慢地做提踵练习，动态练习5—8个。进阶练习：把脚跟抬到最高之后，屈膝屈髋，感觉手要离开椅子。尝试手不扶瑜伽椅，慢慢地伸髋伸膝，保持脚跟向上抬高，动态练习5—8个。

【注意事项】如果有拇外翻，可用皮筋将两个大拇指绑在一起。

【功效】无论是扁平足、足内翻、足外翻、都属于足弓无力的状态，此动作能够帮助稳定足踝，同时帮助改善下肢力线的问题。

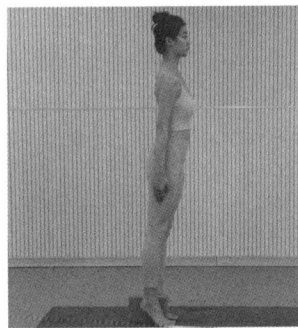

【辅具】瑜伽砖1个。

【动作要领】准备瑜伽砖，把瑜伽砖夹在双足中间，夹住大脚球内侧，露出大脚趾。吸气，用大脚球和小脚球压实地板的力，把脚跟向上抬到最高。呼气，把脚跟的内、外两侧均等向下沿着砖落在地板上，在下落的过程当中越慢越好。练习5到8次，练习2—3组。

【注意事项】如果有足内翻的人，往往大脚球是压不实的，要强调把大脚球下压地板。如果有足外翻的人，可能小脚球压不实，要强调把小脚球下压地板。

（七）足内、外八的矫正动作

（1）调整足内八动作

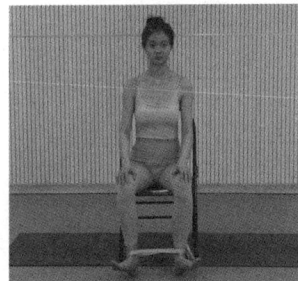

【辅具】瑜伽椅1把，弹力带1条。

【动作要领】坐在椅子上，把弹力带套在踝关节的上面，绷紧弹力带，前脚掌微微抬离地板，沿着水平面动态做足外八（胫骨的外旋）的练习。每组完成5—8个，练习3—5组。

【注意事项】膝关节保持不动，让胫骨带着双脚一起做外旋。动作不宜做得过大，胫骨内外旋的角度一般在30度以内。

（2）调整足外八动作

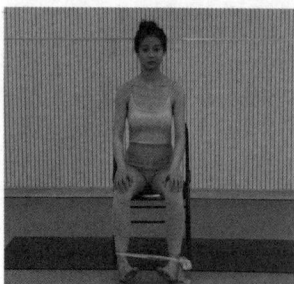

【辅具】瑜伽椅1把，弹力带1条。

【动作要领】将弹力带绕成八字，绷紧弹力带，双脚向两侧分开略比臀宽，前脚掌微微抬离地板。保持对抗着弹力带，动态去做内八的练习，感受后面的弹力带拉向两侧。练习5—8次为一组，练习3—5组。

【注意事项】膝关节保持稳定，脚趾放松。

步骤二　教学观摩

一、呈现完整设计方案

请扫码观看阅读教学设计方案。

"踝关节评估与矫正动作"
教学设计方案

二、观摩、讨论与反思

1. 呈现讨论话题

（1）针对踝关节、足部问题的评估是否准确？

（2）根据评估结果对踝关节、足部问题异常涉及的缩短和拉长的肌肉是否判断准确？

（3）针对个案出现的体态问题矫正思路是否准确？

（4）教学设计方案中所安排的矫正动作内容是否能达到改善效果？

2. 观摩课堂教学

请大家把"教学感悟"写在自己的课堂笔记本上，并及时记录观摩过程中自己的想法。

3. 分组讨论交流

组内交流

（各小组成员围绕讨论话题对教学活动进行讨论与评价，并记录本小组的共同观点。）

集体交流

（各小组派一名同学代表本组同学发言，其他小组交流评价意见，并记录每个话题的讨论结果。）

_____

_____

_____

4. 教师评价总结

记录教师评价与总结的内容

_____

_____

_____

_____

步骤三　教学设计

准备在课堂上试教的同学，请与本组同学合作修改踝关节评估与矫正动作教学内容设计，形成新的设计方案，并进行教学准备。

请从以下方面进行思考与修改。

（1）找一位身边的人作为个案，对踝关节和足部问题进行精准评估。

（2）针对踝关节和足部出现的问题，设计有针对性的训练动作。

（3）是否提前熟悉所要教学的体式的动作要领、注意事项和功效？

（4）教师手法松解是否到位？会用力过猛吗？是否有达到松解的效果？

（5）教师的教学指导是否到位，是否充分使用辅具？

（6）除了课堂上教师给的调整思路，是否还有其他可替动作？

步骤四　教学实施

一、明确各组合作学习要求

1. 现场教学的小组

（1）详细记录教学过程对照原教学设计，在不吻合处做上记号，待教学活动结束之后，讨论变动与调整的原因，以便在讨论时做出解释。

（2）讨论开始前要先派一名同学作为代表（一般是试教的那位同学），说明本组是如何合作设计教学内容的，活动准备过程中的小组合作体现在哪些方面等。

2. 观摩活动的小组

（1）详细记录教学过程，对照原教学设计，在不吻合处做上记号，以便在讨论反思环节进行提问与思考。

（2）对教学中精彩的地方和需要修改的地方做上不同的记号，以便在讨论反思环节能够清楚地表达自己的观点。

二、实施与观摩

执教者现场教学，其他同学观摩教学并做好笔记。

三、讨论与反思

记录自己的现场观摩感悟

记录执教者的总结与自评

记录小组评价的内容

记录教师评价与总结的内容

步骤五 总结提升

扁平足指的是内侧足弓塌陷，可能伴随有足的外翻，或者整个重量压在脚背上，引起足弓的塌陷，也和内侧纵弓无力有关。

足外翻通常伴随有三个面的异常姿势，包括足外展、足外旋以及足背屈。足外翻通常可能会引起胫骨的内旋和膝关节内扣，进而变成 X 型腿，或者是加上膝超伸后变成 O 型腿。因此处理足外翻，要先去松解小腿外侧腓肠肌，建立足的内侧纵弓以及练习足的内翻。

足内翻指的是脚的内侧变虚，向上抬离地板，通常也伴随着三个面的异常，分别是足内收、足趾屈和足的内旋。足在这样的状态下，会引起小腿的外旋，再加上膝超伸，进而变成 X 型腿。处理足内翻，需要去松解胫骨前肌，然后练习足的外翻。

拇外翻和足趾的紧张有关，同时又跟内侧的纵弓无力有关。因此要先进行足趾松解，再将大拇指向外展开的基础上，利用分趾器和帮助大脚球固定的方法，去练习提踵。当在提踵的幻椅式当中，重心会更多地移到横弓，是对横弓和纵弓的一种激活和强化的训练。

足内八和足外八可能跟髋关节相关，也可能跟足的外翻或内翻有关。如果和髋关节相关，就去改善外旋或者是内旋的姿势。如果和足内翻或外翻相关，就去矫正足的姿势。

项目小测与教学应用

一、思考题

（1）扁平足、拇外翻、足内翻、足外翻、足内八、足外八的评估方法有哪些？

（2）请简述扁平足、拇外翻、足内翻、足外翻、足内八、足外八的解剖学分析。

（3）扁平足、拇外翻、足内翻、足外翻、足内八、足外八的处理思路有哪些？

二、教学题

（1）给身边的同学、朋友或亲人进行踝关节评估并进行有针对性的体态矫正。

（2）请以小组为单位，一人充当教学者，其余人充当练习者，从足部问题中选取其中一种进行矫正动作教学。

思政园地

在数字化浪潮下，中国互联网络信息中心（CNNIC）数据显示，截至 2024 年 6 月，我国网民规模近 11 亿人，较 2023 年 12 月增长 742 万人，互联网普及率达 78.0%。与此同时，久坐行为与体态健康问题日益凸显。国家卫生健康委2021年报告指出，成年职场人群日均久坐时间达 8.5 小时；根据国家卫生健康委 2021 年发布的《儿童青少年脊柱弯曲异常防控技术指南》，我国中小学生脊柱侧弯总体检出率约为 2.8%，部分地区筛查结果显示部分年龄段检出率可达 5% 以上。这些数据折射出不良体态与生活方式对国民健康的长期威胁。

通过将健康管理纳入社会主义核心价值观教育，帮助学生树立"健康中国"建设的主体责任意识，将规律作息、科学锻炼内化为新时代青年的基本素养；建立数字时代的自律精神，在虚拟与现实生活间构建平衡支点；深化对"青年强则国家强"的认知，理解强健体魄与民族复兴的内在联系。

参考文献

[1] 帕坦伽利.瑜伽经 [M].王志成,杨柳,译.北京:商务印书馆,2022.

[2] B.K.S.艾扬格.瑜伽之光 [M].王晋燕,译.北京:当代中国出版社,2024.

[3] 《家庭书架》编委会.瑜伽祖本 [M].北京:北京出版社,2007.

[4] 马克·斯蒂芬斯.瑜伽教学基本理论和技巧 [M].许蕾蕾,吴荣华,李梓瑜,译.北京:中国华侨出版社,2020.

[5] 杨国廷,田丰.健身瑜伽段位培训教程·初级 [M].北京:人民体育出版社,2019.

[6] 杨国廷,田丰.健身瑜伽段位培训教程·中级 [M].北京:人民体育出版社,2019.

[7] 杨国廷,田丰.健身瑜伽段位培训教程·高级 [M].北京:人民体育出版社,2019.

[8] Jane Johnson.姿势评估:治疗师操作指引 [M].张钧雅,译.新北:合记图书出版社,2018.

[9] 徐高磊.人体姿势评估与解剖学分析 [M].郑州:郑州大学出版社,2018.

[10] 国家体育总局社体中心.健身瑜伽竞赛规则与裁判法 [Z].全国健身瑜伽指导委员会,2018.

[11] 全道学王阳心.冥想的案例和感受:看看这些人通过冥想,如何改变了自己的生活 [EB/OL].(2023-11-03)[2024-04-21].https://www.163.com/dy/article/IIKDC2RQ05566036.html.